roro
roro

Zu diesem Buch
«Die Familie kann viel für den Krebspatienten tun, und in den allermeisten Fällen *wollen* Angehörige und Freunde helfen – wenn sie nur wüßten, wie. Dies ist in erster Linie ein Problem mangelnder Information. Deshalb habe ich dieses Buch geschrieben.» Stephanie Matthews Simonton

Die Autorin
Die Psychologin *Stephanie Matthews Simonton* leitet die Beratungsstelle des Krebsberatungs- und Forschungszentrums in Fort Worth (Texas).
Mit O. Carl Simonton und James Creighton schrieb Stephanie Matthews Simonton außerdem «Wieder gesund werden. Eine Anleitung zur Aktivierung der Selbstheilungskräfte für Krebspatienten und ihre Angehörigen» (rosach 61152).

Stephanie Matthews Simonton
unter Mitarbeit von Robert L. Shook

Heilung
in der Familie

Aus dem Amerikanischen von
Dirk van Gunsteren und
Cornelia Holfelder-von der Tann

Rowohlt Taschenbuch Verlag

Veröffentlicht im Rowohlt Taschenbuch Verlag GmbH,
Reinbek bei Hamburg, September 2001
Copyright © 1986 by Rowohlt Verlag GmbH,
Reinbek bei Hamburg
«The Healing Family» Copyright © 1984 by
Stephanie Matthews Simonton
Dirk van Gunsteren übersetzte die ersten neun,
Cornelia Holfelder-von der Tann die restlichen Kapitel
Alle deutsch Rechte vorbehalten
Umschlaggestaltung: Britta Lembke
(Photo: John Foxx Images)
Gesamtherstellung Clausen & Bosse, Leck
Printed in Germany
ISBN 3 499 61161 9

Für Jerry, Rebecca und Jennifer,
meine neue Familie, deren Liebe
von unschätzbarem Wert für mich ist

Inhalt

Einführung

Wenn jemand, den Sie lieben, erfährt, daß er Krebs hat, dann kann das wie eine emotionale Wasserstoffbombe wirken. Einerseits wollen Sie sich darauf konzentrieren, der geliebten Person zu helfen, andererseits aber werden Sie sich auch mit den Auswirkungen dieses Traumas auf andere Familienmitglieder und auf Sie selbst beschäftigen wollen. Diese Krankheit kann eine Katastrophe sein – der schwerste Schlag, der Ihre Familie je getroffen hat. Und obwohl Sie alles in Ihrer Macht Stehende tun wollen, um den anderen in Ihrer Familie zu helfen, ist es möglich, daß Sie sich von Verwirrung und Hilflosigkeit übermannt fühlen. Selbst wenn die Prognose gut ist, glauben immer noch zu viele Leute, Krebs sei gleichbedeutend mit Tod. Eine typische Reaktion auf die Nachricht, daß die Ehefrau oder Mutter Krebs hat, ist: «O nein, vielleicht stirbt sie!» Nur zu oft wird darüber die andere Möglichkeit vergessen: «Vielleicht stirbt sie nicht.»

Ich bin davon überzeugt, daß Hoffnung ein unerläßlicher Bestandteil des Heilungsprozesses ist. In den zehn Jahren, die vergangen sind, seit ich das Krebs-Beratungs- und Forschungszentrum in Dallas gegründet habe, hatte ich Gelegenheit, mit Tausenden von Krebspatienten und ihren Familien direkt zusammenzuarbeiten, und dabei habe ich immer wieder festgestellt, daß Hoffnung eine wichtige Rolle beim Genesungsprozeß spielt. In diesem Zentrum gehen wir davon aus, daß es besondere Verfahren gibt, mit deren Hilfe ein Krebspatient die Chance, wieder gesund zu werden, vergrößern kann. (Diese Verfahren sind detailliert in dem Buch ‹Wieder gesund werden› geschildert, das ich zusammen mit Dr. med. O. Carl Simonton verfaßt habe.)

Dieses Buch hier beschäftigt sich nun vordringlich mit der

Frage, wie *Sie* als Angehöriger des Patienten einen bedeutenden Beitrag zu seiner Heilung leisten und es vermeiden können, die Hoffnung sinken zu lassen, obwohl der Verlauf der Krankheit ungewiß ist. Oft geben Familienmitglieder – selbst diejenigen, die die besten Absichten haben – die falsche Art von Unterstützung, eine Art, die manchmal mehr verletzt als hilft. In diesem Buch möchte ich Sie dazu anregen, jene positive, gesunde Umgebung zu schaffen, die ich die *heilende Familie* nenne.

Nur zu oft assoziieren wir mit dem Wort «Heilung» nur medizinische Behandlung; ein Patient sagt beispielsweise: «Es ist die Aufgabe des Arztes, mich zu heilen.» Ich will keineswegs die Rolle des Arztes oder anderer Personen, die auf medizinischem Gebiet tätig sind, herunterspielen. Jeder, der Krebs hat, sollte sich um die bestmögliche medizinische Behandlung bemühen. Daher habe ich auch ein Kapitel dieses Buches der Frage gewidmet, wie man den geeigneten Arzt findet und mit ihm zusammenarbeitet. Aber ich bin auch davon überzeugt, daß Heilung mehr als nur ein physiologischer Prozeß ist und daß der Patient zu seiner Genesung beitragen kann. Bei den Anstrengungen, die er dazu unternehmen muß, kann seine Familie die Umgebung sein, die ihm die nötige Unterstützung gewährt.

Die heutigen Erkenntnisse über Krebs stützen die Theorie, daß die Heilung durch psychische und emotionale Umstände stark beeinflußt wird. Wir gelangen nach und nach zu der Erkenntnis, daß zu den möglicherweise krebserzeugenden Faktoren erbliche Veranlagung, karzinogene Stoffe und Reaktion auf Stress gehören. Wir wissen auch, daß es Kombinationen dieser und anderer Faktoren geben kann und daß es nicht immer möglich ist, die Ursache einer Krebserkrankung zweifelsfrei festzustellen. Darum sollte die Behandlung möglichst viele Aspekte umfassen und sowohl auf physiologische als auch auf psychologische Faktoren eingehen.

In meiner Arbeit habe ich mich verstärkt darum bemüht, Menschen, die an Krebs leiden, Wege zu zeigen, wie sie besser mit Stress umgehen können, und sie dazu zu ermutigen, ihre bildliche Vorstellungskraft so einzusetzen, daß sie ihren Glauben an die Heilung unterstützt. Doch lebt jeder Patient darüber hinaus in einer emotionalen Umgebung, die sich entweder positiv oder negativ auf seine

Genesung auswirkt. In diesem Buch will ich vor allem aufzeigen, wie die Angehörigen des Patienten zusammenarbeiten können, um eine offene, ehrliche und hilfreiche Atmosphäre zu schaffen, die den Kranken dazu ermutigt, wieder gesund zu werden.

Obwohl ich, wie viele andere, davon überzeugt bin, daß Stress häufig zur Entstehung von Krebs beiträgt, ist es unmöglich, eindeutig festzustellen, welche Rolle er bei der Erkrankung des Patienten gespielt hat. Es steht jedoch zweifelsfrei fest, daß er in einem Zusammenhang mit der Verminderung der Abwehrkräfte gegenüber vielen Krankheiten steht. Dies ist nicht nur Allgemeinwissen, sondern auch durch zahlreiche Forschungen nachgewiesen. Die Auswertung wissenschaftlicher Studien deutet darauf hin, daß jemand, der nicht richtig ißt, nicht genug schläft, zuviel arbeitet, sich scheiden läßt und einen drogensüchtigen Sohn hat, sehr leicht krank werden kann – das mindeste, was er sich zuzieht, wird eine böse Erkältung sein!

Daher wird jemand, der Krebs hat, vermutlich die Frage stellen: «Haben Stress und meine Reaktion darauf irgend etwas damit zu tun, daß meine Abwehrkräfte geschwächt sind?» Dazu gehört auch, daß er die Jahre vor der Diagnose untersucht und dabei seinen Blick besonders auf traumatische Ereignisse (wie zum Beispiel den Tod eines Elternteils oder eine größere berufliche Veränderung) und auf seinen Lebensstil im allgemeinen richtet. Wenn sein Leben innerhalb dieser Zeitspanne größeren Veränderungen unterworfen war – und Veränderungen bedeuten erheblichen Stress –, ist seine emotionale Reaktion darauf möglicherweise nicht angemessen gewesen. Diese Prüfung der eigenen Person kann zwar sehr schmerzhaft sein, sie ist aber auch sehr nützlich, denn wer merkt, daß seine Reaktionen auf Stress ungesund waren, ist in der Lage, sie zum Besseren zu verändern. Niemand kann Stress und Veränderungen vermeiden, aber wir können lernen, auf eine Art und Weise damit umzugehen, die es uns ermöglicht, gesund zu bleiben.

Der richtige Umgang mit Stress ist deshalb so wichtig, weil sich dadurch die Lebensqualität des Patienten verbessert, und wir wissen ja, daß der Lebenswille eines Menschen damit zu tun hat, wie schön er sein Leben findet – wie erfüllt es in der Vergangenheit war und wieviel er noch von ihm erwartet. In unserer Arbeit haben wir gesehen, wie sich der Zustand von Tausenden von Patienten verbesserte, wenn ihr Leben mehr Sinn bekam und ihre eigenen Heilkräfte nicht mehr durch Depressionen und Verzweiflung beeinträchtigt wurden.

Wenn jemand, der Krebs hat, lernt, auf eine die Gesundung fördernde Weise mit seiner Krankheit und mit Stress umzugehen, spielt seine Familie eine wichtige Rolle. Sie kann die Veränderung, die sich einstellt, unterstützen – sie kann sich ihr aber auch widersetzen. Als Mitglied jenes engen Personenkreises, der dem Patienten Rückhalt gewähren kann, sind Sie ein entscheidender Faktor bei seiner Genesung; Sie können ihn gegen übermäßige Belastungen abschirmen und ihn auf vielerlei Weise ermutigen, Stress in den Griff zu bekommen und einen fließenden Übergang zu notwendigen Veränderungen zu schaffen. Dieses Buch beschäftigt sich damit, wie die Krebsdiagnose in das Familienleben eingreift und wie Sie als Angehöriger sich so verändern können, daß Sie eine gesundheitsfördernde Atmosphäre für den Patienten erzeugen.

Wenn das jetzt so klingt, als sei es eine kaum zu bewältigende Aufgabe, dann vergessen Sie bitte nicht, daß die heilende Familie keine perfekte Familie ist. Kein Mensch, keine Familie ist vollkommen, und glücklicherweise muß man auch gar nicht vollkommen sein, um dem Krebs zu begegnen. Doch setzt diese Aufgabe Teamarbeit und Engagement füreinander voraus – die Angehörigen müssen sich gemeinsam bemühen, eine Atmosphäre zu schaffen, die dem Patienten die besten Möglichkeiten bietet, wieder gesund zu werden. Das bedeutet, daß Sie sich mit dem Patienten auseinandersetzen, für Feedback sorgen, ihn ermutigen und ihm Ihre Zuneigung zeigen; es bedeutet auch, ihm Liebe, Rückhalt und besondere Aufmerksamkeit zu geben.

Dies erfordert natürlich Anstrengungen und die Fähigkeit, flexibel zu sein. Ich habe jedoch mit vielen Familien gearbeitet, die es entgegen ihrer eigenen Erwartung auch für sich selbst als sehr nützlich empfunden haben, daß sie den Patienten darin unterstützen konnten, sein Leben zu verändern. Dabei geschieht es häufig, daß Familienprobleme wieder auftauchen, die unerledigt waren und totgeschwiegen wurden, und diese werden dann zusammen mit der Krankheit angegangen. Weil die Familie – vielleicht zum erstenmal – gemeinsam, als eine Einheit, an etwas arbeitet, hat sie die Gelegenheit, sich selbst zu betrachten und sich so zu verändern, daß das Leben aller ihrer Mitglieder erfüllter wird. Carl Menninger, Gründer der Menninger-Klinik in Topeka, Kansas, hat festgestellt, daß einige Patienten, die psychische Zusammenbrüche zugelassen hatten, nach ihrer Genesung «gesünder als gesund» waren. Ebenso kann eine Familie, die sich direkt und auf gesunde Weise mit dem Trauma einer Krebsdiagnose auseinandersetzt, lernen und wachsen – was keineswegs heißen soll, daß die Konfrontation mit dem Krebs schmerzlos und einfach ist.

Bei der Bewältigung der Diagnose «Krebs» ist es für Sie selbst wie auch für den Patienten wichtig zuzulassen, daß Gefühle und Reaktionen erlebt und ausgedrückt werden. Unterdrückte Gefühle verstärken oft Depressionen, die den Heilungsprozeß hemmen können. Eine Atmosphäre der Offenheit innerhalb der Familie hilft nicht nur dem Patienten, sondern erleichtert es auch den Familienmitgliedern, mit den komplexen Gefühlen fertig zu werden, die als Reaktion auf die Krankheit bei ihnen auftreten. Auf diese Weise kann nicht nur jeder einzelne an dieser Erfahrung wachsen, auch die Familie als Ganzes kann dadurch weit besser zu einem Team werden, das eine heilsame Umgebung schafft.

Ich bitte Sie als Familienmitglied, sich um eine optimistische Einstellung zu bemühen, obwohl ich nicht in der Lage bin, Ihnen irgendwelche Garantien hinsichtlich des Verlaufs der Krankheit zu geben. Daher fühle ich mich verpflichtet, Sie darauf vorzubereiten, daß der Verlauf der Krankheit möglicherweise nicht so sein wird, wie Sie es erhofft haben. Für manche Menschen ist der Gedanke an eine Enttäuschung so schmerzhaft, daß sie lieber von vornherein nicht an eine Überwindung der Krankheit glauben. Und doch – wenn wir jemanden lieben, müssen wir dieses Risiko eingehen. Die Liebe öffnet uns für andere Menschen, und das kann auch dazu führen, daß wir enttäuscht oder verletzt werden. Die einzige Möglichkeit, dieses Risiko zu vermeiden, ist, ein emotionaler Einsiedler zu werden und sich völlig zurückzuziehen – und das kann kein Mensch aushalten. Man kann jedoch auch mit Schmerz und Enttäuschung fertig werden. Beim Schreiben dieses Buches bin ich von dem Gedanken ausgegangen, daß die beste Methode, mit der Diagnose «Krebs» umzugehen, darin besteht, auf jede erdenkliche Weise auf eine Heilung hinzuarbeiten und Lebenskraft und Hoffnung zu vermitteln. Realistischerweise muß man jedoch auch damit rechnen, daß der Patient nicht wieder gesund wird. Daher habe ich mich in einem Kapitel mit dieser Möglichkeit beschäftigt und aufgezeigt, was eine Familie tun kann, wenn die Krankheit wieder auftritt oder zum Tod führt.

Ich glaube, es ist von einiger Wichtigkeit, darauf hinzuweisen, daß die Bezeichnung «Krebs» für mehr als hundert verschiedene Krankheiten verwendet wird. Weiterhin trägt zur Komplizierung der Materie die Tatsache bei, daß Krebs mit einer solchen Vielzahl von Symptomen auftritt. Das führt dazu, daß die Prognose für Personen, die an derselben Art von Krebs leiden, sehr unterschiedlich sein kann. Trotz all dieser gravierenden Unterschiede haben alle Menschen, die an schweren Krankheiten leiden, gewisse grundlegende Bedürfnisse. ‹Heilung in der Familie› wird auf diese Bedürfnisse eingehen und zeigen, wie die Familie dem Patienten in dieser Zeit der Krisen Rückhalt geben kann.

Obwohl dieses Buch einerseits ein Ratgeber für Familien sein soll, die nach Wegen suchen, wie man einem Krebspatienten bei der Gesundung helfen kann, wollte ich mich nicht darauf beschränken zu zeigen, wie man die Krankheit überwindet oder die Lebensspanne verlängert. Statt dessen habe ich mich in diesem Buch eingehend damit beschäftigt, was der Patient und seine Angehörigen tun können, um das Leben eines jeden Familienmitglieds glücklicher und erfüllter zu machen. Eine heilende Familie setzt es sich als Ziel, diese Art von Liebe und Rückhalt zu schaffen.

Das Simonton-Verfahren

Die Anfänge jener Methode zur Behandlung von Krebspatienten, die inzwischen unter dem Namen «Simonton-Verfahren» bekannt geworden ist, liegen im Jahr 1968. Damals war ich in Portland, Oregon, in der Motivationsforschung tätig. Der Schwerpunkt meiner Arbeit lag darin, leitenden Angestellten zu vermitteln, wie sie bestimmte Ziele leichter erreichen können. Mein Freund Carl Simonton stand kurz vor dem Abschluß seines praktischen Jahres an der Medical School der University of Oregon, wo er an der Abteilung für Strahlentherapie tätig war.

Ich hörte immer interessiert zu, wenn Carl mir von seiner Arbeit mit Patienten erzählte, die die Hodgkin-Krankheit (Lymphogranulomatose) hatten. Heutzutage sind die Aussichten auf Heilung dieser Krankheit sehr gut, vorausgesetzt, sie wird bereits in einem frühen Stadium entdeckt, aber damals waren die Überlebenschancen erheblich geringer. Carl arbeitete an einer sehr vielversprechenden Versuchsreihe, wobei die Patienten zweimal täglich bestrahlt wurden, aber er war ständig frustriert, weil viele von ihnen sich mit der Bestrahlung einverstanden erklärten, dann aber doch nicht zum verabredeten Termin erschienen. Wie die anderen behandelnden Ärzte wußte er, daß dieses Verhalten sich nicht nur auf Patienten mit der Hodgkin-Krankheit beschränkte: Lungenkrebskranke weigerten sich, das Rauchen aufzugeben, und Patienten mit Leberleiden tranken weiter Alkohol.

Alles deutete darauf hin, daß psychische Probleme der Grund für dieses Verhalten waren, aber dennoch war es damals keineswegs üblich, psychologische Theorien bei der Behandlung körperlicher Krankheiten anzuwenden. Carl dagegen interessierte sich sehr für meine Arbeit in der Motivationsforschung, bei der es um Methoden ging, die es den Leuten ermöglichen, ihr volles Potential auszuschöpfen. Er sprach häufig mit mir über Patienten, die sich weigerten, mit ihm zusammenzuarbeiten, und fragte mich: «Was würdest *du* tun, um sie zu motivieren?»

Natürlich hatte ich keine Patentlösung parat, aber die Frage beschäftigte mich. Eines war ganz sicher: Wenn man seine Denkmuster verändert, verändert sich das gesamte innere System. Mit diesem Grundsatz arbeitete ich bei der Motivierung. Ich versuchte meinen Klienten zu vermitteln, daß sie fast alles sein könnten, was sie wollten, wenn sie nur ihre selbstgesteckten inneren Grenzen hinter sich ließen.

Die Möglichkeiten, die sich dadurch eröffneten, faszinierten Carl und mich immer mehr. Wir begannen, die Motivationen mehrerer Patienten und ihre Einstellung gegenüber ihrem Krebs zu untersuchen. Dabei stießen wir auf einige, deren Prognose gut war und die, mit der richtigen Behandlung, noch viele Jahre leben konnten, die jedoch Apathie, Depression und Verzweiflung an den Tag legten. Ihre Verfassung stand in scharfem Kontrast zu der anderer Patienten, denen man gesagt hatte, ihr Krebs sei unheilbar, und die doch eine weit positivere, hoffnungsvollere Einstellung hatten. Einige dieser «unheilbaren» Patienten straften alle Statistiken Lügen. Nach einem Minimum an Behandlung hatte man sie nach Hause geschickt, da man damit rechnete, daß sie innerhalb weniger Monate sterben würden – aber einige von ihnen kamen regelmäßig zu ihrer halbjährlichen Untersuchung, waren gesund und führten ein aktives, erfülltes Leben. Da man in der Motivationsforschung immer die Erfolgreichen studiert, um herauszufinden, was sie selbst zu ihrem Erfolg beigetragen haben, war ich sofort an diesen Leuten interessiert. Es war faszinierend, Krebspatienten zu beobachten, bei denen eine spontane Heilung stattgefunden hatte. (Eine spontane Heilung ist die vollständige Genesung von einer lebensbedrohenden Krankheit, für die es keine medizinische Erklärung gibt.) Wir fragten diese Leute: «Es geht Ihnen weit besser, als wir erwartet hatten. Was, glauben Sie, ist der Grund dafür?»

Ihre Antworten sprachen für sich selbst: «Ich kann jetzt nicht sterben, meine Kinder brauchen mich noch.» – «Wenn ich nicht mehr da bin, wird mein Geschäft in Konkurs gehen.» Was auch immer die genaue Antwort war, diese Patienten hatten alle etwas gemeinsam: einen starken Lebenswillen, der daher rührte, daß sie etwas hatten, für das zu leben es sich lohnte.

Der Wille zu leben

Je eingehender wir die Krankengeschichten von Krebspatienten untersuchten, desto deutlicher wurde uns bewußt, wie wichtig ihr Lebenswille war. Damals wurde eine Frau, die aus der Gegend meiner Heimatstadt in Idaho stammte, zur Behandlung in die Medical School geschickt. Man hatte bei ihr Nierenkrebs festgestellt, der bereits Metastasen gebildet hatte. Es war nicht möglich, den Tumor chirurgisch zu entfernen, und er sprach auch auf keine bekannte Behandlungsmethode an. (Später wurde uns klar, daß sie ein klassischer Fall von Stress als möglichem Auslöser für Krebs war; zwei Jahre bevor die Krankheit bei ihr diagnostiziert wurde, war ihr Mann gestorben, und sie hatte ihre große Farm seitdem allein verwalten müssen und schwere Depressionen bekommen.)

Der Chirurg war jedoch mit seiner Prognose recht vage gewesen, und als sie nach Hause entlassen wurde, hatte sie irgendwie den Eindruck, er habe das ganze Krebsgeschwür entfernt. Ihre Familie kannte zwar die Wahrheit, erzählte ihr jedoch nichts davon.

Zu Hause verliebte sie sich in einen jüngeren Mann, den sie als Vorarbeiter für die Arbeit auf der Farm angestellt hatte, und heiratete ihn. Solange die Ehe hielt, zeigte sie kein Anzeichen von Krebs, aber als ihr Mann sie fünf Jahre später verließ, entwickelten sich neue Metastasen, und sie starb.

Der Placebo-Effekt

Neben diesen Fällen galt unsere Aufmerksamkeit auch anderen Aspekten des Heilprozesses. Einer davon war der sogenannte Placebo-Effekt. Ein Placebo ist ein Scheinmedikament (zum Beispiel eine Zuckertablette), das ein Arzt etwa einem chronischen Hypochonder verschreibt. Natürlich wird er dem Patienten nicht sagen, daß das «Medikament» keinen Wirkstoff enthält, und oft geschieht es, daß der Patient bei seinem nächsten Besuch erzählt, die Symptome seien zurückgegangen oder sogar ganz verschwunden – selbst wenn es sich um eine Krankheit handelt, bei der es keine Aussicht auf Heilung gibt. *Es hat den Anschein, als sei in diesen Fällen die Genesung des Patienten eine Folge seines festen Glaubens und seiner positiven Erwartungen.*

Der Placebo-Effekt ist den Ärzten seit vielen hundert Jahren bekannt und vielfältig belegt. Bei einem Experiment wurden Arthritis-Kranke in zwei Gruppen aufgeteilt. Die erste Gruppe erhielt die normalen Schmerzmittel, der zweiten gab man Zuckertabletten. In beiden Gruppen berichtete derselbe Prozentsatz von Patienten, die Schmerzen hätten nachgelassen. Daraufhin gingen die Wissenschaftler noch einen Schritt weiter: Diejenigen in der Placebo-Gruppe, die noch immer über Schmerzen klagten, erhielten eine Injektion mit sterilem Wasser. Interessanterweise erklärten 64 Prozent dieser Patienten, ihre Schmerzen seien nach der Spritze zurückgegangen. Offenbar hatten sie mehr Vertrauen in die Wirksamkeit von Injektionen als in die von Tabletten. Ihr *Glaube* war es gewesen, der den Schmerz gelindert hatte. Das erklärt auch, warum früher Behandlungsmethoden Erfolg hatten, von denen wir heute wissen, daß sie im medizinischen Sinne nutzlos waren. Ein gutes Beispiel hierfür ist die im Mittelalter praktizierte Methode des Aderlasses: Da jeder davon überzeugt war, daß dieses Verfahren wirke, tat es das auch manchmal.

Aus einigen Statistiken läßt sich schließen, daß in etwa dreißig Prozent der Fälle, in denen ein Medikament den gewünschten Effekt hat, die Wirkung eigentlich auf dem Placebo-Effekt beruht – also auf der Überzeugung, daß dieses Mittel hilft. Das soll keineswegs heißen, daß Menschen leicht zu täuschen sind; diese Zahlen beweisen jedoch, was für eine wichtige Rolle die persönliche Überzeugung spielt. Deshalb bin ich auch jedesmal sehr besorgt, wenn ein Patient zu mir kommt, der durch eine aussichtslose Prognose aller Hoffnung beraubt worden ist. In dem Bemühen, realistisch zu sein und keine falschen Hoffnungen zu nähren, zerstören Ärzte manchmal *alle* Hoffnungen in ihren Patienten. Dennoch können Menschen, getrieben von ihrem Lebenswillen, selbst in «hoffnungslosen» Fällen überleben – so wie die Frau mit dem Nierenkrebs.

Spontane Heilung

Ein anderes medizinisches Phänomen, das mich faszinierte, als Carl und ich begannen, Heilprozesse zu untersuchen, waren spontane Heilungen. Diese traten immer wieder bei Patienten auf, bei denen man erwartet hatte, daß sie bald sterben würden.

Carl sagte beispielsweise: «Der alte Mr. Jones war heute wieder da. Wir haben alle schon vor Jahren damit gerechnet, daß er sterben würde, aber merkwürdigerweise geht es ihm besser!»

«Warum? Warum geht es ihm besser?»

«Wer weiß? Bei einigen Leuten ist das einfach so.»

Als medizinischer Laie interessierte mich das sehr. Carl versicherte mir, spontane Heilungen seien physiologisch auf jede erdenkliche Weise untersucht worden, ohne daß dabei viel herausgekommen sei. Ich begann mich zu fragen, ob es für dieses Phänomen vielleicht psychologische Erklärungen gebe.

In meinen Studien hatte ich mich auf Geschäftsleute konzentriert. Dabei hatte ich das Leben außergewöhnlich erfolgreicher Leute untersucht und festgestellt, daß der Grund für ihren Erfolg auf gewissen geistigen und emotionalen Eigenschaften und Verhaltensweisen beruht. So begannen wir also, uns intensiv mit diesen merkwürdigen Fällen zu befassen, in denen ein Krebspatient ganz plötzlich genesen war. Unser Ziel war es herauszufinden, ob diese Menschen über irgendwelche psychischen Kräfte verfügten, die sich auch andere Kranke zunutze machen könnten.

Ich muß hier darauf hinweisen, daß wir heute wie vor vierzehn Jahren nur sehr wenig über echte Gesundheit wissen. Es gibt zahlreiche Studien über Krankheitsverläufe, aber über Leute, die nie eine schwere Krankheit gehabt haben und mit achtzig oder neunzig Jahren friedlich im Schlaf sterben, ist fast nichts bekannt.

Wir wissen nicht, wie sie sich ernähren, aus was für Familien sie stammen, wieviel Sport sie treiben oder was darüber hinaus der Grund für ihre ausgezeichnete Gesundheit sein könnte. Wenn wir das Wesen der Gesundheit erfassen wollen, sollten wir viel mehr als bislang nicht nur Kranke, sondern auch Gesunde zum Gegenstand der Forschung machen.

Wir befragten den alten Mr. Jones und andere, deren Krankheitsverlauf eine ungewöhnliche Wendung genommen hatte, und kamen zu dem Schluß, daß diese Leute sich irgendeinem Ziel so verpflichtet fühlten, daß der Sinn, den ihr Leben dadurch erhielt, eine ungeheure Kraft gegen ihre Krankheit aktivierte. Solche Leute antworten auf die Eröffnung ihres Arztes, ihre Krankheit könne zum Tod führen, oft etwas wie: «Das wollen wir doch mal sehen!»

Biofeedback und Überwachungstheorie

Während wir die Motivationsmechanismen dieser Patienten erforschten, beschäftigten wir uns auch mit zwei interessanten, zu jener Zeit ganz neuen Forschungsgebieten: Biofeedback und Überwachungstheorie. In beiden Bereichen deutete vieles darauf hin, daß der Körper stark durch den Geist beeinflußt werden kann.

Biofeedback veranschaulicht konkret, wozu der Geist imstande ist. Bei dieser Methode ist eine Person mit einem Gerät verbunden, das ihr ständig Aufschlüsse über ihre Körperfunktionen gibt. Welche Vorgänge dabei verfolgt werden, hängt von den Bedürfnissen der Person ab. Jemand, der Tachykardie, also Herzjagen hat, wird an ein Oszilloskop angeschlossen, so daß er ständig in der Lage ist, seinen eigenen Herzschlag visuell zu verfolgen. Er beobachtet den Bildschirm und versucht dabei, sich zu entspannen, indem er sich langsame, rhythmische Bewegungen vorstellt, beispielsweise ein kleines Mädchen auf einer Schaukel. Wenn es ihm gelingt, seinen Herzschlag durch die Kraft seiner Gedanken zu verlangsamen, kann er das sofort auf dem Bildschirm ablesen. Das Biofeedback-Gerät selbst zeigt nur an, was der Patient aus eigener Kraft zustande gebracht hat.

Die Biofeedback-Technik hat bei Menschen wie auch bei Tieren zu außergewöhnlichen Ergebnissen geführt. Man hat Ratten beigebracht, durch Erweiterung der Gefäße die Blutzufuhr zu einem Ohr zu steigern und gleichzeitig die Durchblutung des anderen Ohres zu vermindern. Menschen ist es gelungen, die Hauttemperatur auf ihrer Handfläche so zu steuern, daß der Temperaturunterschied zwischen zwei Punkten, die nur zwei Zentimeter auseinanderlagen, fünf Grad betrug. Es sieht so aus, als könne jedes Körpersystem, dessen Aktivität meßbar ist, bewußt beeinflußt werden.

Sehr oft wird Biofeedback eingesetzt, um jemandem beizubringen, wie er sich entspannen kann. Die Forschung hat festgestellt, daß unser Gehirn im Wachzustand auf einer hohen Hirnstromfrequenz, der Beta-Frequenz, arbeitet, wobei vor allem die linke Hälfte des Gehirns eingesetzt wird. Durch tiefe Entspannung und/oder Meditation können wir unsere Hirnstromfrequenz auf eine niedrigere Wellenlänge bringen und die rechte Gehirnhälfte arbeiten lassen, in der das emotionale, räumliche, kreative, nichtlineare und nichtlogische Denken angesiedelt ist. Die rechte Hemisphäre steuert auch das vegetative Nervensystem. Dies erklärt, warum jemand, der mittels Entspannung die rechte Hälfte seines Gehirns aktiviert hat, durch die Vorstellung eines kleinen Mädchens auf einer Schaukel tatsächlich die Frequenz seines Herzschlags kontrollieren kann. Wir begannen uns zu fragen, ob es möglich sei, auch die Tätigkeit des Immunsystems zu beeinflussen.

Die Überwachungstheorie geht davon aus, daß das Immunsystem «Killerzellen» produziert, die immer wieder Krebszellen ausfindig machen und zerstören, und daß Krebs sich erst dann ausbreiten kann, wenn dieses System zusammenbricht. Bei den meisten Krebspatienten versucht man, den Tumor durch einen operativen Eingriff, Bestrahlung und/oder Chemotherapie so umfassend wie möglich zu entfernen oder zu zerstören. Wir fragten uns, ob es darüber hinaus möglich sei, das Immunsystem nach Eindämmung der Krankheit zu reaktivieren, so daß es die verbleibenden Krebszellen vernichtet. So wie Durchblutung und Herzschlag könnte man vielleicht, überlegten wir, auch die körpereigenen Abwehrkräfte kontrollieren, denn das Immunsystem wird ebenfalls von der rechten Hälfte des Gehirns gesteuert.

Leider ist es bis heute noch nicht gelungen, die Tätigkeit dieses Systems aufzuzeichnen und so dem Patienten die Möglichkeit zu geben festzustellen, ob es durch seine Vorstellungskraft beeinflußt wird. Durch Forschungen in jüngster Zeit ist jedoch bewiesen, daß das Bewußtsein Abwehrkräfte steigern kann. Anfangs mußten wir jedoch auf Röntgenbilder und ähnliche Mittel zurückgreifen, um dem Patienten ein Feedback zu geben. Der Lebenswille jener Patienten, die ihre Krankheit überwunden hatten, hatte mit Zielsetzungen zu tun, denen sie große Bedeutung beimaßen. Wir überlegten, ob es möglich sei, den Patienten eine solche Zielsetzung und eine Vorstellung entwickeln zu lassen, die sein Immunsystem aktiviert, so daß es die Krebszellen vernichtet. Die Arbeit mit solchen Vorstellungsbildern schien uns sehr erfolgversprechend. Die Auswertung unserer Versuche mit Biofeedback ergab, daß die Methode dreimal täglich angewendet werden sollte, da regelmäßige Wiederholung die Wirkung der Biofeedback-Techniken erheblich steigert.

Erfahrungen mit Visualisierung:
Unser erster Patient

Nach diesen Vorstudien machte sich Carl an die Behandlung des ersten Patienten, Jim McKenna, einem dreiundsechzigjährigen Mann, dessen Kehlkopfkrebs im fortgeschrittenen Stadium ihn buchstäblich ersticken und verhungern ließ. Sein Gewicht war bereits von 135 auf 98 Pfund gesunken, und wegen seines Alters und der Lage und Größe seines Tumors hatten die Ärzte gezögert, ihn überhaupt zu behandeln, denn eine Bestrahlung am Hals kann sehr schwere Nebenwirkungen haben. Jim wurde schließlich behandelt, aber die Prognose für ihn war düster. Er bekam Bestrahlung in kleiner Dosierung, damit der Tumor schrumpfte und seine Beschwerden gelindert wurden.

Carl erklärte Jim unsere Idee, daß das Immunsystem vielleicht durch die Kraft der Vorstellung beeinflußbar sei. Aufmerksam hörte er zu. Er war ein sehr willensstarker Mann, der sich nicht mit dem Gefühl abfinden wollte, die Beherrschung über seinen Körper verloren zu haben und nichts gegen die Krankheit tun zu können. Er hatte vier Schachteln Zigaretten täglich geraucht und dann von einem Tag auf den anderen aufgehört, nachdem er sich ein Loch in die Hose gebrannt hatte – ein Verhalten, das zeigt, was für ein entschlossener Mensch er war. Der Gedanke, daß er sich selbst helfen könne, gefiel ihm.

Man erklärte ihm, wie diese Technik funktionierte, und bat ihn, sich sechs Wochen lang dreimal täglich während seiner Bestrahlung vorzustellen, wie sein Krebsgeschwür von weißen Blutkörperchen angegriffen und vernichtet wird. Er war einverstanden und so entschlossen, daß er in dieser Zeit nur eine einzige Behandlung versäumte, und das auch nur durch die Schuld eines Freundes. Jim war sehr wütend darüber und schwor, es werde nie wieder vorkommen. Intuitiv wußte er sehr genau, wie seine Vorstellungskraft arbeitete, und er sagte: «Bis jetzt hatte ich das Gefühl, die Sache in der Hand zu haben, aber nachdem ich die eine Behandlungssitzung ausgelassen hatte, spürte ich, daß mir die Kontrolle wieder entglitt. Das wird nicht wieder vorkommen.»

Die Bestrahlung ließ Jims Tumor schrumpfen; darüber hinaus traten fast keine Nebenwirkungen ein. Im Zeitraum der Behandlung nahm Jims Gewicht wieder zu, und er hatte wieder so viel Energie, daß er darum bat, die Bestrahlungen früh am Morgen vorzunehmen, damit er Zeit hatte, angeln zu gehen.

Das Erstaunliche war – ich muß hier noch einmal daran erinnern, daß Jim der erste Patient war, an dem wir dieses Verfahren erprobten –, daß er genau wußte, was mit seinem Krebsgeschwür geschah. Der Tumor war von außen nicht erkennbar, aber Jim malte uns auf, was er mit seinem geistigen Auge gesehen hatte, und wir konnten diese Zeichnungen mit Röntgenbildern vergleichen. Einmal zum Beispiel sagte er «Hier tut es weh» und zeichnete die Stelle ein. Tatsächlich fanden wir dort eine Geschwürbildung auf dem Tumor. Seitdem habe ich auch andere Patienten erlebt, die offenbar durch eine Art von Verbindung zwischen ihrem Geist und biologischen Vorgängen imstande waren, ihren Körper ebenso genau zu beobachten.

Wir verfolgten Jims Fortschritte mit großer Aufregung, und Carl lud ihn jedesmal, wenn er zur Behandlung kam, zum Essen oder auf einen Kaffee ein. Obwohl wir ihn ziemlich gut kennenlernten, war er für uns voller Überraschungen. Eines Tages sagte er, seine Arthritis sei wieder aufgetreten, so daß er nicht mehr angeln gehen könne. «Ich werde ihr diese weißen Blutkörperchen auf den Hals hetzen», sagte er.

Dieser Entschluß beunruhigte uns. Carl meinte, Jims Arthritis sei wahrscheinlich unheilbar und könne nicht geistig beeinflußt werden. Wenn die Methode bei der Arthritis nicht wirkte, so befürchteten wir, könnte er seinen Glauben an die Visualisierung verlieren, mit der er seinen Krebs bekämpfte. Aber für Jim war unsere Skepsis nur ein weiterer Ansporn. Er hatte sich seine weißen Blutkörperchen immer wie einen pulsierenden Schneesturm vorgestellt, der den Tumor bombardierte; jetzt gab er diesen «Schneeflocken» eine rauhe Oberfläche und schickte sie los, damit sie das befallene Knochengewebe an seinen Kniegelenken abschliffen. Bald darauf waren die Arthritis-Symptome verschwunden!

Unterdessen hatte Carl große Schwierigkeiten, den anderen Ärzten zu erklären, was da vor sich ging. Jim aß wieder mit Appetit und zeigte keine der typischen Reaktionen auf die Bestrahlung, wie zum Beispiel Übelkeit oder Durchfall. Nicht einmal vier Wochen nach Beginn der Behandlung kam er mit einer neuen, überraschenden Idee. Er hatte ein solches Vertrauen in seine Fähigkeit, seine weißen Blutkörperchen zu dirigieren, daß er verkündete: «Ich habe jetzt nur noch ein körperliches Problem, und diese weißen Zellen wirken bei meinem Krebs und meiner Arthritis so gut, daß ich beschlossen habe, sie auch dabei einzusetzen.»

Wir waren gespannt, was er vorhatte.

«Seit zwanzig Jahren bin ich jetzt impotent», sagte er, «und das werde ich jetzt ändern.»

«Oh, nein!» seufzten Carl und ich.

Seine Impotenz war psychisch bedingt, sie hatte keine körperlichen Ursachen, sondern war wohl eher in einem traumatischen Erlebnis in seiner Vergangenheit begründet. Carl erklärte ihm, daß die Tätigkeit der weißen Zellen auf ein psychologisches Problem keinen Einfluß habe. Aber Jim ließ sich nicht davon abbringen, und er zeigte uns, daß man die Zusammenhänge im Körper gar nicht ganz genau zu verstehen braucht – man muß nur daran glauben, daß die Visualisierung wirkt. Mir war nicht klar, wie Jim darauf kam, daß die weißen Zellen ihm in dieser Sache von Nutzen sein könnten, aber er war offenbar davon überzeugt und schickte sie an die Arbeit in dem betroffenen Bereich seines Körpers. Wieder einmal bewies sich sein Körperbewußtsein. Beim nächsten Behandlungstermin sagte er: «Es ist wirklich komisch. Diese weißen Zellen können keinen Fehler finden.» Anscheinend fand er das sehr beruhigend, denn innerhalb einer Woche war er in der Lage, eine Erektion zu bekommen und aufrechtzuerhalten. Bald bat er uns scherzhaft, ihn nicht mehr frühmorgens anzurufen, da er um diese Zeit mit seiner Frau im Bett sei. Wir hielten auch später noch den Kontakt mit ihm aufrecht, und bis zu seinem Tod erfreuten er und seine Frau sich offenbar eines sehr aktiven Liebeslebens.

Nachdem man ihm gesagt hatte, seine Überlebenschancen seien sehr gering, lebte Jim noch neun Jahre. Während dieser ganzen Zeit blieben wir in Verbindung, und manchmal flog er nach Dallas und kam in unser Zentrum, um Patienten seine Geschichte zu erzählen. Als er mit zweiundsiebzig Jahren einen Rückfall erlitt, rief er uns an und sagte uns, daß er sich nun nicht mehr gegen den herannahenden Tod wehren wolle. Aber diese neun Jahre hätten zu den schönsten seines Lebens gehört.

Die Entwicklung des Simonton-Verfahrens

Nachdem wir in Portland mit Jim und anderen Patienten gearbeitet hatten, heirateten Carl und ich. Im Anschluß an sein praktisches Jahr leistete er seinen Militärdienst in der Travis Air Force Base in Kalifornien ab, in deren Krankenhaus er der Leiter der Abteilung für Strahlentherapie war. Hier bot sich ihm die Gelegenheit, unsere Theorien weiter auszuarbeiten. Da sich diese Abteilung des Krankenhauses noch im Aufbau befand, war es uns möglich, sie auf unsere Ansätze auszurichten. Gewöhnlich lief die Behandlung so ab, daß ein Spezialist für Strahlentherapie den Patienten in den Behandlungsraum führte, ihm das Visualisierungsverfahren erklärte und dann die Bestrahlung vornahm. Auf den Krankenblättern der stationären Patienten wurden die Schwestern ausdrücklich aufgefordert, darauf zu achten, daß die Patienten ihre Vorstellungskraft dreimal täglich auf die Abwehr des Krebsgeschwürs richteten.

Als Carls Dienstzeit abgelaufen war, zogen wir nach Fort Worth in Texas, wo Carl eine private Praxis als Facharzt für Onkologie und Strahlenheilkunde eröffnete, während ich die Beratung seiner Patienten übernahm. 1974, ein Jahr später, gründeten wir das Krebs-Beratungs- und Forschungszentrum. Auch nach unserer Scheidung im Jahre 1980 fühlten wir uns dem Zentrum sehr verbunden und arbeiteten gemeinsam weiter an seinem Aufbau – ähnlich wie ein geschiedenes Ehepaar weiterhin gemeinsam Anteil an der Entwicklung seiner Kinder nimmt.

Heute befindet sich das Zentrum in Dallas. Es erwirtschaftet keine Gewinne und befaßt sich mit der psychologischen Betreuung von Krebspatienten. Das Zentrum ist auch an Forschungsprojekten beteiligt, die sich mit den psychischen Auswirkungen von Krebs befassen.

Zusätzlich zu unserer hauptsächlichen Aufgabe, der Behandlung von Krebspatienten, haben wir auch einige tausend andere Fachleute in unserer Methode ausgebildet. Das Simonton-Verfahren hat in weiten Kreisen der Fachwelt Anerkennung gefunden, und Berater, die dieses Verfahren anwenden, gibt es heute in fast allen Bundesstaaten der USA, aber auch schon in einigen anderen Ländern.

Ein weiterer Bereich unserer Arbeit ist die Forschung. Vor einigen Jahren erhielten wir von der University of Texas in Galveston eine großzügige finanzielle Unterstützung für ein Projekt, bei dem die Tätigkeit des Immunsystems anhand von bestimmten Merkmalen im Blut nachgewiesen werden soll. Wenn dies gelingt, könnten die traditionellen Biofeedback-Verfahren von Krebspatienten angewendet werden, die mit Hilfe von Visualisierung den Heilprozeß fördern. Die Identifizierung und graphische Darstellung dieser Merkmale wird ein bedeutender Durchbruch sein, da wir dann in der Lage sein werden, genau festzustellen, wie viele «Killerzellen» das körpereigene Abwehrsystem des Patienten gegen die Krankheit einsetzt.

Krebs aus psychologischer Sicht

Als Carl und ich mit unserer Arbeit begannen, waren die psychologischen Aspekte von Krebs nur wenig erforscht. Heute dagegen widmet man diesem Bereich viel Aufmerksamkeit. So fand auf dem Welt-Krebskongreß von 1978, an dem über achttausend Onkologen aus 36 Ländern teilnahmen, ein Symposium über die psychologischen Aspekte von Krebs statt. Die Tatsache, daß diese Veranstaltung die am besten besuchte des ganzen Kongresses war, zeigt, wie groß das internationale Interesse an psychosozialen Ansätzen zur Bekämpfung von Krebs ist. Bei diesem Treffen bot sich auch die Gelegenheit, über nationale Grenzen hinweg Informationen auszutauschen. Zum Beispiel erfuhren wir, daß eine japanische Untersuchung über spontane Heilung unsere eigenen Erkenntnisse über die psychische Struktur von Menschen, die den Krebs überwinden, bestätigt.

Während überall auf der Welt die Forschung in diesem Bereich beschleunigt vorangetrieben wird, belegt ein immer umfangreicheres Material eine direkte Verbindung zwischen Emotionen und dem Immunsystem. Die Tatsache, daß das Bewußtsein Einfluß auf das körpereigene Abwehrsystem nimmt, findet rascher Anerkennung, als ich es je erwartet hatte. Es ist sehr befriedigend zu sehen, wie positiv dieser Gedanke aufgenommen wird, besonders da ich früher dachte, dies werde nicht vierzehn, sondern fünfundzwanzig Jahre dauern.

Während der letzten zehn bis zwölf Jahre hat sich unsere Kultur langsam mit dem Gedanken vertraut gemacht, daß bei Krankheiten psychische Elemente mitwirken. Ein Magengeschwür beispielsweise betrachtet heute fast jeder Arzt als eine psychogene Krankheit, die durch eine Kombination physischer und emotionaler Faktoren hervorgerufen wird. Dennoch werden Patienten mit Magengeschwüren in vielen Fällen Medikamente zur Reduzierung der Magensäure und vielleicht auch Beruhigungsmittel verschrieben, und außerdem gibt man ihnen noch den Rat, sich nicht so viele Sorgen zu machen. Glücklicherweise gibt es immer mehr Ärzte, die die psychisch bedingten Aspekte dieser Krankheit ernst nehmen und ihre Patienten an einen Psychologen überweisen, damit sie lernen, gesünder mit ihren Gefühlen umzugehen.

Es ist verständlich, daß einige Ärzte diese Überweisungen nur ungern vornehmen, denn damit konfrontieren sie viele Menschen mit sehr tief verwurzelten Vorurteilen. Für viele ist die Behandlung durch einen Psychologen fast gleichbedeutend mit dem Verlust des Ansehens der eigenen Person. In manchen Gegenden ist man der Meinung, ein unglücklicher Mensch sei mit Gott nicht im reinen und solle anstatt mit einem Psychologen lieber mit einem Priester sprechen. Viele andere halten an der Überzeugung fest, daß man sich selbst an den Haaren aus dem Sumpf ziehen sollte. (Ich werde später noch erklären, warum Krebspatienten sich diesen Standpunkt nicht leisten können.) Die Psychologie ist als Disziplin erst knapp über hundert Jahre alt, und das erklärt vielleicht die Vorurteile ihr gegenüber. Die Folge davon ist jedoch, daß jemand, der an einer stressbedingten Krankheit leidet und einen Psychologen aufsucht, manchmal gegen die negative Einstellung seiner Familie und seiner Freunde ankämpfen muß.

Während der Jahre seit der Gründung des Zentrums haben wir nicht nur verschiedene Verfahren der Visualisierung entwickelt, sondern auch Lebensläufe und Persönlichkeitsmuster von Krebspatienten studiert. In unseren eigenen und anderen Forschungen bestätigt sich immer wieder, daß es sich hierbei um Menschen handelt, die erheblichen Belastungen ausgesetzt sind. Daher besteht einer der Schwerpunkte unserer Arbeit darin, daß wir diesen Leuten helfen zu lernen, wie sie besser mit ihrem Stress umgehen können.

Aus psychologischen Untersuchungen geht hervor, daß das Leben des typischen Krebspatienten nach einem Muster verlaufen ist, das in Verzweiflung und Minderwertigkeitsgefühle geführt hat – Gefühle, die dem Willen zu leben genau entgegengesetzt sind. Da es wichtig ist, daß die Familienmitglieder wissen, welche psychischen wie körperlichen Kämpfe der Patient auszufechten hat, will ich hier kurz dieses Persönlichkeitsprofil erläutern, das deutlich macht, womit der Kranke fertig werden muß.

In einer klassischen Studie hat der Arzt Lawrence LeShan herausgefunden, daß 76 Prozent der von ihm untersuchten Krebspatienten Gemeinsamkeiten in ihrem «emotionalen Lebenslauf» aufwiesen: In ihrer Jugend und in den ersten Jahren des Erwachsenenalters fühlten sie sich isoliert, übergangen und verzweifelt.

Typischerweise unterdrückten sie ihre Verzweiflung und zeigten weder Schmerz noch Wut, noch Feindseligkeit gegenüber anderen. Das war natürlich eine äußerst hohe Belastung, aber dennoch wurde die innere Hoffnungslosigkeit meist verborgen. Anderen erschienen diese Leute oft als wunderbare Menschen, die immer lächelten und liebenswürdig waren. Nach LeShan war «die Liebenswürdigkeit, die ‹Güte› dieser Menschen ein Zeichen für ihre Hoffnungslosigkeit und ihr Unvermögen, in ausreichendem Maße Vertrauen zu sich selbst zu haben».

Ihre Verzweiflung offenbarte sich auch in ihrer Einstellung gegenüber ihrer Krankheit, die LeShan als «unbewußtes Warten auf den Tod» charakterisiert. Ein Patient erzählte ihm: «Sehen Sie sich doch an, was das letzte Mal passiert ist, als ich mir Hoffnungen gemacht habe! Kaum hatte ich mich etwas aus mir herausgewagt, schon wurde ich wieder alleingelassen. Ich werde nie mehr auf irgend etwas hoffen. Es ist einfach zuviel für mich – lieber bleibe ich in meinem Schneckenhaus.» LeShan fand diese Hoffnungslosigkeit bei Patienten, die eine unglückliche Kindheit durchlebt hatten: Sie hatten ein schlechtes Verhältnis zu ihren Eltern gehabt und waren auf verschiedene Weise mißhandelt worden; bei vielen waren die familiären Verhältnisse gestört. Die Folgen dieser frühen Leidenszeit waren ein herabgesetztes Selbstwertgefühl und schließlich Verzweiflung. 76 Prozent der von LeShan untersuchten Krebspatienten wiesen dieses Persönlichkeitsmuster auf, im Gegensatz zu einer Kontrollgruppe von Gesunden, bei der es nur 10 Prozent waren.

LeShans Ergebnisse werden durch andere umfangreiche wissenschaftliche Arbeiten gestützt. Caroline B. Thomas zum Beispiel, eine Psychologin an der Johns Hopkins University, befragte in den vierziger Jahren Medizinstudenten und wertete die Interviews aus. In einer Untersuchung, die sich über einen Zeitraum von dreißig Jahren erstreckte, führte sie mit über 1300 von ihnen Folge-Interviews durch. Auch hier belegt das Material über die Krankheiten der Befragten, daß diejenigen, die an Krebs litten, ein deutlich vom Durchschnitt abweichendes Persönlichkeitsprofil hatten. Wie LeShan weist auch Caroline Thomas darauf hin, daß viele Krebskranke ein schlechtes Verhältnis zu ihren Eltern gehabt hatten, selten starke Gefühle zeigten und auch sonst eher verhalten reagierten. Die Ergebnisse ihrer Untersuchung stützten die These, daß diejenigen, bei denen Krebs aufgetreten war, zum Teil seit über zwanzig Jahren an chronischen Depressionen litten und viele Gefühlsregungen unterdrückt hatten. Insbesondere handelte es sich hierbei um Leute, die wegen ihres eigenen mangelnden Selbstbewußtseins immer anderen Menschen Vorrang gaben, sich selbst gering schätzten und ihre eigenen Bedürfnisse auf vielfältige Weise außer acht ließen.

Die Belastung durch chronische Depression und geringes Selbstwertgefühl ist ein Problem, mit dem viele Krebspatienten zu kämpfen haben. Tatsächlich hat man einen Zusammenhang zwischen Depressionen und Tod durch Krebs nachgewiesen. Das St. Luke's Hospital in Chicago hat die Ergebnisse einer Studie veröffentlicht, bei der einige tausend Fabrikarbeiter dem «Minnesota Multiphasic Personality Inventory», einem gängigen psychologischen Test, unterzogen wurden. Dreißig Jahre später untersuchte man bei denen, die inzwischen gestorben waren, anhand der Sterbeurkunden die Todesursachen. Als man diese mit den Persönlichkeitsprofilen verglich, stellte sich heraus, daß zwischen dem Tod infolge von Krebs und einer erhöhten Neigung zu Depressionen ein deutlicher Zusammenhang bestand.

Verständlicherweise sind viele Angehörige von Patienten, die unser Zentrum aufsuchen, hierüber anfangs sehr erstaunt. Der Mensch, den sie lieben, so sagen sie uns, sei immer glücklich gewesen. Immer wieder hören wir Sätze wie: «Joe mag wohl Krebs haben, aber trotzdem lächelt er immer. Er hat wenigstens ein glückliches Leben gehabt.» Sogar der Patient selbst ist sich seiner Depressionen sehr oft nicht bewußt.

Wenn jemand, den man liebt, an Krebs leidet und dieser Krankheit mit dem Simonton-Verfahren begegnet – sei es mit Hilfe eines in diesem Verfahren ausgebildeten Therapeuten oder mit Hilfe unserer Bücher –, dann wird man vielleicht zunächst darüber entsetzt sein, daß er ermuntert wird, seinen Ärger auszudrücken, ja sogar «selbstsüchtig» zu sein. Es gibt dafür jedoch gute Gründe. Der Mangel an Selbstbewußtsein, auf den so viele Forschungsberichte hinweisen, beginnt abzuklingen, sobald sich der Patient *ichorientiert* verhält und seine Gefühle auslebt. Wenn er diese Aufgabe erst einmal in Angriff genommen hat, machen sein Leben und seine Heilung Fortschritte. Viele Leute, die Krebs haben, sind als Kinder so oft kritisiert und verletzt worden, daß sie zeit ihres Lebens alles mögliche unternommen haben, um akzeptiert zu werden, und zu der Überzeugung gelangt sind, der wirkliche Mensch, der in ihnen verborgen ist, sei nichts wert. Man braucht kein Psychologe zu sein, um zu erkennen, wie verzweifelt so jemand sich fühlen muß. Eine der Aufgaben, vor die sich der Erkrankte gestellt sieht, besteht darin, «selbstsüchtiger» zu werden, das heißt, sich selber mehr in den Vordergrund zu schieben und sich – zumindest zeitweise – nicht soviel um andere zu kümmern.

Die Tatsache, daß chronische Depressionen und Stress das körpereigene Abwehrsystem in Mitleidenschaft ziehen, ist der Grund dafür, daß es für Krebspatienten so wichtig ist, ein erfüllteres, weniger belastetes Gefühlsleben zu entwickeln. Wie ich bereits ausgeführt habe, sind keine Medikamente oder Therapieformen bekannt, die den Krebs so wirksam bekämpfen wie die vom eigenen Körper mobilisierten Abwehrstoffe. Wir wissen auch, daß das Bewußtsein die Tätigkeit des Immunsystems beeinflussen kann. In einer Untersuchung, die 1982 an der Pennsylvania State University stattfand, entnahmen H. R. Hall und seine Kollegen ihren Patienten Blutproben, um die Tätigkeit ihres Immunsystems zu bestimmen. Dann baten sie jeden der Patienten im Verlauf einer einzigen Hypnosebehandlung, sich vorzustellen, daß seine weißen Blutkörperchen sich vermehrten und verstärkt aktiv würden. Eine Stunde danach untersuchten sie erneut die Blutwerte und stellten fest, daß eine signifikante Veränderung eingetreten war. Als sie eine Woche später ihren Patienten ein drittesmal Blut abnahmen, war die Zahl und die Aktivität der weißen Blutkörperchen noch immer erhöht. Im Augenblick beschäftigt sich die Forschung intensiv mit diesen Zusammenhängen.

Die Erkenntnis, daß zwischen dem Immunsystem und dem geistig-emotionalen Leben eines Menschen eine enge Verbindung besteht, ist sehr erregend, sollte uns jedoch nicht überraschen. Wenn jemand trotz einer tödlichen Krankheit weiterlebt, sagt man ja auch, er habe einen starken Lebenswillen. Diese Vorstellung wird jetzt von Wissenschaftlern bestätigt, und das ist ein echter Durchbruch, denn bis vor kurzem noch wurde der Körper in unserer Kultur als eine Art Maschine betrachtet, die unabhängig von Geist und Emotionen funktioniert. Dies ist ein sonderbares Konzept, das im wesentlichen davon ausgeht, daß der Mensch aus zwei streng voneinander geschiedenen Organismen bestehe, die zwar nebeneinander existieren, sich aber nur selten gegenseitig beeinflussen. Inzwischen jedoch ist es erwiesen, daß jedes Gefühl eine entsprechende positive oder negative Körperreaktion hervorruft und daß Körper und Seele in engem Zusammenhang zueinander stehen.

Zusammenfassung

Für die Familie eines Krebskranken sind dies wichtige Hintergrundinformationen. Dieses Buch zielt darauf ab, Ihnen dabei zu helfen, eine heilsame Atmosphäre zu schaffen, in der der Patient daran arbeiten kann, besser mit Stress umzugehen und das Leben genießen zu lernen. Die engere Umgebung gehört zu den Elementen, die das Immunsystem beeinflussen und den Heilungsprozeß fördern. Die Unterstützung durch die Familie ist bei dieser Veränderung so wichtig, daß wir die Patienten, die uns aufsuchen, bitten, zu einer der ersten Behandlungssitzungen ihre Angehörigen mitzubringen. Verheiratete Patienten, die außerhalb wohnen, sollten in Begleitung ihres Ehepartners kommen; wenn sie unverheiratet sind, bitten wir sie, eine ihnen nahestehende Person mitzubringen, die an ihren Bemühungen um Heilung unmittelbar beteiligt sein wird.

Das Simonton-Verfahren stellt einen sehr positiven Ansatz dar, der dem Krebs gleichzeitig auf verschiedenen Ebenen entgegenwirkt: Es setzt die Visualisierung ein, ermöglicht dem Patienten, sein Leben erfüllter und selbstbewußter zu gestalten, und hält ihn dazu an, die medizinische Behandlung aktiv zu unterstützen. Jemand, der Krebs hat, steht vor einer der entscheidendsten Aufgaben seines Lebens und ist auf jede nur mögliche Hilfe und Unterstützung angewiesen. Seine Familie kann auf vielfältige Weise dabei helfen, und nach meiner Erfahrung sind fast alle Angehörigen dazu bereit – wenn sie nur wüßten, was sie dazu beitragen können. Leider gibt es bislang nicht gerade viele Informationen darüber, was die Familie tun kann, um eine heilsame Umgebung zu schaffen, und so wissen Angehörige und Freunde des Patienten vielleicht nicht genug, um ihn wirklich verstehen und in seinen Anstrengungen unterstützen zu können. Aus diesem Grund habe ich dieses Buch geschrieben.

Auseinandersetzung
mit dem Krebs

Jahrelang haben uns die Medien eingehämmert: «Krebs ist tödlich.» Diese Behauptung war gut gemeint und zielte vor allem darauf ab, die Leute zu motivieren, das Rauchen aufzugeben. Leider bestärkte es auch die in unserer Kultur vorherrschende Überzeugung, daß Krebs gleichbedeutend mit Tod sei. Diese Überzeugung trägt stark zu dem Schrecken bei, zu der Angst, die jemanden, der Krebs hat, und seine Angehörigen überfällt, wenn man ihnen die Diagnose bekanntgibt. Die Vorstellung, daß Krebs unvermeidlich zum Tod führt, beeinflußt die Einstellung zur Krankheit tiefgreifend und kann das Gefühl der Hilflosigkeit und Verzweiflung verstärken. Das ist sehr bedauerlich, denn viele Krebspatienten können heute wieder gesund werden.

Die Reaktion einer Familie, die mit Krebs konfrontiert wird, beruht häufig auf dem festen Glauben, daß diese Krankheit unweigerlich zum Tod führt. Hinzu kommt, daß sich der Kranke und seine Familie vielleicht zum erstenmal über die Tatsache Gedanken machen müssen, daß Menschen sterblich sind. Je nach Art des Krebses und seines Stadiums bei seiner Entdeckung mag die Prognose für den Patienten sehr günstig ausfallen. Dennoch hat er es mit einer Krankheit zu tun, die möglicherweise lebensgefährlich ist. Ganz gleich wie optimistisch die Ärzte sind – der Patient muß mit der Erkenntnis fertig werden, daß er eines Tage sterben muß und daß seiner körperlichen Leistungsfähigkeit Grenzen gesetzt sind. Niemand hat automatisch das Bewußtsein, sterblich zu sein. Oft tritt es erst durch eine Situation an uns heran, in der entweder unser eigenes Leben oder das eines nahen Menschen bedroht ist. Nicht nur der Patient muß sich mit der Tatsache abfinden, daß er früher oder später sterben muß – auch seine Familie steht vor der

Aufgabe, diese Erkenntnis bewältigen zu müssen. Darüber hinaus muß sie mit dem möglichen Verlust eines ihrer Mitglieder und der dadurch bedingten tiefgreifenden Veränderung des Familienlebens fertig werden. Für jeden Angehörigen stellt sich die Frage: «Kann unsere Familie diesen Verlust, falls er eintritt, verkraften? Kann *ich* ihn verkraften und weiterleben?»

Die erste Reaktion:
Schock und Verleugnung

Die irrige Annahme, daß Krebs immer tödlich sei, die dringende Notwendigkeit, mit der eigenen Verletzlichkeit fertig zu werden, und die Angst, einen geliebten Menschen zu verlieren, führen den Krebspatienten und seine Angehörigen gewöhnlich in die erste Phase, die man bei der Bewältigung einer größeren Krise durchläuft: Schock und Verleugnung. In ihrem grundlegenden Werk *‹Interviews mit Sterbenden›* hat Elisabeth Kübler-Ross die Entwicklung, die zur Akzeptierung des Todes führt, in fünf Stadien unterteilt. Es sind, grob gesagt, dieselben Stadien, die jeder durchmacht, wenn er vor einer größeren Lebenskrise steht. Sie sollten jedoch beachten, daß niemand ganz genau in irgendeine Kategorie paßt; jeder Mensch ist ein Individuum und begegnet dem Leben auf seine eigene Art und Weise. Dennoch ist die Reaktionsfolge bei den meisten Menschen sehr ähnlich wie die von Kübler-Ross beschriebene: Nichtwahrhabenwollen und Isolierung, Zorn, der Versuch zu verhandeln, Depression und schließlich Zustimmung.

Bei ihrer intensiven Befragung von mehr als zweihundert todkranken Patienten stellte Kübler-Ross fest, daß die am weitesten verbreitete erste Reaktion auf die Diagnose war: «Ich doch nicht, das ist ja gar nicht möglich!» Dies ist das Nichtwahrhabenwollen, die Verleugnung, die oft einen Tag oder auch länger mit einem mehr oder weniger heftigen Schock einhergeht. Bei vielen ihrer Patienten nahm diese Verleugnung eine intellektuelle Form an: Sie waren zum Beispiel davon überzeugt, daß ihre Röntgenaufnahmen mit denen eines anderen vertauscht worden waren. Andere glaubten, man habe ihnen eine völlig falsche Diagnose gestellt, und begannen, andere Ärzte aufzusuchen, um eine bessere Prognose zu erhalten, die beruhigender und leichter zu verkraften war. (Dieses fieberhafte «Abklappern» von Ärzten hat nichts mit jener Vorgehensweise zu tun, die ich sehr empfehle, nämlich dem methodischen Einholen von Ansichten anderer Fachleute und dem Sammeln von Informationen.)

Die Verleugnung tritt sehr häufig auf, denn oft wird Krebs bei jemandem diagnostiziert, der sich gesund fühlt und an keinerlei Schmerzen oder anderen Symptomen leidet. Einer meiner Patienten, Earl Deacon, erfuhr von seinem Krebs 1975 nach einer Routineuntersuchung. Er war damals 63 Jahre alt, ein sehr erfolgreicher landwirtschaftlicher Großunternehmer aus Texas, der bei der Untersuchung siebzehn Minuten auf dem Laufband schaffte – für einen Mann seines Alters eine bemerkenswerte Leistung. Er fühlte sich ausgezeichnet und hatte keine gesundheitlichen Beschwerden. Ein Test ergab jedoch eine verdächtig hohe Eiweißkonzentration im Blut, und nach einer darauf durch einen Hämatologen vorgenommenen Biopsie des Knochenmarks lautete die Diagnose auf schnell wachsenden Knochenmarkkrebs. Die Ärzte waren der Meinung, daß Earl wahrscheinlich nur noch weniger als zwei Jahre zu leben hatte.

Natürlich war Earls erste Reaktion Verleugnung. «Ich fühlte mich ausgezeichnet – es *konnte* einfach nicht wahr sein.» Hinter seiner Abwehr aber verbarg sich Angst. An derselben Krankheit (ihre medizinische Bezeichnung lautet multiple Myelopathie) war erst einige Jahre zuvor ein enger Freund von ihm gestorben. Earl und seine Frau Marge hatten seinen raschen Verfall mitansehen müssen. Auch Marge sagte immer wieder: «Es muß ein Irrtum sein! Earl kann doch nicht so krank sein! Er läuft jede Woche ein paarmal drei oder vier Meilen an einem Stück. Er ist kerngesund!» Marge beschrieb ihre Gefühle als «eine Mischung aus Ungläubigkeit und Entsetzen. Ich wollte diese ganze Sache einfach nicht wahrhaben.»

Ihr Beispiel beweist, wie schwer es ist, sich mit einer Krebsdiagnose abzufinden, egal wieviel man weiß. Während der nächsten beiden Jahre gingen sie und Earl gemeinsam gegen den Krebs an. Sie taten alles Erdenkliche – unter anderem lernten sie, besser miteinander umzugehen, und entwickelten einen angenehmeren und weniger belastenden Lebensstil. Um so bestürzter war Marge, als man 1977 bei ihr Gebärmutterkrebs feststellte. «Ich mußte damit fertig werden, daß ich trotz all meinem Wissen über Krebs genauso gefährdet war wie jeder andere!»

Das Ausmaß des Schocks, dem der Patient und seine Familie ausgesetzt sind, ist sehr verschieden. Auch Bob Gilley, ein erfolgreicher Versicherungsmakler aus North Carolina, erfuhr erst nach einer Routineuntersuchung, daß er Krebs hatte. Der Arzt fand einen Knoten in seiner Leistengegend und zog drei Kollegen zu der Untersuchung hinzu. Bob weigerte sich, seine Einwilligung zu einer Biopsie zu geben, bevor er von einer Tagung von Versicherungsmaklern zurück war, auf der er eine Rede halten mußte. Nach seiner Rückkehr zehn Tage später war der Knoten von der Größe einer Walnuß auf die einer Mandarine gewachsen, und was eigentlich eine Biopsie hätte sein sollen, wurde zu einem größeren Eingriff, bei dem der bösartige Tumor entfernt wurde. Bobs Angst war so groß gewesen, daß er sich von seinem Schrecken hatte überwältigen lassen, um Zeit zu gewinnen. «Ein paar Tage lang», gibt er zu, «war ich einfach nicht Herr meiner selbst.»

Auch Bobs Frau gab ihrem Schock und ihrer Verleugnung nach. «Als sie den Tumor entdeckten, wollte ich einfach nicht daran denken», sagte sie. «Erst nach der Operation hatte ich Angst – große Angst.»

Es ist schwer, mit schlechten Nachrichten fertig zu werden, aber ebenso schwer ist es, sich mit Ungewißheit abzufinden. Bei Krebspatienten verlängert sich oft die Phase des Schocks und der Verleugnung, und zwar wegen der Ungewißheit über das Ausmaß der Krankheit. Ein Tumor muß erst auf verschiedene Arten untersucht und dann einer Biopsie unterzogen werden. Unter Umständen sind ein Bauchschnitt und komplizierte Röntgenaufnahmen erforderlich, um das Stadium des Krebses zu bestimmen. Danach müssen der Patient und seine Familie möglicherweise noch warten, bis die Ergebnisse dieser Untersuchungen von Spezialisten ausgewertet worden sind. In der Zwischenzeit befinden sich alle Betroffenen in einem Zustand der Ungewißheit und wissen nicht genau, womit sie rechnen müssen. Während dieser Zeit mögen sowohl der Patient als auch die Personen, die ihm nahestehen, derart von Angst vor dem Unbekannten beherrscht werden, daß es ihnen schwerfällt, ihren normalen Tätigkeiten nachzugehen. Meistens werden in dieser Phase zahlreiche Gefühle verleugnet.

Den Eltern von Kindern, bei denen Krebs festgestellt wurde, fällt in besonderem Maße die Aufgabe zu, zuversichtlich zu sein, um dem Kind Mut zu machen. Dies kann bedeuten, daß die Eltern ihrem Kind bestimmte Informationen so lange vorenthalten, bis sie mit ihrem Impuls, die Erkrankung zu verleugnen, mit ihrem Zorn und ihrer Angst fertig geworden sind. Dies habe ich bei Pamela und Bob Mang erlebt, einem Ehepaar aus Palo Alto in Kalifornien, dessen Tochter Jessica 1980 zu hinken begann. Jessicas Bein wurde von einem Orthopäden geröntgt und anschließend mit Hilfe verschiedener anderer Methoden untersucht, und dabei stellte sich heraus, daß die Zehnjährige ein osteogenes Sarkom, das heißt Knochenkrebs, hatte. Gefaßt besprach Bob, ein ruhiger, starker Mann, mit dem Arzt diese Diagnose, bis dieser ihm eröffnete, die übliche Behandlung in einem solchen Fall sei eine Amputation, möglicherweise gefolgt von Chemotherapie.

Bob geriet durch diese Nachricht völlig aus der Fassung. Trotzdem war er in der Lage, mit dem Arzt darüber zu sprechen, wie man mit Jessica umgehen solle, und er war mit dem Vorschlag einverstanden, das Mädchen solle Krücken bekommen, die Diagnose jedoch erst nach der Biopsie erfahren. Pamelas Reaktion auf Bobs Bericht über sein Gespräch mit dem Arzt: «Ich konnte einen ganzen Tag lang keinen Gedanken fassen.» Am nächsten Tag begann die Lähmung durch den Schock nach und nach der Trauer zu weichen – Pamela saß weinend in der Küche und schälte die Kartoffeln für das Abendessen.

Bevor die Mangs ihrer Tochter von ihrer Krankheit erzählten, warteten sie das Ergebnis der Biopsie ab und holten die Meinung der besten verfügbaren Spezialisten ein. Sie fanden sich mit der niederschmetternden Diagnose ab und trafen, nach Rücksprachen mit dem behandelnden Arzt, die Entscheidung, ihre Einwilligung zur Amputation zu geben. Nach einem verworrenen Telefongespräch mit dem Arzt, der mit einem starken ausländischen Akzent sprach und ihnen den Eindruck vermittelte, Jessicas Überlebenschancen betrügen nur 25 Prozent, faßten sie einen bedeutsamen

Entschluß: Sie waren nicht bereit, Jessicas Tod hinzunehmen, und wollten mit allen Mitteln, die ihnen zur Verfügung standen, dagegen ankämpfen. Wie vielen anderen Patienten und deren Angehörigen half ihnen diese Entscheidung sehr, über die schwerste Zeit hinwegzukommen. Die Tatsache, daß sie Informationen über Jessicas Krankheit sammelten und mit Ärzten im ganzen Land sprachen, versetzte die Mangs in die Lage, ihrer Krise wirksamer zu begegnen. Sie erfuhren, daß die Aussichten ihrer Tochter auf Heilung nach einer Amputation sehr gut sein würden. In Teamarbeit halfen die Mangs einander, den ersten Schock zu überwinden.

Den Schmerz ausdrücken

Pamela und Bob hatten sich mit Jessicas Krankheit abgefunden, bevor sie ihr davon erzählten, und so konnten sie ihr helfen, ihren Schmerz auszudrücken. Sie sagten ihr die Diagnose und erklärten ihr, welche Möglichkeiten es gebe: Man könne den Knochen teilweise entfernen und durch ein Implantat ersetzen, das in regelmäßigen Abständen ausgewechselt werden müsse, oder aber das Bein amputieren, wodurch sie mehr Bewegungsfreiheit haben würde. Jessica, die jetzt zwölf Jahre alt ist, erinnert sich: «Ich hatte das Gefühl, daß meine Eltern viel mehr darüber wußten als ich, und sagte, ich würde tun, was immer sie für das Beste hielten. Dann weinte ich.»

Jessicas Tränen halfen ihr, sich zu einem frühen Zeitpunkt mit ihrem Zustand abzufinden. Pamela erzählte mir, Jessica habe ihr Bein angesehen und gesagt: «Du bist ein gutes Bein gewesen, und wir haben eine Menge Spaß zusammen gehabt. Aber was sein muß, muß sein.» Indem sie so von ihrem Bein Abschied nahm, machte Jessica es sich leichter, der Tatsache, daß sie krank war, ins Auge zu sehen.

Viele Erwachsene, insbesondere Männer, sind nicht fähig, wie Jessica einfach in Tränen auszubrechen und dadurch einen ersten Schritt zur Akzeptierung ihrer Krankheit zu machen. Leider gibt es in unserer Kultur das Vorurteil, Tränen seien ein Zeichen von Schwäche. Viele empfinden Weinen als schwierig und peinlich. Aber es ist eine natürliche und völlig menschliche Reaktion auf Schmerz. Wir mögen glauben, es sei ein Zeichen von Stärke, wenn jemand «die Zähne zusammenbeißen» kann, aber in Wirklichkeit neigen diejenigen, die anfangs nicht in der Lage sind, ihre Trauer und ihre Angst auszudrücken, später um so mehr dazu, zusammenzubrechen. Mit Krebs fertig zu werden setzt voraus, daß die Verleugnung durch das ungehinderte, gesunde Ausdrücken von Schmerz und Angst ersetzt werden muß.

Zorn und Groll

Zorn ist oft ein Teil unserer Reaktion auf Krebs. Auch diese Empfindung versuchen viele Leute zu unterdrücken, weil sie glauben, daß sie irgendwie unschön oder unangemessen ist. Es ist aber ganz normal, daß man, wenn man die Diagnose erfahren hat, auf den eigenen Körper zornig ist, weil man das Gefühl hat, er habe einen im Stich gelassen. Krebspatienten, vor allem jene, bei denen bisher keine Symptome aufgetreten sind, mögen sich in dem Glauben gewiegt haben, sie hätten eine fast übermenschliche Kontrolle über ihren Körper, ja sie seien, auch was ihren Gesundheitszustand betrifft, geradezu allmächtig. Nun führt ihnen ihr Körper vor, daß er fehlbar und verletzlich ist und daß sie doch nicht alles so in der Hand gehabt haben, wie sie dachten.

Der Zorn der Angehörigen richtet sich meistens auf andere Aspekte. Wenn der Patient beispielsweise der Ernährer der Familie ist, mag es sein, daß sie ihn innerlich anschreien: «All diese Jahre hindurch haben wir uns auf dich verlassen! Wie kannst du uns jetzt im Stich lassen? Wie sollen wir weitermachen, wenn du nicht da bist, um für uns zu sorgen?» Dieser Zorn ist die Reaktion auf eine sehr reale Angst und Unsicherheit. Wenn jemand uns liebt und auf vielfältige Weise für uns sorgt, kann die Beziehung zu ihm so eng sein, daß wir das Gefühl haben, ohne ihn oder sie nicht weiterleben zu können.

Diese Angst und Unsicherheit können auf mannigfache Weise ausgedrückt werden. Zorn ist, wie gesagt, sehr verbreitet. Manchmal findet er seinen Ausdruck in Versuchen, den Patienten zu dirigieren. Ein Familienmitglied mag beispielsweise Dinge sagen, die auf folgendes hinauslaufen: «Du mußt wieder gesund werden – und zwar so, wie *ich* es will! Ich werde dir sagen, was du tun mußt . . .» Ein solches Verhalten stellt den Versuch dar, den Patienten zu bevormunden und zu beaufsichtigen, entspringt aber der Liebe des Angehörigen und seinem Bedürfnis, Trauer und Angst zu vermeiden.

Zorn und Ablehnung können auch dazu führen, daß sich eine Familie vom Patienten zurückzieht und ihn verläßt. Diese Leute fürchten sich so sehr davor, einen Menschen zu verlieren, daß sie unbewußt den Entschluß fassen: «Es ist besser, wenn ich jetzt gehe.» Da sie ihn so sehr brauchen, fühlen sie sich unsicher, wenn sie in enger Beziehung zu jemandem stehen, der möglicherweise nicht immer dasein wird. Und vielleicht sind sie nicht nur unsicher, sondern sogar völlig verängstigt, so daß sie sich sagen: «Der Gedanke, daß er nicht immer dasein wird, macht mir solche Angst, daß ich gar nicht erst in seiner Nähe sein will. Ich kann mich nicht damit abfinden, daß er mir eines Tages weggenommen wird.» Indem sie sich abwenden, begegnen sie dem erwarteten Verlust zu früh. So isolieren sie sich und dadurch auch den Patienten. Ein Ehemann beispielsweise, der sich emotional von seiner erkrankten Frau zurückzieht, widmet sich vielleicht intensiv seiner Arbeit und verbringt immer weniger Zeit zu Hause. Oder aber er stürzt sich in alle möglichen Aktivitäten, solange sie es ihm nur ermöglichen, vor seinen Gefühlen davonzulaufen und der Möglichkeit, einen geliebten Menschen zu verlieren, nicht ins Auge zu sehen.

Ebenso ist auch der Patient imstande, vor der Realität seiner Krankheit die Flucht zu ergreifen. Vielleicht hat er beispielsweise plötzlich das Bedürfnis nach Zuwendung und verleugnet dieses Bedürfnis, indem er seine Familie zurückstößt. Ich habe Patienten gehabt, die nicht wollten, daß ihre Ehepartner und Kinder sie im Krankenhaus besuchten. Andere waren mit Besuchen wohl einverstanden, kehrten dann aber ihren Angehörigen den Rücken und schliefen ein. Diese Patienten kämpfen gegen die für sie neue

Erkenntnis an, daß sie von den Menschen in ihrer nächsten Umgebung in Wirklichkeit sehr abhängig sind. Auf die Angst, die durch diese Abhängigkeit vielleicht heraufbeschworen wird, reagieren sie, indem sie demonstrieren, daß sie niemanden brauchen. Es ist, als wollten sie ihrer Familie ganz deutlich sagen: «Ich brauche euch nicht – und das werde ich euch beweisen.» Ein derartiger Rückzug ist jedoch nicht heilsam. Er verstärkt die Entfremdung, die Niedergeschlagenheit und die Angst des Patienten, und dies wiederum kann physische Auswirkungen auf den Krankheitsverlauf haben und die Heilungschancen verringern.

Patienten und ihre Familienangehörigen, die die Verleugnung der Krankheit überwinden und sich ihren Zorn und ihre Ängste bewußt machen, können jedoch auf weit positivere Weise reagieren. Eine Möglichkeit wäre es zu sagen: «Bis jetzt ist mir nie bewußt gewesen, was mein Mann (meine Frau, mein Vater, meine Mutter usw.) mir bedeutet.» Häufig führt das zu einem regelrechten Ausbruch von Liebe und Zärtlichkeit innerhalb der Familie. In einer solchen Atmosphäre können die Mitglieder der Familie ihre Bedürfnisse und Ängste äußern und sich gegenseitig trösten: «Ich liebe dich so sehr, und ich weiß wirklich nicht, wie ich ohne dich weiterleben soll.»

Depression und Hoffnungslosigkeit

Das von Elisabeth Kübler-Ross erarbeitete Konzept geht davon aus, daß wir bei der Bewältigung einer Lebenskrise verschiedene Stadien durchmachen, zu denen auch eine Phase der Depression gehört. Ich habe jedoch festgestellt, daß viele Krebspatienten und ihre Angehörigen schon von vornherein niedergeschlagen sind. So mag beispielsweise jemand, bei dem kurz nach der Pensionierung ein Krebs diagnostiziert worden ist, sagen: «Ich fühle mich betrogen! Mein Leben lang habe ich gearbeitet – und jetzt, wo ich mein Leben endlich genießen könnte, habe ich Krebs!» Sein Zorn und seine Verzweiflung können dazu führen, daß er in Depressionen verfällt und einfach aufgibt. Viele Patienten sagen mir zum Beispiel, daß sie sich keine Kleidung mehr kaufen, weil sie ja doch nicht mehr lange genug leben werden, um sie aufzutragen. Sie planen keine Reisen mehr, die zu weit in der Zukunft liegen, ja sie schränken ihr Leben, lange bevor die Krankheit sie dazu zwingt, weitgehend ein. Diese Menschen kümmern sich weniger denn je um ihre Lebensqualität. Eine solche Patientin sagte mir: «Es ist, als hätte ich die Finsternis am Ende des Tunnels gesehen.» Obwohl sie sich dessen gar nicht bewußt war, drückte ihre ganze Haltung Niedergeschlagenheit aus: «Es ist ja doch alles egal. Ich muß sowieso sterben.»

Depression und Hoffnungslosigkeit brechen besonders leicht über Menschen herein, die Krebs haben. Anfangs mögen der Patient und seine Angehörigen den Standpunkt beziehen: «Was soll's? Wir können nichts daran ändern.» Merkwürdigerweise empfinden sie diese Haltung als tröstlich, denn sie befreit sie von der Notwendigkeit, Entscheidungen zu treffen. Diese Haltung macht sie zu passiven Opfern und ist daher mit der Vorstellung verbunden, daß sie von Ängsten befreit. Wenn man keine Entscheidungen trifft, kann man auch keine Fehler machen.

Glücklicherweise steht man in unserer Kultur der Rolle des Opfers mit deutlicher Ablehnung gegenüber. Wir haben das Gefühl, es sei besser, selber in das Geschehen einzugreifen – so wie Pamela und Bob Mang es taten, als sie beschlossen, Jessicas ungünstige Prognose nicht einfach hinzunehmen. Oft hilft den Krebspatienten und ihren Familien die Beschäftigung mit den auf sie einströmenden Informationen über die Krankheit, ihre Depression zu überwinden. Durch die Notwendigkeit, aufgrund dieser Informationen Entscheidungen zu treffen, sind sie gezwungen, die Initiative zu ergreifen. Welche Art von Spezialisten ist die richtige, und welchen von diesen Ärzten sollen sie aufsuchen? Wie viele Urteile anderer Ärzte sollen sie einholen? Bei welchem dieser Ärzte fühlen sie sich am wohlsten? Der Patient und seine Angehörigen müssen sich außerdem sofort darüber einigen, wem sie wie viel von der Krankheit erzählen. Es ist unmöglich, der Entscheidung aus dem Weg zu gehen, ob man den Kindern, den Eltern im vorgerückten Alter, den Geschäftspartnern etwas sagen sollte. Bei der Klärung dieser Fragen entsteht bei den Familienmitgliedern oft das

Gefühl, daß etwas in Bewegung kommt und daß es einen Sinn hat, sich der Krankheit entgegenzustellen. Vielleicht schöpfen sie dabei sogar neue Hoffnung.

Warum ich? Warum wir?

Eine Familie, die durch aktive Beteiligung am Heilungsprozeß beginnt, Depression und Angst zu überwinden, ist auf dem Weg zur Akzeptierung. In dem Prozeß, bei dem es darum geht, mit dem Krebs fertig zu werden, ist dies die letzte Phase. Die Angehörigen werden nun wahrscheinlich ihre Bemühungen fortsetzen zu begreifen, was eigentlich geschehen ist. Meistens versuchen sie, der Krankheit eine Bedeutung zu geben und sie so verständlich zu machen. Der Ausgangspunkt hierfür mag die Frage sein: «Warum ich?» oder, im Fall der anderen Familienmitglieder: «Warum wir? Warum hat es uns getroffen?» Diese Suche nach der Bedeutung der Krankheit gibt ihnen das Gefühl, daß ihr Leben einen Sinn hat und nach bestimmten Gesetzen abläuft. Sie sind zu dem Entschluß gekommen zu glauben, daß nichts ohne einen Grund geschieht und daß sie, wenn sie diesen Grund erst einmal entdeckt haben, den Verlauf der Krankheit in gewissem Ausmaß beeinflussen können. Damit stehen sie in völligem Gegensatz zu den Patienten, die sagen: «Das Leben ist ungerecht! Es gibt keinen Grund, warum das ausgerechnet mir passieren mußte!» Es gibt nur sehr wenige Menschen, die die Vorstellung ertragen können, daß diese Ungerechtigkeit wahllos zuschlägt und jenseits unseres Verständnisses liegt. Wenn wir zu der Überzeugung gelangen, eine Krankheit sei ein sinnloser Zufall oder ein genetischer Schnitzer, dann fühlen wir uns wirklich als Opfer eines Geschehens, auf das wir keinen Einfluß haben.

Ich glaube zwar, daß keine dieser beiden extremen Einstellungen heilsam ist, ermuntere jedoch meine Patienten, die Frage «Warum ich?» bis zum Ende zu durchdenken. Nach meiner Erfahrung nehmen nämlich diejenigen, die das tun, früher oder später eine Position der Mitte ein. Von den Dingen, die uns zustoßen, befinden sich nur sehr wenige – wenn überhaupt – außerhalb unserer Kontrolle, und nur selten haben wir sie völlig in der Hand. Wenn Sie die vielen Faktoren untersuchen, die dazu geführt haben, daß Sie krank geworden sind, werden Sie feststellen, daß es im Leben Dinge gibt, die Sie ändern können, und daß es möglich ist, Mittel und Wege zu finden, dieser Erfahrung einen Sinn zu geben. Einer der Schwerpunkte unserer Arbeit besteht darin, unseren Patienten einen Weg zu zeigen, wie sie ihre Krankheit nutzen und sich auf positive Weise weiterentwickeln können. Diese Einstellung macht jede schlimme Erfahrung wertvoller und erträglicher.

Mit der Frage «Warum ich?» stellt der Patient auch eine theologische Frage. Man könnte auch anders fragen: «Warum gibt es Schlechtes auf der Welt?» oder «Ist dies wirklich Gottes Wille?» oder «Womit habe ich das verdient?» Menschen, die dieser letzten Frage nachgehen, kommen oft voller Verbitterung zu dem Schluß, daß sie nichts getan haben, was den Krebs rechtfertigen würde. Eine typische Antwort wäre zum Beispiel: «Ich habe immer getan, was andere von mir erwarteten. Früher war ich ein braves Mädchen, heute bin ich eine gute Ehefrau und Mutter. Mein Leben lang habe ich mich um andere Leute gekümmert. Man hat mir gesagt, was richtig ist, und das habe ich getan. Ich habe zwar nicht herausgefunden, wer ich bin oder was ich mir vom Leben erwarte, aber ich habe immer alle Regeln befolgt – und jetzt passiert *das*.» Natürlich stellen diese Leute nun die Regeln in Frage, nach denen sie sich immer gerichtet haben. Ein Großteil ihres Zorns mag von dieser Antwort auf ihre Frage herrühren.

Andere läßt die Diagnose einer lebensgefährlichen Krankheit an ihrer Vorstellung von einem göttlichen Wesen zweifeln. Sie wollen wissen, warum guten Menschen schmerzhafte Dinge widerfahren, wenn es einen unfehlbaren, alles liebenden Gott gibt. Manche Menschen waren bis dahin von einem kindlichen Glauben erfüllt, nach dem Gott ein absolut vollkommener Vater ist, der sie liebt, beschützt und sich um sie kümmert. Dieser Glaube ist nun, gelinde gesagt, erschüttert, und der Patient ist gezwungen, sein Verständnis von Gott und den Gesetzmäßigkeiten des Lebens aufs neue zu überdenken.

Ein weiterer Aspekt dieses religiösen Verständnisses ist, daß der

Patient und seine Familie das Gefühl haben mögen, der allmächtige Gott habe sie «heimgesucht». So wie die Überzeugung, daß Gott uns vor Übel bewahrt, überläßt auch diese Vorstellung die Verantwortung für unsere Gesundheit einem göttlichen Wesen und versetzt uns in die Lage, uns als unschuldige, hilflose Opfer zu sehen. Mir geht es hier nicht darum, ob diese Anschauung richtig oder falsch ist, sondern ob sie den Heilungsprozeß fördert. Ein Mensch, der davon überzeugt ist, keinerlei Gewalt über sein Schicksal zu haben, wird letztlich nicht bereit sein, Verantwortung für sein Leben zu übernehmen und gegen die Krankheit anzukämpfen. Wir haben oft beobachtet, daß Krebspatienten, die sich mit diesem Problem auseinandersetzen, früher oder später zu einem verantwortungsbewußten Standpunkt in der Mitte gelangen – ohne dabei ihren Glauben aufgeben zu müssen. Das bedeutet, daß man glaubt, Gott habe uns Menschen als ein komplexes System sich gegenseitig beeinflussender biologischer und geistiger Vorgänge erschaffen und diese gegenseitige Beeinflussung habe bestimmte Folgen – zum Beispiel, daß ein Mensch, der in einer verschmutzten Umgebung lebt, sich selten entspannt und allgemein unglücklich ist, anfälliger für Krankheiten ist als jemand, der saubere Luft atmet, sich viel entspannt, mit Belastungen besser umzugehen versteht und das Leben genießt. Das soll nicht heißen, daß Gott dabei unwichtig ist; es bedeutet nur, daß jeder einzelne eine gewisse Verantwortung für sein Leben übernehmen muß.

Für Earl Deacon hatte die Frage «Warum ich?» nie etwas mit Gott zu tun. «Zuerst habe ich mir gesagt: ‹Ich nicht›», erinnert er sich. «Dann, ein paar Wochen später, begann ich mich zu fragen: ‹Warum ich?› Ich halte mich für einen sehr religiösen Menschen, aber ich glaube nicht an einen allmächtigen Gott, eher an einen liebevollen und gerechten Vater. Und ich habe nie an ihm gezweifelt, weil ich mir nicht vorstellen konnte, daß er mir den Krebs geschickt hat – ich bin davon überzeugt, daß wir für unseren Körper und unsere Seele selber verantwortlich sind. Wenn ich also fragte: ‹Warum ich?› dann wollte ich im Grunde genommen wissen: ‹Wie konnte das passieren, wo ich doch immer alles richtig gemacht habe?› Ich hatte mich gesund ernährt, regelmäßig Sport getrieben und ein erfülltes Leben geführt. Ich hatte Spaß daran gehabt, mein

Flugzeug zu fliegen, war gern fischen gegangen und hatte viele Freunde. Mein Leben war abwechslungsreich und aufregend – ich war noch nicht bereit zu sterben. Irgendwie ergab das alles keinen Sinn.»

Da Earl davon überzeugt war, daß er alles getan hatte, um gesund zu bleiben, setzte er alles daran, die Frage zu beantworten, *warum* er Krebs bekommen hatte. Das war Teil seines persönlichen Glaubens an eine eigene Verantwortung. Earl ist davon überzeugt, daß man «nicht Gott die Schuld an der Krankheit geben, sondern selber sehen sollte, wo man seinen Körper vernachlässigt hat. Wenn man auf seine Gesundheit achtet und trotzdem krank wird, *dann erst* kann man sagen, daß es Gottes Wille war.» Earls Betrachtung seines eigenen Lebens führte ihn zu der Erkenntnis, daß er tatsächlich einiges tun konnte, um seine Gesundheit zu verbessern – zum Beispiel weniger arbeiten, offener mit anderen Leuten umgehen und lernen, seine Gefühle auszudrücken. In den sieben Jahren, die vergangen sind, seit seine Diagnose gestellt wurde, haben er und seine Frau Marge sich vor allem darauf konzentriert, ihre Lebensqualität zu verbessern. So hat Earls Antwort auf seine eigene Frage: «Warum ich?» nicht zu Selbstmitleid geführt, sondern zu einem reicheren, erfüllteren Leben.

Eine solche Akzeptierung markiert das Ende des Prozesses, bei dem es darum geht, mit der Tatsache fertig zu werden, daß man Krebs hat. Man kann natürlich nicht erwarten, daß sich der Übergang von Bestürzung zu Akzeptierung und positiver Handlungsweise über Nacht vollzieht. Earls Fall ist jedoch nur einer von vielen, die zeigen, daß es die Mühe wohl wert ist, gegen den Krebs anzugehen, anstatt durch Verdrängung oder Depression die Augen vor der Wahrheit zu verschließen. In meiner Arbeit habe ich viele Patienten und Familien erlebt, die als Antwort auf die plötzliche Erkenntnis, daß sie vielleicht bald sterben werden, ihr Leben schöner und sinnvoller gestaltet haben. Diese Menschen haben sich die Auswirkungen dieses Verlustes bewußt gemacht und daraufhin beschlossen, daß es nun – da sie ja nicht ewig leben werden – höchste Zeit sei, die ihnen verbleibenden Monate oder Jahre so gut wie möglich zu nutzen. Sowohl Patienten als auch ihre Angehörigen lernen, sich die Zeit zu nehmen, den Duft der Blumen und die

Verfärbung des Laubes im Herbst zu genießen. Sie denken ernsthaft über ihre Lebensqualität nach, sie genießen ihr Dasein und leben mehr in der Gegenwart. Bis sie von der Krankheit erfuhren, waren sie nicht anders als die meisten von uns: Immer verschoben sie die Verwirklichung ihrer Wünsche auf morgen. Unsere Kultur verlangt von uns, daß wir Belohnungen zurückstellen, aber den meisten Leuten öffnet Krebs die Augen und lehrt sie, daß das Leben zu kurz ist, um irgend etwas, das wir wirklich wollen, auf später zu verschieben.

Man könnte diesen Prozeß eine Neubestimmung von Prioritäten nennen. Das ist eine ganz normale Sache, wenn man sich erst einmal die Frage stellt: «Wenn ich sterben muß, wie stehe ich dann zu meinem Leben? Wenn ich nur noch einige Tage zu leben habe, wie verhalte ich mich dann im Hier und Jetzt?» Sobald jeder Augenblick kostbar geworden ist, werden wir uns unseres Verhaltens gegenüber anderen Menschen bewußt und beginnen nachzudenken, ob wir einen echten Kontakt zu ihnen herstellen und unsere Zuneigung wirklich ausdrücken. Wir fangen an, uns darüber Gedanken zu machen, wie sehr wir das Leben genießen. Und diese Art des Denkens beschränkt sich nicht nur auf die Person, die Krebs hat, sondern ergreift auch die Familie, die diese Neuorientierung verfolgt und unterstützt.

Es wäre unhaltbar zu behaupten, daß Krebs eine positive Erfahrung darstellt; selbstverständlich ist das nicht der Fall. Aber diejenigen, die sich wirklich damit auseinandersetzen, können sich die Krankheit auf positive Weise *zunutze machen*, indem sie ihr Leben erfüllter gestalten. Oft wird ihnen dann klar, daß sie ihr Leben mit der Jagd nach Erfolg zugebracht haben – sie waren auf Geld oder irgendeine Art materieller Belohnung aus, die sie in ihren Augen zu bedeutenden Leuten machen würde. Aber dabei haben sie sich zu wenig Zeit für ihre Kinder genommen. Sie haben nicht mit ihnen gelacht und geredet und an den kleinen und großen Dingen Anteil genommen, die für sie wichtig sind. Bis zu der entscheidenden Diagnose stand jedes Familienmitglied morgens auf und eilte in die Schule oder ins Büro, ohne darauf zu achten, was für ein herrlicher Tag es war. Eine Patientin erzählte mir, ihr jüngster Sohn gehe morgens oft hinaus und komme mit einer Blume für sie zurück. Sie hatte sich jedesmal für sein Geschenk bedankt, aber bis ihr der Krebs vor Augen führte, daß sie nicht unsterblich war, hatte sie nie bemerkt, wie liebevoll und sensibel der kleine Junge war.

Wenn der Patient und seine Angehörigen neue Wege, dem Leben zu begegnen, finden wollen, wenn sie eine Atmosphäre schaffen wollen, die so heilsam wie möglich ist, dann müssen sie sich als Familie mit der Krankheit auseinandersetzen und sich durch die hier geschilderten Gefühle hindurcharbeiten. Erst wenn sie den Punkt erreicht haben, wo sie sich der Krankheit stellen, wird es möglich, sich auf eine positive Handlungsweise zu konzentrieren und gemeinsam Maßnahmen zu ergreifen, mit denen man den zahlreichen Problemen begegnet, die diese Krankheit umgeben. Die Familie kann die Entscheidungen des Patienten unterstützen, die darauf abzielen, in seinem Körper die Voraussetzungen für eine Heilung zu schaffen. Und die Familie und der Patient können gemeinsam Überlegungen über die Zukunft anstellen und einen «Spielplan», eine Strategie ausarbeiten. Diese Art von positiver, entschlossener Handlungsweise erfordert zwar Mut, aber sie vermittelt auch Zuversicht und das Gefühl, die Dinge in der Hand zu haben.

Die Entwicklung
einer Strategie

Die Angehörigen eines Menschen, bei dem Krebs diagnostiziert worden ist, stehen vor zahlreichen Entscheidungen. Auf die eine oder andere Art werden diese Entscheidungen gefällt, und die Familie nimmt eine bestimmte Haltung gegenüber der Krankheit ein und entwickelt eine Gesamtstrategie. In vielen Familien läßt man es zu, daß diese Strategie ohne sorgfältige Überlegung oder Kommunikation zwischen ihren Mitgliedern entsteht, vielleicht weil man es nicht gewöhnt ist, gemeinsam auf ein Ziel hinzuarbeiten, oder weil die Familienmitglieder nicht offen über die Krankheit reden und sich mit ihren Gefühlen auseinandersetzen wollen oder auch aus anderen Gründen. Dennoch entwickeln diese Familien eine bestimmte Haltung der Krankheit gegenüber und Methoden, ihr zu begegnen.

Kursbestimmung

Sowohl für die Familie als auch für den Patienten ist es am besten, wenn die Strategie offen diskutiert und festgelegt wird, so daß alle Mitglieder sie verstehen können. Einmal gibt dies allen Beteiligten das Gefühl, eine Richtung zu haben und über ihr Schicksal bestimmen zu können – und wenn man es mit einer lebensgefährlichen Krankheit zu tun hat, ist das sehr ermutigend. Zum anderen fließen während einer offenen Diskussion mehr Informationen und Gedanken in eine Strategie ein, und das gibt jedem Familienmitglied, einschließlich des Patienten, bessere Möglichkeiten an die Hand, mit der Belastung durch diese Krankheit umzugehen, eine Krankheit, die oft relativ langwierig ist.

Ein Patient mit einem Herzleiden beispielsweise hat nach einigen Stunden oder Tagen auf der Intensivstation die kritische Phase überwunden. Ein Krebspatient jedoch kann viele Jahre leben, ohne zu wissen, welchen Verlauf die Krankheit nehmen wird. Allein schon die Länge der Zeit, die die Familie mit dem Krebs leben muß, macht eine offene, wohldurchdachte Strategie sehr wünschenswert.

Wie ausführlich sollte sie nun aber entwickelt werden? Je genauer die Familie den Kurs ausarbeitet, desto weniger verwirrt werden die einzelnen Mitglieder sein. Manche finden es wahrscheinlich ziemlich unpersönlich und geschäftsmäßig, die Familienstrategie Punkt für Punkt niederzuschreiben. Dies ist jedoch eine ausgezeichnete Methode, Ordnung in die Gedanken zu bringen und jedem Familienmitglied etwas Konkretes in die Hand zu geben. Wenn Krebs diagnostiziert wird, reagieren Patient und Familie fast immer mit Bestürzung und Verwirrung. Sich hinzusetzen und zu entscheiden, was in den kommenden Wochen geschehen soll, trägt dazu bei, die Familie zusammenzuhalten, und gibt jedem einzelnen Mitglied einen Rückhalt.

Eine Familienstrategie muß flexibel genug sein, um sich der Situation des Patienten und den sich verändernden Bedürfnissen der anderen Mitglieder anzupassen. Außerdem muß natürlich jede Familie bei der Entscheidungsfindung individuelle Bedingungen berücksichtigen. In den Grundzügen ihrer Strategie konzentriert sich jedoch jede Familie anfangs auf drei wichtige Bereiche: Man muß Informationen sammeln, eine gemeinsame Einstellung zur Krankheit finden und auf der Grundlage dieser ersten beiden Faktoren zahlreiche praktische Entscheidungen treffen. Bis die Strategie feststeht, erfolgt die Arbeit in allen drei Bereichen gewöhnlich gleichzeitig.

Das Sammeln von medizinischen Informationen

Eine der ersten Entscheidungen, vor die eine Familie sich gestellt sieht und die sie gemeinsam treffen muß, ist die Frage, wer wieviel über die Diagnose erfahren sollte. Im allgemeinen ist es am besten,

Familie und Freunde über die Krise zu informieren und so ein Netzwerk von Personen aufzubauen, die bereit sind zu helfen. (Andererseits sollte man sich natürlich gut überlegen, wieviel man kleinen Kindern und alten Familienmitgliedern sagen sollte.) Sobald andere erst einmal über die Krankheit Bescheid wissen, werden der Patient und seine engsten Angehörigen fast immer mit Informationen überschüttet: Sie bekommen Bücher über Krebs, Artikel aus Zeitungen und Zeitschriften – alles, von dem man glaubt, daß es hilfreich sein könnte.

Diese Informationen sind zwar tatsächlich hilfreich, können jedoch schon allein durch ihre Masse überwältigend wirken. Der Patient wird das Gefühl haben, Herr seiner Situation zu sein, wenn die Informationen, soweit es sein Gesundheitszustand zuläßt, bei ihm zusammenlaufen. Es könnte jedoch nützlich sein, wenn bestimmte Bereiche von anderen Angehörigen übernommen werden. Im allgemeinen kommt so viel zusammen, daß ich empfehle, einen Aktenordner oder einen Karteikasten anzuschaffen, damit neue Zeitungsausschnitte in die entsprechenden Kategorien eingeordnet werden können. Die Unterteilung könnte nach «Ernährung», «Sport», «psychologische Unterstützung» (wie zum Beispiel Beratung, Meditation und Visualisierung), «öffentliche Hilfsdienste» (Selbsthilfegruppen) und «medizinische» sowie «alternative Behandlungsmöglichkeiten» vorgenommen werden.

Manchmal kommt eine solche Menge von Informationen zusammen, daß die Familie beschließt, ihren einzelnen Mitgliedern die Zusammenstellung und Auswertung bestimmter Bereiche zu übertragen. So könnte beispielsweise ein Jugendlicher das verfügbare Material über den Nutzen sportlicher Betätigung zusammentragen und dem Patienten sagen, was auf diesem Gebiet am meisten empfohlen wird. Ein erwachsenes Familienmitglied könnte telefonische Auskünfte bei den örtlichen Selbsthilfegruppen einholen. Für viele Krebspatienten stellen diese Gruppen einen großen Rückhalt dar, und wenn der Patient ein Interesse daran hat, sollte er es auf jeden Fall mit ihnen probieren.

Eine der schwierigsten Fragen ist die, ob man es mit einer alternativen Behandlungsmethode versuchen sollte. Es vergeht kaum eine Woche, in der die Presse nicht über irgendeine neue, exotische Krebstherapie berichtet, deren Erfolge zwar noch nicht belegt sind, die aber nichtsdestoweniger neue Hoffnungen zu nähren scheint. Außerdem werden die Familie und der Patient wahrscheinlich viele Geschichten über Leute hören, die durch alternative Behandlungsweisen geheilt worden sind. Viele Familien beschließen, diese Methoden nicht anzuwenden; andere sind beunruhigt und fragen sich: «Verpassen wir vielleicht eine Chance?» Wenn der Patient eine alternative Behandlungsmethode in Erwägung zieht, dann sollten die Informationen darüber von erwachsenen Familienmitgliedern gelesen und besprochen werden. Sollte der Patient sich zu einer solchen Behandlung entschließen, dann empfehle ich, daß er sich weiterhin regelmäßig von seinem Arzt untersuchen läßt.

Das Sammeln von Informationen ist meistens eine gute Methode, der Angst vor dem Krebs entgegenzuwirken. Als Bob und Pamela Mang erfuhren, daß ihre zehnjährige Tochter Jessica wahrscheinlich Knochenkrebs hatte, begannen sie fast sofort damit, alles zusammenzutragen, was über diese Krankheit in Erfahrung zu bringen war. Gleichzeitig entwickelten sie eine Strategie und sprachen ab, wer für welchen Bereich verantwortlich sein sollte. «Ich war für das Sammeln von Informationen zuständig», erzählt Bob, «während sich Pamela in den drei Tagen vor der Biopsie ganz besonders um Jessica kümmerte.» Bob und Pamela sprachen über das, was er herausgefunden hatte, und Pamela erinnert sich: «Wir stellten fest, daß wir die Situation desto besser in der Hand hatten, je mehr wir wußten. Wenn man mit einer Krebsdiagnose konfrontiert ist, hat man das Gefühl, nicht mehr Herr der Lage zu sein, und für uns war es wichtig, die Sache wenigstens teilweise wieder in den Griff zu bekommen.»

Die wahrscheinlich bedeutsamsten Informationen, die die Familie zusammenträgt, stammen von Ärzten und haben gewöhnlich direkten Einfluß auf die Entscheidungen, die die Behandlung betreffen. Meistens wird der Patient zunächst einer Reihe von Tests unterzogen, wobei der behandelnde Arzt manchmal der Internist oder der Hausarzt ist, der die Krankheit festgestellt hat. Bevor er eine Entscheidung über die Art der Behandlung trifft, wird der Patient im allgemeinen noch mindestens zwei andere Meinungen einholen, und zwar vorzugsweise von Onkologen, also Ärzten, die sich auf die Behandlung von Krebs spezialisiert haben. Wenn möglich, wird der Patient die Ergebnisse der Untersuchungen einem Krankenhaus mit einer Abteilung für Krebsbehandlung zukommen lassen, wo verschiedene Spezialisten den Fall diskutieren und fachlich fundierte Empfehlungen aussprechen können. Das ist zwar etwas umständlich, aber diejenigen, die diesen Weg beschreiten, sind sich ihrer Entscheidung gewöhnlich sicherer und stehen ihrer Behandlung mit mehr Zuversicht gegenüber.

Die Meinung von Ärzten einzuholen ist ebenso wichtig wie schwierig. Meist sind der Patient und das dabei anwesende Familienmitglied so aufgeregt und unkonzentriert, daß sie das, was der Arzt ihnen sagt, mißverstehen. Ich habe erlebt, daß ein innerlich aufgewühlter Patient und sein Ehepartner völlig verschiedene Erinnerungen an das Gespräch mit dem Arzt hatten. Daher empfehle ich – auch wenn das ungewöhnlich erscheinen mag –, einen Kassettenrecorder mitzunehmen, wobei es natürlich nötig ist, dem Arzt den Grund für diese Maßnahme zu erklären. Eine andere Möglichkeit wäre, daß sich der Patient oder die Person, die ihn begleitet, während des Gesprächs Notizen macht.

Auch wenn es sich bei dem Kranken um einen Erwachsenen handelt, ist es empfehlenswert, daß ein anderer Erwachsener (im Falle verheirateter Patienten beispielsweise der Ehepartner) ihn jedesmal begleitet, wenn er den Arzt aufsucht. Das gibt ihm nicht nur mehr Rückhalt, sondern erleichtert es auch, genaue Informationen zusammenzutragen. Selbst unter den besten Voraussetzungen sind die meisten von uns ziemlich schlechte Zuhörer. Wir können uns nur sehr wenig von dem, was wir hören, merken und es verstehen, und wenn wir von der Angst vor einer lebensgefährlichen Krankheit ergriffen werden, ist es noch wahrscheinlicher, daß wir wichtige Aussagen überhören oder mißverstehen. Der Patient und sein Begleiter könnten sich also Notizen über den Befund des Arztes und seine Vorschläge zur Behandlung machen und unmittelbar nach dem Gespräch darüber reden. Diese Notizen können danach datiert und in einer Mappe oder einem Aktenordner abgeheftet werden, damit man sie später noch einmal nachlesen kann.

Der Grund, warum dieses Sammeln medizinischer Informationen so wichtig ist, liegt darin, daß es für viele Krebsarten nicht unbedingt eine einzige «beste» Behandlungsmethode gibt. Oft werden bestimmte Therapiekombinationen empfohlen, und da bei der Behandlung von Krebs so viele Fragen immer noch unbeantwortet sind, können diese Vorschläge von Facharzt zu Facharzt anders lauten. Nicht nur die Ergebnisse der jeweiligen Behandlung, sondern auch ihre Nebenwirkungen können verschieden ausfallen. Dies sollte der Arzt bedenken und sowohl auf die möglichen positiven Auswirkungen als auch auf die Risiken der Behandlung hinweisen, bevor er den Patienten um seine schriftliche Einwilligung bittet.

Mit dem Einholen medizinischer Informationen beginnt für den Patienten und seine Familie jener Entscheidungsprozeß, der einen bedeutsamen Bestandteil der Auseinandersetzung mit dem Krebs darstellt. Bei den meisten Krankheiten sind wir es gewohnt, den Arzt sagen zu hören: «Sie haben diese Krankheit, und dies müssen Sie dagegen tun.» Bei Krebs jedoch ist das oft nicht der Fall. Statt dessen ist es wahrscheinlicher, daß man dem Patienten sagt: «Gewöhnlich behandelt man diese Art von Tumor mit diesen Methoden. Ich werde Ihnen jetzt die möglichen Ergebnisse schildern, und dann können wir gemeinsam überlegen, welche Methode in Ihrem Fall die beste ist.» Da wir nicht daran gewöhnt sind, medizinische Entscheidungen von dieser Tragweite zu treffen, fühlen wir uns in dieser Situation wahrscheinlich überfordert und fragen den Arzt, was er an unserer Stelle tun würde. Das ist zwar sinnvoll, aber ich würde trotzdem empfehlen, diese Frage mindestens zwei weiteren Ärzten zu stellen und ihre Antworten miteinander zu vergleichen. Zusammen mit anderen Erwachsenen, die sich über die verschiedenen Möglichkeiten informiert haben, kann der Patient dann zu Hause die Alternativen gegeneinander abwägen und zu dem Schluß kommen, daß er bestimmten Empfehlungen eines Arztes nicht folgen will. Es ist ja beispielsweise möglich, daß der Arzt wenig Rücksicht auf die Lebensqualität des Patienten nimmt, sondern sein Augenmerk hauptsächlich auf die Bekämpfung des langsam wachsenden Krebses richtet und daher eine harte Behandlung mit zahlreichen Nebenwirkungen empfiehlt. In diesem Fall hat ein siebzigjähriger Patient völlig recht, wenn er sagt: «Was Sie mir raten, mag für einen Fünfunddreißigjährigen richtig sein, aber ich bin siebzig. Vielleicht habe ich ohnehin nur noch fünf Jahre zu leben, und ich will nicht zwei Jahre davon durch diese Nebenwirkungen ans Bett gefesselt sein.»

Ein Patient, der die Meinung verschiedener Fachleute einholt und mit seinem Ehepartner bespricht, wird wahrscheinlich einen Arzt finden, dessen Behandlungsvorschläge ihm Vertrauen einflößen. Für diejenigen, die Schwierigkeiten haben, sich durch eine Vielzahl medizinischer Informationen hindurchzuarbeiten und so zu einem Entschluß über die Behandlung zu kommen, gibt es die Möglichkeit, verschiedene Ärzte aufzusuchen und sich für den zu entscheiden, der ihnen am kompetentesten scheint. Auch dabei werden der Patient und seine Familie wichtige Informationen sammeln, da jeder Arzt die vorliegenden Untersuchungsergebnisse etwas anders – manchmal sogar sehr anders – interpretiert.

Wie man sich angesichts der Ungewißheit die Zuversicht bewahrt

Es ist zweifellos sehr wichtig, daß ein Arzt über umfassende Fachkenntnisse verfügt. Ebenso wichtig ist jedoch seine Einstellung gegenüber der Zukunft des Patienten. Um das Leben lebenswert zu finden, muß jemand, der Krebs hat, hoffen dürfen. Es ist jedoch schwer, die Hoffnung nicht sinken zu lassen, wenn der behandelnde Arzt eine düstere Prognose stellt. Leider ist das bei vielen der Fall. Heute scheint die Maxime der Onkologen zu sein: «Niemals falsche Hoffnungen wecken.» Das ist natürlich richtig, aber oft geht das so weit, daß der Arzt dem Patienten gar keine Hoffnung mehr läßt! Das geschieht mit der besten Absicht und in der Überzeugung, der Kranke müsse auf das Schlimmste vorbereitet sein. Diese Haltung kann jedoch die Heilung stark beeinträchtigen. Es ist zwar wichtig, realistisch zu sein, aber allzu großer Pessimismus ist nicht förderlich.

Außerdem ist es – besonders vor Beginn der Behandlung, wenn

ihre Wirkung noch nicht eingeschätzt werden kann – auch nicht sehr realistisch, jede Hoffnung zu bestreiten. Fast keine Form des Krebses, ganz gleich wie schwer sie ist, ist hundertprozentig tödlich. Der Patient mag Krebs im fortgeschrittenen Stadium haben, der nach der Statistik innerhalb von zwei Jahren zum Tod führt, aber bevor die Behandlung nicht abgeschlossen ist, kann man nicht sagen, ob er nicht zu dem einen Prozent vergleichbar schwer Erkrankter gehört, die nicht sterben. Viele Faktoren entscheiden darüber, ob er «die Statistik besiegen» wird, so zum Beispiel, in welchem Ausmaß er zu seiner Heilung beiträgt, indem er ein aktives Leben führt, sich gut ernährt, Sport treibt und durch psychologisch orientierte Methoden wie Entspannung und Visualisierung an seiner Gesundung arbeitet. Aber Hoffnung – und das ist oft paradox – muß die Motivation hierfür sein. Der Patient muß davon überzeugt sein, daß seine Anstrengungen zum Erfolg führen – die negative Einstellung des Arztes jedoch zerstört diese Zuversicht. Manchmal erzählen mir Ärzte, daß sie ihre Patienten entmutigen, damit diese sich keine falschen Hoffnungen machen. In Wirklichkeit ist Hoffnung aber nur eine Art, dem ungewissen Ausgang einer Sache zu begegnen – und der Ausgang einer Krankheit wie Krebs ist fast immer ungewiß. Logischerweise kann daher bei Krebs von «falscher Hoffnung» keine Rede sein. Man kann nur hoffen, und auf die Heilung wird sich das positiv auswirken.

Während der Patient und die Mitglieder seiner Familie medizinische Informationen sammeln und zu einem Entschluß über die Art der Behandlung kommen, müssen sie sich auch, wie ich bereits erwähnt habe, mit ihrer Einstellung der Krankheit gegenüber auseinandersetzen. Ich glaube, daß es entscheidend ist, bei der Wahl des Arztes immer daran zu denken, wie wichtig *seine* Einstellung ist und welche Auswirkungen sie auf den Heilungsprozeß haben kann. Der eine Arzt wird sich die Untersuchungsergebnisse ansehen und sagen: «Es handelt sich um einen sehr schweren Fall. Die Wahrscheinlichkeit, daß Sie innerhalb von zwei Jahren sterben werden, liegt bei 95 Prozent.» Ein anderer Arzt, dem dieselben Ergebnisse vorliegen, wird die Lage vielleicht angemessener beurteilen: «Wir wissen nicht, wie diese Krankheit verlaufen wird, aber es gibt mehrere Behandlungsmöglichkeiten. Wir werden unser möglichstes tun, um Ihnen zu helfen, ohne daß sie Ihr Leben dafür allzusehr einschränken müssen.»

Hoffnung ist unerläßlich; kein Mensch kann längere Zeit ohne sie leben. Man kann sie auf verschiedene Weise erzeugen. Ein Arzt kann auf die Möglichkeit einer völligen Gesundung hinweisen; er kann sagen, daß die Behandlung das Ausbreiten der Krankheit verlangsamen oder ganz zum Stillstand bringen kann; er kann versichern, daß er sich bemühen wird, dem Patienten die Schmerzen und Symptome der Krankheit so lange wie möglich zu ersparen. Auch in den seltenen Fällen, die statistisch keine Aussicht auf Genesung haben, gibt es immer noch etwas, an dem man sich festhalten kann. Ein Mensch, dem man alle Hoffnung nimmt, wird so deprimiert, daß sein Leben, ganz gleich wie die Aussichten auf Heilung sind, elend und unerträglich wird. Darum glaube ich, daß es wichtig ist, sich für einen Arzt zu entscheiden, dessen Grundeinstellung positiv ist. Seine Überzeugung kann auf die Haltung des Patienten und den Verlauf der Krankheit entscheidenden Einfluß haben.

Die Basis jeder Familienstrategie ist der Stellenwert, den die Hoffnung in der Einstellung der Familie hat. Dieser Grundhaltung, die von Zuversicht bis Pessimismus reichen kann, liegen gewöhnlich medizinische Informationen zugrunde – manchmal zu wenige Informationen. Und doch – so wichtig es ist, sich über medizinische Zusammenhänge zu unterrichten, ist es auch angesichts einer äußerst entmutigenden Prognose möglich zu hoffen. Ein Mißverständnis hatte dazu geführt, daß die Mangs anfangs glaubten, Jessica habe lediglich eine Überlebenschance von 25 Prozent. Sobald sie das erfuhr, sagte Pamela zu ihrem Mann: «Das werde ich nicht hinnehmen.» Während eines Spaziergangs, den die beiden schweigend unternahmen, wuchs Pamelas Entschlossenheit. «Das hat mir geholfen», erinnerte sich Bob. «Von da an konzentrierte ich mich nur noch darauf, was ich am besten als nächstes tun konnte.» Sie hatten die realistische Entscheidung getroffen, zu hoffen und um Jessicas Leben zu kämpfen.

Diese Hoffnung basierte notwendigerweise darauf, daß sie die Ungewißheit des weiteren Krankheitsverlaufes akzeptierten. Wenn eine Familie ihre Einstellung zur Krankheit entwickelt, muß sie sich mit diesem beunruhigenden Fehlen von Sicherheit auseinandersetzen, das oft erst dann ganz deutlich hervortritt, wenn eine Entscheidung zwischen mehreren Behandlungsmöglichkeiten ansteht. Es geschieht selten, daß für Krebs nur eine einzige Therapie in Frage kommt. Es ist für viele Patienten ziemlich verwirrend, wenn sie feststellen, daß sogar der Arzt zwischen mehreren Möglichkeiten schwankt oder daß Ärzte völlig gegensätzliche Aussagen machen: Der eine empfiehlt einen chirurgischen Eingriff, der zweite eine Strahlenbehandlung, ein dritter tritt für Chemotherapie ein, während der vierte eine Kombination dieser Möglichkeiten für die beste Lösung hält. Viele Patienten finden es schwierig und beängstigend, eine Entscheidung von dieser Tragweite zu fällen; sie fühlen sich manchmal wohler, wenn sie die Entscheidung über die Behandlung in die Hände eines Arztes legen können, der nicht nur sehr kompetent zu sein scheint, sondern dessen Haltung auch ihrer eigenen am meisten entspricht.

Aber auch dies ändert nichts an der Ungewißheit. Wie bei den Mangs wird die Entscheidung über die Grundhaltung der Familie durch die Prognose bestimmt, und dabei steht die Frage im Mittelpunkt, ob der Patient die Krankheit überleben wird oder nicht. Für manche Familien wird dieses Thema erst durch ein Buch über das Sterben in den Vordergrund gerückt, das ein Freund oder ein Verwandter mitgebracht hat. In diesem Fall kann es geschehen, daß die Familie sagt: «Moment mal! So weit ist es noch nicht – zum Sterben ist es noch zu früh!» In diesem Fall hat die Familie eine positive, zuversichtliche Position eingenommen. Angesichts der Ungewißheit ist das nicht einfach. So kommt es vor, daß man, um sich von der Last der Unsicherheit zu befreien, davon ausgeht, daß der Patient wirklich sterben wird. Für die Familie ist es daher wichtig, offen über diese Ungewißheit zu sprechen und sich zu fragen: «Wie sollen wir damit umgehen, daß wir nicht wissen, wie die Krankheit verlaufen wird?» Die besten Aussichten haben oft die Patienten und Familien, die sich zwar mit der Tatsache abfinden, daß sie nicht wissen, was passieren wird, aber dennoch entschlossen sind, das Beste zu hoffen. Dazu ist es häufig nötig, daß bereits bestehende Ansichten über Krebs, denen etwa Erfahrungen von Freunden oder Verwandten zugrunde liegen, revidiert werden.

Wie man sich als Familie
auf Krebs einstellt

Die medizinische Behandlung ist, so wichtig sie auch sein mag, nur ein Aspekt, der zur Gesundheit des Patienten und seiner Familie beiträgt. Wie ich bereits erwähnt habe, betrifft ein großer Teil der gesammelten Informationen andere Möglichkeiten zur Wiedererlangung der Gesundheit. Einige davon berühren die ganze Familie und können gemeinsam in die Tat umgesetzt werden. Ein Beispiel hierfür ist Ernährung: Wenn der Patient beschließt, keinen Zucker mehr zu essen, kann es wichtig sein, daß die Familie ihn hierin unterstützt oder sogar dieselbe Diät einhält.

Obwohl die Angehörigen die Anstrengungen des Patienten unterstützen sollten, dürfen sie nicht ihr eigenes Wohlbefinden aus den Augen verlieren. Da eine Krebsdiagnose für alle Familienmitglieder eine ernsthafte Belastung darstellt, müssen sie ihrer eigenen Gesundheit besondere Aufmerksamkeit schenken. Bei einer lebensgefährlichen Krankheit innerhalb der Familie braucht nicht nur der Patient, sondern auch jeder Angehörige besondere Fürsorge und Unterstützung. Andernfalls könnte es sein, daß schließlich noch weitere Mitglieder der Familie krank werden, und wenn es sich bei dem Patienten um ein Elternteil handelt, kann das Leben sehr schwierig werden, wenn auch der Ehepartner durch die übergroße Belastung krank wird.

Um diese zu vermeiden, ist es nötig, daß die Familie darauf achtet, ihren Lebensstil und ihre Gewohnheiten langsam zu verändern. Gewisse Veränderungen sind unvermeidlich. Der Patient wird vielleicht nicht mehr in der Lage sein zu kochen, und in diesem Fall muß eine andere Regelung gefunden werden. Angesichts dieser und anderer Anforderungen, denen sich die Familie gegenübersieht, rate ich immer wieder dazu, daß die Angehörigen ihr Leben so normal wie möglich weiterlaufen lassen. Veränderungen gehören zu den größten Belastungen, denen Menschen ausgesetzt sind, und die Diagnose, das Sammeln von Informationen und die Entscheidung über die richtige Behandlung bedeuten an sich schon einen tiefen Eingriff in das Leben der Familie. Wenn darüber hinaus noch Familienmitglieder ihre Arbeit aufgeben, ihre Ausbildung abbrechen oder einschneidende Veränderungen an ihrem Tagesablauf vornehmen, vergrößern sie nur die Belastung. Kurz: Die Familie sollte bestrebt sein, bei der Schaffung einer günstigen Ausgangsposition für die Heilung langsam vorzugehen. Man sollte, sofern das möglich ist, die Kinder wie immer in die Ferien schicken, weiterhin Gäste zum Essen einladen usw. Manche brauchen nach der Diagnose erst einmal Zeit, um den Schreck zu verarbeiten – sie nehmen sich vielleicht eine Woche frei, sprechen mit Freunden oder gehen Tennis spielen. Sobald wie möglich jedoch sollten sie ihr normales Leben wieder aufnehmen. Krebs ist eine langwierige Krankheit, und oft ist es am besten, drastische Veränderungen nicht sofort anzugehen. Auf jeden Fall sollte man sich nicht vom Leben zurückziehen.

Zu den wichtigsten Dingen, auf die die Familienmitglieder achten müssen, gehört ausreichender Schlaf. Die Krebsdiagnose löst Schrecken und Angst aus, und so ist es nur natürlich, daß man in der ersten Nacht danach nicht schläft, sondern sich Sorgen macht oder miteinander redet. Aber dadurch verausgabt man sich auf die Dauer nur, und wer keine Energie hat, kann auch nicht helfen. Auch wenn das nebensächlich erscheinen mag, ist es unerläßlich, darauf zu achten, daß man genug schläft. Menschen, die ihren Schlafrhythmus stark verändern, setzen sich dadurch vielen emotionalen Belastungen wie Depressionen, Ängsten und anderen ernsthaften Schwierigkeiten aus. Alle Mitglieder der Familie sollten daher auf ihren Schlaf achten, und vielleicht werden sie feststellen, daß sie besser schlafen, wenn sie sich körperlich mehr betätigen. Schon ein einfacher Abendspaziergang kann dazu beitragen, daß Ängste in den Hintergrund treten und der Körper entspannt und müde wird.

Infolge der durch die Diagnose ausgelösten Angst können anfangs Schlafstörungen auftreten. Wenn sie nicht verschwinden, sollte man mit einem verständnisvollen Menschen – dem Arzt, einem Therapeuten, einem Pfarrer, einem Freund oder anderen Angehörigen – über seine Gefühle sprechen. Das offene Gespräch miteinander stärkt den Zusammenhalt der Familie und ermöglicht es, Gefühle anzusprechen, die allen gemeinsam sind. Eine andere Einschlafhilfe ist Entspannung. Viele Patienten lernen, sich zu entspannen, um die Visualisierung zu erleichtern, Stress zu vermindern und Widerstandskräfte aufzubauen. Die anderen Familienmitglieder können sich durch Kassetten, Bücher oder mit Hilfe eines Therapeuten mit Entspannungstechniken vertraut machen. Auch zehn Minuten tiefe Entspannung oder Ruhen nach dem Essen sind sehr zu empfehlen. Kurz: Die Angehörigen sollten daran denken, daß auch sie sich in einer Krise befinden. Nur zu oft glaubt die ganze Familie, der Patient sei der einzige, der Stress ausgesetzt ist, und alle anderen seien belastbar. Doch sollte sich zum Beispiel der Ehepartner des Krebspatienten immer wieder sagen: «Ich stehe unter schwerem Stress. Ich muß noch mehr als bisher auf meine Gesundheit achten.»

Ein wichtiger Teil der Familienstrategie besteht außerdem darin, daß sich die Angehörigen verstärkt ihre gegenseitige Zuneigung zeigen. Bei der Auseinandersetzung mit einer Krise und der damit verbundenen Angst ist Körperkontakt sehr wichtig und beruhigend. Die Familienmitglieder können einander oder auch Freunde darum bitten, ihre Hand zu halten, sie in den Arm zu nehmen oder sie zu massieren. Von ebenso großer Bedeutung ist es, Sympathie und Anteilnahme auszudrücken. Der Patient wird viele Beweise dieser Art erhalten – Freunde schicken ihm Blumen oder Grüße, um ihm zu zeigen, daß sie an ihn denken. Aber auch die Familienmitglieder werden neue Energien schöpfen, wenn sie Freunden und Verwandten erlauben, ihnen zu helfen und sich ebenso um sie zu kümmern wie um den Patienten.

Je nach den Lebensumständen könnte es sein, daß man der Einteilung seiner Zeit jetzt größere Bedeutung beimißt, denn dadurch kann man der gewachsenen Verantwortung und der Angst im allgemeinen vielleicht besser begegnen. Walter Greenblatt aus Dallas zum Beispiel war gezwungen, sich seine Zeit effektiver einzuteilen, als man bei seiner Frau Carol Ann Knochenkrebs feststellte, denn das hatte zur Folge, daß er innerhalb kurzer Zeit immer mehr Aufgaben im Haushalt übernehmen mußte. Er beschloß, seine wöchentliche Arbeitszeit im Büro auf vierzig Stunden zu beschränken, und stellte eine dritte Sekretärin sowie einen Angestellten ein, der sich um einige seiner Klienten kümmerte. So hatte er genügend Zeit, um den Haushalt, zu dem vier halbwüchsige Kinder gehörten, zu versorgen und selbst auch noch ausspannen zu können. Walter wollte seine berufliche Karriere jedoch nicht opfern, und zwar einerseits, weil er der Hauptverdiener der Familie war, und andererseits, weil sein Beruf zu den Dingen gehörte, die ihm selber wichtig waren. So widmete er sich auch in dieser Krisenzeit weiterhin engagiert seiner Arbeit, was ihm viel Befriedigung verschaffte. «Auch die Arbeit kann eine Therapie sein», sagt er in einem Gespräch. «Indem man anderen dabei hilft, ihre Probleme zu lösen, kann man auch einiges von seiner eigenen Angst loswerden.»

Da er sich der Belastung bewußt war, der er durch die Krankheit seiner Frau ausgesetzt war, achtete Walter sehr auf seine eigene Gesundheit. Er las Bücher über die verschiedenen Bereiche der Medizin, die ich bereits erwähnt habe, meditierte zweimal täglich und trieb Sport – under anderem Schwimmen, Joggen, Fahrradfahren und Squash. Er stellte seine Ernährung grundlegend um, indem er auf Zucker verzichtete, Salz weitgehend vermied und darauf achtete, daß er viel Eiweiß, frisches Obst und Gemüse und wenig Fett aß. Außerdem begann er, Vitamin- und Eiweißpräparate einzunehmen. Und er fügt hinzu: «Ich habe eine Menge Spaß, und wenn es manchmal nur ein paar Minuten am Tag sind, in denen ich herzhaft über irgend etwas lache.»

Walter ist ein Beispiel dafür, wie ein Angehöriger lernen kann, auf seine eigene Gesundheit zu achten und mit der Belastung durch eine lange Krankheit fertig zu werden. Das ist ganz und gar nicht egoistisch, denn eine Familie besteht aus Individuen, die als eine Art Team zusammenarbeiten, sich jedoch auch ihre Individualität bewahren sollten. Und weil eine Familie ein Team oder, abstrakter formuliert, ein System ist, geht es bereits allen besser, wenn *ein* Mitglied gesünder lebt. Sobald dies für *alle* Mitglieder der Familie gilt, tritt ein synergetischer Effekt ein: Das Ganze ist mehr als die Summe seiner Teile.

Bei der Formulierung einer Strategie sollten alle Mitglieder der Familie daran denken, daß sie mit den anderen als Team zusammenarbeiten müssen, ohne dabei ihre eigenen Interessen aus den Augen zu verlieren. Wenn man sich mit einem Krebsfall innerhalb der Familie auseinanderzusetzen hat, ist es unerläßlich, daß die persönlichen Bedürfnisse aller Mitglieder erfüllt werden. Die Art und

Weise, wie Walter Greenblatt seine Zeit eingeteilt hat, macht es ihm möglich, einmal in der Woche mit einem seiner Kinder zum Essen zu gehen und eine persönliche Beziehung zu jedem von ihnen aufrechtzuerhalten. Durch die Erfolgserlebnisse in seinem eigenen Leben kann er besser auf seine Kinder und seine Frau eingehen. Mit anderen Worten: Im Familienteam ist er ein besserer «Spieler» und eine Stütze für die anderen Mitglieder.

Die Familie muß sich um eine Einstellung zu der Krankheit bemühen, Informationen sammeln, die vielen nötigen Entscheidungen treffen, ohne darüber das Wohlbefinden aller ihrer Mitglieder zu vergessen. Das erfordert einige Anstrengungen. Diese Art der Zusammenarbeit ist für manche Familien etwas Neues und kann sowohl schön als auch frustrierend sein, zum Beispiel wenn Kinder und Eltern zu einem Beschluß kommen wollen, der für beide Seiten akzeptabel ist. Wenn es einer Familie außergewöhnlich schwerfällt, eine Strategie zu entwickeln, kann sie lernen und wachsen, indem sie untersucht, was einer Einigung im Wege steht. Es könnte sein, daß nicht ganz klar ausgesprochen wurde, wer welche Aufgabe übernehmen soll, oder daß einer zuviel Verantwortung an sich reißt und die Entscheidungen beeinflußt. Soweit es möglich ist, sollte jedoch der Patient im Mittelpunkt des Entscheidungsprozesses stehen.

Die Familie als Team

Eine der möglichen Methoden, die Familientherapeuten anwenden, um festzustellen, wie gut das Verhältnis innerhalb der Familie ist, besteht darin, die Familie dabei zu beobachten, wie sie eine Aufgabe löst. Es ist eine Sache, im Rahmen einer Strategie Ziele aufzustellen, und eine andere, tatsächlich zusammenzuarbeiten, um sie zu erreichen. Ohne Teamarbeit ist auch die beste Strategie zum Scheitern verurteilt.

Teamarbeit heißt nicht, daß jedes Mitglied dieselbe Entscheidungsfreiheit hat. Intakte Familien werden von ihren erwachsenen Mitgliedern angeführt; kleinere Kinder wissen, daß ihre Eltern das Sagen haben. Das bedeutet nicht, daß die Eltern dominierend und autoritär sind, sondern lediglich, daß sie vernünftige Grenzen ziehen und für ihre Einhaltung sorgen und daß die Kinder umgekehrt ihre Eltern respektieren.

In einer intakten Familie können die Erwachsenen ihre Aufgaben aufteilen. Diese Arbeitsteilung sollte jedoch nicht zur Ungleichheit führen; im Idealfall sind die Eltern Partner, die einander respektieren.

Eigenständigkeit und individuelle Bedürfnisse

Nach dieser kurzen Schilderung der Rolle der Eltern will ich auf die Frage der Eigenständigkeit innerhalb einer Familie eingehen. Dazu gehört, daß jedes Mitglied dazu angehalten ist, Verantwortung für sich selbst zu übernehmen, selbständig zu denken und seine Meinung zu sagen. Ohne diese Achtung der Person des anderen kann die Familie kein gutes Team sein.

Besonders wichtig wird dies, wenn eine Familie sich daran macht, eine ernste Krise wie Krebs zu bewältigen. Der Patient muß seine Eigenständigkeit behalten und darf sich nicht passiv wie ein kleines Kind verhalten. Die anderen Mitglieder der Familie werden daher vielleicht ihrer natürlichen Neigung entgegenwirken müssen, ihn übermäßig abzuschirmen. Je mehr sie versuchen, ihn zu beschützen, desto hilfloser fühlt er sich, und desto weniger ist er in der Lage, seine körpereigenen Abwehrkräfte zu mobilisieren. Gleichzeitig aber sind die Eigenständigkeit und die Bedürfnisse eines jeden anderen Angehörigen ebenfalls wichtig.

Wenn eine Familie den Schock der Diagnose erst einmal überwunden hat und sich daranmacht, zu Entscheidungen über Dinge zu kommen, die nichts mit der Behandlung des Patienten zu tun haben, sollte sie sich zusammensetzen und über das Problem sprechen, das alle Familienmitglieder betrifft: «Wie können wir unseren Lebensstil beibehalten? Wie kann jeder von uns weiterhin seine persönlichen Bedürfnisse befriedigen?» In vielen Familien ist niemand je ermutigt worden, seine Bedürfnisse auch nur auszusprechen – und am meisten gilt dies vielleicht für den Krebspatienten selbst, der oft hilfsbereiter und freigiebiger war, als ihm guttat. Nun aber haben alle die Gelegenheit, über ihre Bedürfnisse zu sprechen, um Hilfe zu bitten und einander zu helfen, diese Bedürfnisse zu befriedigen.

Die heilende Familie kann mit großer Entschlossenheit versuchen, dafür zu sorgen, daß Eltern wie Kinder weiterhin Dinge tun können, die ihnen Spaß machen. Viele Menschen haben das Gefühl, daß sie angesichts einer Krise alles stehen und liegen lassen müssen. Oft ist jedoch gerade dies nicht sinnvoll, und auf lange Sicht kann es sogar schädlich sein. Die Familie mag sagen: «Gut, jetzt muß jeder seine eigenen Bedürfnisse zurückstellen und sich darauf konzentrieren, daß der Kranke bekommt, was er braucht.» Diese Haltung führt aber dazu, daß man den Patienten schließlich ablehnt. Jemand könnte etwa einer Tochter vorschlagen: «Jetzt, wo Mutter krank ist, ist niemand mehr da, der das Essen macht. Du könntest doch aus dem Sportverein austreten und gleich nach der Schule nach Hause kommen, um zu kochen.» Dabei wird jedoch übersehen, daß das Mädchen ein echtes Bedürfnis hat, mit gleichaltrigen Freunden zusammenzusein und etwas zu tun, das ihm Spaß macht. Eine Familie, die die Bedürfnisse aller ihrer Mitglieder berücksichtigt, kann auch eine andere Lösung finden, zum Beispiel indem sie Freunde oder andere Verwandte darum bittet einzuspringen. Meistens sind diese nämlich sehr gern dazu bereit, abwechselnd einmal in der Woche zu kochen. Wenn es finanziell möglich ist, könnte man auch halbtags eine Haushälterin einstellen. Worauf es ankommt, ist, *daß die Familie als Team bereit ist, eine Lösung zu finden*, sobald sie merkt, daß für die Tochter die Erfüllung ihrer Bedürfnisse wichtig ist. So kann diese neue Kräfte sammeln, den Stress, dem sie durch die Krankheit ihrer Mutter ausgesetzt ist, abbauen und den anderen Familienmitgliedern mehr Rückhalt geben.

Ein wichtiger Aspekt einer heilenden Familie ist also, daß jedes Mitglied eigenständig ist und von den anderen respektiert wird; die einzelnen Bedürfnisse werden weiterhin befriedigt, und der Lebensstil wird soweit wie möglich aufrechterhalten. Wenn das Familienteam sich diese Philosophie zu eigen macht, führt das schließlich dazu, daß jeder einzelne mehr Kraft hat, mit der Krise fertig zu werden, und dem Patienten mehr Wärme und Unterstützung geben kann.

Der Mannschaftskapitän

Offensichtlich ist die Familie also ein Team, das aus gleichberechtigten Mitgliedern besteht – der Mannschaftskapitän sollte aber der Patient sein, denn bei der Strategie und der Zusammenarbeit zu ihrer Durchführung geht es ja schließlich um die Überwindung seiner Krankheit. Allerdings gibt es natürlich einige Ausnahmen. Ein erwachsener Patient, der sehr schwer krank ist, im Koma liegt oder gerade eine Operation hinter sich hat, wird die Verantwortung für eine gewisse Zeit abgeben müssen. Meistens hat er vor einer Operation weniger Angst, wenn er vor dem Eingriff die Situation mit seinem Ehepartner oder einem anderen erwachsenen Familienmitglied besprechen kann und weiß, wer seine verschiedenen Aufgaben übernehmen wird. Wenn der Patient beispielsweise eine Frau ist, die sich immer um die Familienfinanzen gekümmert hat, macht sie sich wahrscheinlich Gedanken darüber, wer die Rechnungen bezahlen und das Konto verwalten soll. Dadurch daß darüber gesprochen wird, hat der Patient mehr Ruhe, auch wenn er für eine Weile keine Entscheidungen treffen oder Mannschaftskapitän sein kann. Eine Frau, die bisher immer den Haushalt versorgt hat, kann sich wahrscheinlich besser auf ihre Genesung konzentrieren, wenn sie weiß, daß ihre Arbeit von anderen Familienmitgliedern nach einem abgesprochenen Plan übernommen wird. Es wäre nicht sehr hilfreich, wenn sie sehen würde, daß es bei gewissen Arbeiten Streit oder Durcheinander gibt oder daß bestimmte Dinge gar nicht erledigt werden.

Der Entscheidungsprozeß im Team

Die Familie sollte den Patienten in möglichst alle Entscheidungen einbeziehen, die im Zusammenhang mit der Krankheit getroffen werden. Es ist sogar sehr sorgfältig zu überlegen, ob es ratsam ist, den Patienten gegen schlechte Nachrichten abzuschirmen. Die Familie ist nur dann ein Team, wenn jedes Mitglied an den Entscheidungsprozessen beteiligt ist, und besonders der Patient braucht das Gefühl, daß er über sich selbst bestimmen kann. Die Krankheit betrifft natürlich auch alle anderen – aber der Patient ist derjenige, der die grundlegenden Entscheidungen über sein Leben zu treffen hat. Wenn er verzweifelt und nicht zu hoffen wagt, können die anderen Familienmitglieder ihn ermutigen, im Team zu bleiben und sie anzuführen. Die Familie kann zwar versuchen, ihn zu entlasten, indem sie beispielsweise seine Aufgaben übernimmt, aber weit besser ist es, wenn der Patient seine Entscheidungsgewalt behält und seinen Bedürfnissen Ausdruck gibt. Das bedeutet ja nicht, daß er alles selber tun muß. Eine wichtige Funktion der Familie ist es jetzt, ihm Gelegenheit zum Ausruhen zu geben und ihm zu helfen, seine Angst zu überwinden. Wenn er also an Informationen über Krebszentren interessiert ist, die nur nach längeren

Nachforschungen in Bibliotheken zu bekommen sind, könnte ein Familienmitglied sich bereit erklären, das Material zu beschaffen. Auch die anderen können es dann lesen und darüber sprechen. Wenn aber dann die Frage zu klären ist: «Sollte ich in ein solches Zentrum gehen und, wenn ja, in welches?» wird der Patient im allgemeinen diese ihn betreffende Entscheidung selber treffen wollen.

In Fragen der Behandlung werden die Angehörigen oft und völlig zu Recht sehr eindeutige Meinungen und Gefühle haben. Es ist durchaus vernünftig, diese in die Diskussion einzubringen, solange man nicht versucht, den Patienten zu überrollen. Ich habe zum Beispiel mit Frauen gearbeitet, die Brustkrebs hatten und sich zwischen einer operativen Entfernung der Knoten und einer Brustamputation zu entscheiden hatten. In einem Fall begleitete der Ehemann seine Frau zu einem Gespräch mit dem Arzt. Er war ganz sicher, daß eine Entfernung der Knoten ausreichend sein würde und gab, aus emotionalen Gründen, dieser Behandlung den Vorzug. Seine Frau jedoch hatte erlebt, daß eine Verwandte an Krebs gestorben war, der in der Brust begonnen hatte, und sie hatte große Angst, daß dieser kleine Eingriff nicht genügen würde. Diese Angst war für die Frau sehr real, auch wenn ihr Mann sie für unbegründet hielt. Sie war davon überzeugt, daß sie ohne eine Brustamputation keine Ruhe mehr haben würde. Glücklicherweise liebte und respektierte ihr Mann sie genug, um zu erkennen, daß dies *ihre* Entscheidung war und daß ihre Gefühle in dieser Frage Vorrang hatten. Nachdem er seine eigenen Gefühle geklärt hatte, schaffte er es, ihre Entscheidung zu akzeptieren und sie darin wirklich zu bestärken. Diese Art von Auseinandersetzung und Akzeptierung ist für einen Patienten, der vor einer so schwierigen und wichtigen Entscheidung steht, von ungeheurer Bedeutung. Wie dieses Beispiel zeigt, kann Teamarbeit bedeuten, daß eine Person, die Rückhalt geben will, ihre Gefühle zugunsten derer des Patienten zurückstecken muß. Das soll jedoch nicht heißen, daß man keine Bedenken haben und sie dem Patienten gegenüber nicht äußern darf.

Hoffnung mit-teilen

Ein ebenso wichtiger Aspekt der Teamarbeit ist ein gemeinsamer Glaube an die Heilung. Es ist sehr schwer für einen Patienten, seine Energie auf die Gesundung zu richten, wenn andere Familienmitglieder insgeheim keine Hoffnung mehr haben. Auch wenn sie versuchen, ihre Gefühle zu verbergen, wird der Patient doch spüren, daß sie ihn bereits aufgegeben haben und seine Anstrengungen nicht aktiv unterstützen. Das Ergebnis ist, daß er sich gerade dann entfremdet, mißverstanden und sogar betrogen fühlt, wenn er Wärme und Rückhalt am nötigsten braucht. In dieser Beziehung ist die Einstellung der Familie zur Heilung von grundlegender Bedeutung für die Teamarbeit; unausgesprochene Hoffnungslosigkeit läßt sich auch durch die besten Absichten nicht verbergen. Angehörige, denen es sehr schwerfällt, zu hoffen oder über ihre diesbezüglichen Gefühle zu sprechen, sollten unbedingt einen Therapeuten ober Berater aufsuchen, und zwar nicht nur, um selber eine gesündere Einstellung zu finden, sondern auch, um dem geliebten Menschen auf diese entscheidende Weise helfen zu können.

Wie man die Visualisierung unterstützen kann

Hinter der Teamarbeit steht der Grundgedanke, daß der Patient darüber entscheidet, was er braucht, und die Familie ihn darin unterstützt, wobei sie gleichzeitig darauf achtet, daß die Bedürfnisse ihrer Mitglieder nicht zu kurz kommen. Oft ziehen die Angehörigen daraus auch einen Nutzen für sich selber. Dies haben wir in unserem Zentrum im Hinblick auf eine der von uns vermittelten Techniken erlebt, nämlich der Mobilisierung der körpereigenen Abwehrkräfte durch Visualisierung. Wir raten den Mitgliedern der Familie dazu, sich die Zeit zu nehmen und sich um ein Verständnis dessen zu bemühen, was der Patient eigentlich tut, wenn er das Visualisierungsverfahren einsetzt. Außerdem schlagen wir vor, daß die anderen in der Familie, insbesondere der Ehepartner, ebenfalls diese Methode anwenden; auch für sie ist es eine schwere Zeit, und es ist wichtig, daß sie gesund bleiben. Wir halten es auch für zweckmäßig, daß Patienten *und* ihre Ehepartner Entspannungsübungen lernen und durchführen. Sie können sogar jeden Tag eine gewisse Zeit für Entspannung und Visualisierung reservieren – beide sind wertvolle Hilfen zum Abbau von Stress.

Solange die anderen Familienmitglieder an diesen Vorgängen nicht beteiligt sind, haben sie gewöhnlich Schwierigkeiten, ihre Bedeutung für den Patienten wie auch die Selbstdisziplin und die innere Kraft, die sie erfordern, wirklich zu würdigen. So stößt es bei ihnen vielleicht auf Unverständnis, wenn der Patient die Visualisierung nicht mehr regelmäßig praktiziert. Tom McNamara aus Merced, Kalifornien, dessen Frau Pat eine meiner Patientinnen ist, erzählte mir: «Anfangs war ich ziemlich skeptisch, aber dann habe ich mich entschlossen, die Sache zusammen mit Pat auszuprobieren. Es ist gar nicht schwer – es ist interessant und macht sogar Spaß. Aber ich habe auch gemerkt, daß es ganz schön schwer sein kann, es wie Pat zwei- oder dreimal täglich durchzuführen. Ich mache es nicht sooft, obwohl ich es wohl tun würde, wenn es um mein Leben ginge.» Ehepartner, die den Wert der Visualisierung erkannt haben, sind manchmal alarmiert, wenn ihr Partner mit den Übungen aufhört. Sie fangen dann an, ihn zu kritisieren und sich Sorgen zu machen, und das verstärkt nur das Gefühl des Patienten, versagt zu haben und schuldig zu sein. Tom dagegen geht in diesem Fall auf die tieferen Ursachen ein. «Wenn sie damit aufhört, mache ich mir Sorgen, aber ich fange nicht an zu nörgeln. Ich versuche darüber zu sprechen und frage sie zum Beispiel: ‹Was ist los? Wir wissen doch beide, daß das wichtig für dich ist – also, was hält dich davon ab?› Und dann reden wir miteinander.» Diese Unterstützung hat Pat geholfen, regelmäßig zu meditieren. Lächelnd fügt Tom hinzu: «Das einzige, was mich daran stört, ist: Sobald wir uns in den Wagen setzen, um irgendwo hinzufahren, fängt sie an zu meditieren. Sie ist dann nicht gerade die anregendste Gesellschaft, die man sich vorstellen kann.»

Oft hat der Ehepartner des Patienten oder eines der älteren Kinder in der Familie selber Lust zu meditieren und ist gern bereit, diese Übungen jeden Abend zu einer bestimmten Zeit zusammen mit dem Patienten durchzuführen. Wenn die ganze Familie sich dazu entschließt, kann das ein wunderschönes Familienritual sein, eine Zeit der Nähe, in der jeder sich entspannt und jene natürlichen Ängste und Beklemmungen ablegt, denen man beim Umgang mit Krankheiten ausgesetzt ist. Darüber hinaus lernen alle, die daran teilnehmen, sehr bald, daß es schwerer ist, sich jeden Tag zwanzig Minuten lang zu entspannen und still zu sitzen, als es auf den ersten Blick erscheinen mag. So lernen sie nach und nach, die Anstrengungen des Patienten wie auch seine Erfolge zu würdigen.

Auch Bob Gilleys Frau faßte den Entschluß, ihren Mann bei der Visualisierung zu unterstützen. Zunächst sorgte sie dafür, daß während dieser Zeit Ruhe im Hause herrschte. «Unsere Kinder wußten bald, daß es wichtig war, ihn dabei nicht zu stören», erklärt sie. «Wenn irgend jemand Geräusche machte, ging Sean, der damals vier Jahre alt war, hin und sagte: ‹Pssst, Papa ditiert!›» Schließlich beschloß sie, zusammen mit Bob zu meditieren. «Da merkte ich dann erst, wie viel Selbstdisziplin dazugehört. Aber ich bin dabeigeblieben, und später, als sich in meiner Brust und unter einem Arm Knoten fanden, war ich sehr froh darüber. Der Arzt sagte, er werde eine Biopsie vornehmen, wenn sie nicht innerhalb von sechs Wochen verschwinden würden. Ich war mit der Visualisierung vertraut und setzte mich hin, um sie für mich selber einzusetzen – und als ich sechs Wochen später wieder zum Arzt ging, hatten sich die Knoten aufgelöst.»

So sehr die Familie den Patienten auch unterstützt – die Meditation kann ihm niemand abnehmen. Ich hatte jedoch einen interessanten Fall, wo die Ehefrau das Visualisierungsverfahren tatsächlich anstelle ihres Mannes einsetzte. Er wurde wegen eines Gehirntumors bestrahlt, der sich in dem für das Vorstellungs- und Kommunikationsvermögen zuständigen Teil des Gehirns befand; außerdem machten ihn die Medikamente so müde, daß er während der Visualisierung einschlief. Da er fest davon überzeugt war, daß die Visualisierung zusammen mit der medizinischen Behandlung den Tumor schrumpfen lassen würde, wollte er diese Technik sehr gern einsetzen, schaffte es aber nicht, dabei wach zu bleiben. Seine Frau, ein sehr kreativer Mensch, wußte, daß sein Tast- und Gehörsinn noch völlig intakt war, und da sie darüber gesprochen hatten, kannte sie auch seine Vorstellungen. Sie beschloß, ihm zu helfen: Jeden Tag setzte sie sich, während er sich entspannte, an sein Bett und leitete ihn mit ihren Worten durch sein Vorstellungsbild, das sie währenddessen mit der Fingerspitze auf seinen Handrücken zeichnete. Das ermöglichte es ihm, wach zu bleiben und sich zu konzentrieren. Mit dieser Methode machte er erstaunliche Fortschritte, und sie wandten sie an, bis sein Tumor soweit reduziert war, daß er seine Visualisierung selber vornehmen konnte.

Gemeinsam macht Sport mehr Spaß

Ich glaube, dieses Beispiel zeigt recht gut, wie sehr ein liebevolles Familienmitglied dem Patienten helfen kann, ein gestecktes Ziel zu erreichen. Das gilt besonders dann, wenn die Aktivitäten auch dem gesunden Familienmitglied guttun. Sport ist ein sehr gutes Beispiel für eine Tätigkeit, die der Patient zusammen mit anderen ausüben kann, die ihn nicht nur dazu ermuntern, sondern auch selber davon profitieren können. Nachdem Pat und Tom McNamara zum erstenmal ins Zentrum gekommen waren, ging Pat mit mir und einigen anderen Patienten jeden Morgen joggen; ich hatte mich dazu entschlossen, an einem Marathonlauf teilzunehmen, und trainierte täglich dafür. Am ersten Morgen war Pat sehr stolz auf ihre Leistung, «bis ich», wie sie sagte, «herausfand, daß ich nur vierhundert Meter gelaufen war». Sie war nie sehr sportlich gewesen, aber jetzt war sie davon überzeugt, daß sie sich, um wieder gesund zu werden, sportlich betätigen mußte, und beschloß, jeden Tag zu laufen. Ihr Mann und ihre Kinder, die alle Sport trieben, bestärkten sie sehr in diesem Entschluß, und Tom joggte sogar jeden Morgen mit ihr. Nach einem Monat lief sie täglich fast viereinhalb Kilometer.

«Allerdings war ich eine heimliche Läuferin», sagt sie und lacht. «Ich wollte nicht, daß irgend jemand sah, wie schlecht ich war, und so schlichen wir uns immer schon ganz früh am Morgen hinaus zum Joggen.» Nach etwa einem Jahr machte das Laufen Pat einen solchen Spaß, daß auch sie beschloß, an einem Marathon teilzunehmen. Im Dezember 1978, knapp zwanzig Monate nachdem sie mit uns im Zentrum vierhundert Meter gelaufen war, schaffte Pat zusammen mit ihrem Mann Tom den Honolulu-Marathon. Als Vorbereitung darauf hatten Tom und sie schon voller Begeisterung am Bay-to-Breakers Race in San Francisco teilgenommen, einem 12,5-km-Rennen, dem größten Volkslauf der Welt, der einmal im Jahr stattfindet. Pat hatte soviel Spaß daran, daß sie und Tom seitdem jedes Jahr mitgemacht haben und mittlerweile jedesmal zusammen mit anderen Teilnehmern laufen, die sie kennen. So haben ihre Familie, ihre Freunde und Nachbarn – das ganze Umfeld also, das sie unterstützt hat – sie nicht nur in dem Entschluß bestärkt, Sport zu treiben, sondern selber auch etwas davon gehabt.

Andere Patienten können bei ihrem Trainingsprogramm natürlich nicht gleich mit etwas so Anstrengendem wie Joggen anfangen. Viele, die in unser Zentrum kommen, unternehmen gemeinsame Wanderungen. Andere können nur ein- oder zweimal pro Woche einen Spaziergang machen, was ihnen aber immerhin Bewegung, frische Luft und Abwechslung verschafft. Ganz gleichgültig welche Art von Übungen der Patient in Angriff nehmen will – es ist immer gut, wenn die Familie dabei mitmacht. Auch kleine Kinder können sehr helfen, den Patienten zu motivieren, indem sie ihn regelmäßig zum Training begleiten und ihm Gesellschaft leisten. Ich kenne Patienten, deren halbwüchsige Söhne sie zum erstenmal auf den Tennisplatz mitnahmen; andere hatten Töchter, die bisher sehr beschäftigt und auf Abstand bedacht gewesen waren, nun aber abendliche Spaziergänge mit ihnen unternahmen. Auch dies ist ein weiterer Beweis dafür, daß in der Familie ein Gefühl der Nähe aufkommt, wenn sie den Patienten auf positive Weise unterstützt, sich also an seinen Aktivitäten beteiligt, anstatt Bedenken zu äußern. Diese Art von Teamarbeit kann einen Zusammenhalt schaffen, den es zuvor in der Familie vielleicht nie gegeben hat.

Andere Möglichkeiten der Unterstützung

Ich möchte hier nicht zu genau ausführen, wie die Teamarbeit der Familie aussehen sollte. Allen Patienten sind gewisse Bedürfnisse gemeinsam, wie körperliche Bewegung, Meditation und die Gewißheit, daß im Haushalt alles geregelt ist, aber jeder einzelne Patient hat auch individuelle Wünsche, die er oder sie äußern muß. Die Beispiele, die ich angeführt habe, sollen nur dazu dienen, die Kreativität zu wecken. Es gibt immer mehrere Möglichkeiten, Bedürfnisse zu befriedigen.

Die Familie sollte auch bedenken, daß praktisch alle ihre Mitglieder, auch recht kleine Kinder, helfen können. Man kann ihnen Arbeiten wie Abwaschen, Rasenmähen oder Staubwischen übertragen und sie auf Botengänge schicken. Ältere Kinder können den Patienten fahren und Aufgaben wie zum Beispiel das Einkaufen von Lebensmitteln übernehmen – Dinge, die sie vielleicht noch nie gemacht haben.

Manchmal ist mehr Rücksichtnahme ganz angebracht, nur muß man dabei darauf achten, daß man den Patienten nicht bemuttert. Aber wenn er sich unwohl fühlt oder Schmerzen hat und laute Rockmusik ihn stört, sollte man die Stereoanlage natürlich leiser stellen. Auch hierbei ist es besser, positiv an die Sache heranzugehen. So kann der Patient zum Beispiel sagen: «Ich fühle mich im Moment ziemlich ängstlich und unruhig. Könntest du vielleicht eine ruhige, entspannte Musik für mich auflegen?» Dadurch rückt sein Bedürfnis zwar in den Vordergrund, aber er vermeidet es, zugleich einem anderen den Spaß zu verderben und ihm Rücksichtslosigkeit vorzuwerfen.

Auch Kinder können einiges für den Patienten tun. Da Körperkontakt und menschliche Nähe in dieser Zeit sehr wichtig sind, kann ein Kind Rücken, Hände oder Füße des Patienten massieren. Eine andere Möglichkeit ist, daß Kinder, die schon lesen können, sich neben den Patienten setzen und ihm etwas vorlesen; wenn er sich nach einer Behandlung nicht wohl fühlt, lindert das Gefühl der Nähe seine Schmerzen vielleicht und lenkt ihn von seinen körperlichen Beschwerden ab. Ältere Kinder können auch einen Abend in der Woche oder sogar über ein Wochenende auf ihre jüngeren

Geschwister aufpassen, so daß die Eltern Gelegenheit haben, zusammen auszugehen.

Die Liste der Dinge, die Angehörige tun können, damit der Patient sich wohl fühlt und wieder gesund wird, ist endlos lang – dem Einfallsreichtum der Familie sind keine Grenzen gesetzt. Voraussetzung für eine Hilfe ist natürlich oft, daß der Patient sagt, welche Bedürfnisse er hat. Es ist wichtig, miteinander zu reden, damit der Patient nicht das Gefühl bekommt, er sei eine Last für die anderen. Wenn die Familienmitglieder sich ihre Eigenständigkeit bewahren können, werden sie auch gern zusammenarbeiten. Familien, die das Gefühl haben, daß diese Zusammenarbeit bei ihnen nicht so gut funktioniert, sollten sich nicht entmutigen lassen; in vielen Familien ist man nie ermuntert worden, seine Bedürfnisse zu äußern und zusammenzuarbeiten. Um das zu erreichen, muß ein Lernprozeß stattfinden. Dabei sollte man immer darauf hinarbeiten, ein Team zu bilden, in dem jedes Mitglied sagen kann, was es braucht, bei der Befriedigung seiner Bedürfnisse unterstützt wird und die Gelegenheit hat, dem Patienten und dem Rest der Familie zu helfen. Um nichts anderes geht es ja schließlich bei der Teamarbeit.

Unterstützung
durch Außenstehende

Fast jeder Mensch hat mindestens *eine* Familie – die, in die er hinein-
geboren wurde. Für viele Kranke, vor allem für diejenigen, die
allein leben, sind diese unmittelbaren Verwandten eine große Stütze.

In diesem Kapitel will ich mich mit einer dritten Kategorie von
Familie befassen: der erweiterten Familie. Früher meinte man damit entferntere Verwandte wie Tanten, Onkel, Vettern, Kusinen
usw. Eine solche traditionelle Großfamilie ist jedoch eher etwas
Ungewöhnliches geworden, denn in unserer heutigen mobilen
Gesellschaft verlassen viele Erwachsene den Ort, an dem sie geboren wurden, und verlieren den Kontakt zu diesen Verwandten.
Und doch waren gerade sie diejenigen, die mit Blumen und Koch-
töpfen erschienen, um ihre Hilfe anzubieten, wenn eine Familie von
einer Krankheit wie Krebs betroffen war.

Die erweiterte Familie

Parallel zur Auflösung der Großfamilien sind ihre Strukturen ersetzt worden. Ihre Funktion war äußerst wichtig – nur sehr wenige
finden ein Leben ohne die Hilfe zahlreicher anderer angenehm. So
wurden die Aufgaben der Großfamilie bei den meisten von uns
durch ein neues Netzwerk von Menschen übernommen, die keine
Verwandten sind, sondern Freunde, Nachbarn und Kollegen. Sie
bilden wegen ihrer großen Bedeutung in unserem Leben im Bewußtsein vieler die «erweiterte Familie». Für alleinstehende
Kranke sind sie besonders wichtig zur Schaffung einer heilenden
Atmosphäre, aber auch für Patienten, die in einer Familie leben,

können sie eine große Hilfe sein. Sie können viel dazu beitragen, den Stress, dem die Familie des Patienten ausgesetzt ist, zu reduzieren. Allerdings ist es oft nötig, sie direkt darum zu bitten.

Das ist natürlich nicht immer einfach. In der Umgebung der meisten Familien gibt es zwar viele Leute, die Zeit haben und oft auch bereit sind, alle möglichen Aufgaben zu übernehmen, ganz gleich ob es sich dabei um Dinge des täglichen Lebens handelt oder darum, den Patienten emotional zu unterstützen. Aber viele Familien zögern, an diese Leute heranzutreten und sie tatsächlich darum zu bitten. Manchmal haben die Mitglieder dieser erweiterten Familien nie ausdrücklich gesagt: «Ruf mich einfach an und sag mir, was ich tun soll», nicht deshalb, weil sie nicht helfen wollen, sondern weil sie nicht wissen, wie sie ihre Hilfsbereitschaft ausdrücken sollen. Oft haben sie jedoch ein solches Angebot gemacht, und trotzdem ruft sie niemand an. Dies ist ein in unserer Gesellschaft weitverbreitetes Problem: Wir haben Schwierigkeiten, andere um Hilfe zu bitten, weil wir meinen, das sei ein Zeichen von Schwäche.

Im allgemeinen ist es gut, wenn man sich im Fall einer langwierigen Krankheit an die erweiterte Familie wendet, also versucht, Hilfe von außen zu organisieren. Patienten, die sich statt dessen von ihren Freunden zurückziehen, tun dies manchmal, weil bestimmte Probleme aufgetaucht sind. Es könnte sein, daß der Patient jetzt, da er nicht gesund und aktiv ist, das Gefühl hat, nicht sonderlich «gefragt» zu sein. Es könnte aber auch sein, daß seine Freunde dem Patienten gar nicht wirklich helfen wollen, sondern ihm gewissermaßen lediglich auf die Schulter klopfen oder auch in seiner Gegenwart bedrückt und pessimistisch sind. Der Patient hat dann manchmal das Gefühl, daß es besser ist, sich von ihnen zurückzuziehen. Eine andere Ursache für den Rückzug könnte darin liegen, daß er seine Krankheit verdrängt und sich seinen eigenen Gefühlen nicht stellen will, indem er mit anderen darüber spricht. Das ist ein emotionales Problem, das behandelt werden sollte.

Je verzweigter und intimer die Beziehungen eines Menschen sind und je mehr er sich in Zeiten der Belastung auf sie verlassen kann, desto gesünder wird er wahrscheinlich sein. Hilfe, die sich ein Erkrankter außerhalb der eigentlichen Familie holt, ist darum ein wichtiges Element bei der Schaffung einer Atmosphäre, die eine Heilung ermöglicht.

Wie man die Hilfe Außenstehender mobilisiert

Sobald der Patient anderen von seiner Krankheit erzählt, bekommt er fast immer von allen Seiten Hilfsangebote. Tatsächlich werden viele Familien in der ersten Woche geradezu mit Anrufen, Besuchen und Lesematerial überschüttet, und zwar von Leuten, die wirklich gern helfen möchten. Diese Freunde wissen jedoch meistens nicht, was sie konkret tun können.

Die Beziehungen dieser hilfsbereiten Menschen zum Patienten und seiner Familie können verschiedenster Art sein – sie reichen von enger Freundschaft bis zu eher oberflächlichen sozialen Kontakten. Fast jeder von ihnen kann etwas zur Bewältigung der Krise beitragen; es liegt beim Patienten und seiner Familie, ihnen zu sagen, was sie tun können. Oft ist die Familie anfangs so aufgeregt und bestürzt über die Diagnose, daß sie auf Hilfsangebote nicht eingeht, und da die Freunde nicht wissen, wie sie die Initiative ergreifen sollen, nimmt die Zahl der Helfer immer mehr ab.

Der Patient und seine Familie sollten möglichst bald eine Liste der Dinge aufstellen, bei denen sie die Hilfe anderer gebrauchen könnten. Anfangs will man oft nicht andere um etwas bitten, sondern alles selber machen. Krebs ist jedoch häufig eine langwierige Krankheit, und so verschleißt man bei dieser Vorgehensweise nur seine Kräfte. Zu den Gefälligkeiten, um die man Außenstehende bitten kann, können Dinge gehören, die zur Genesung des Patienten beitragen, wie zum Beispiel Fahrten zu einem weiter entfernten Krebszentrum, in dem er behandelt wird. Es können auch Aufgaben sein, die der Patient bis dahin selber erledigt hat, die er jetzt aber abgeben muß, weil er durch Strahlentherapie geschwächt ist, wie beispielsweise Rasenmähen und Einkaufen, oder aber Dinge, die zu den täglichen kleinen Problemen der Familie gehören, etwa die Frage, wie der Sohn zur Schule oder die Tochter in die Tanzstunde kommt. Wenn diese kleineren Sachen geregelt sind, kann sich die Familie viel besser um die größeren Probleme kümmern, die infolge der Krankheit auftauchen.

Manche mag es vielleicht Überwindung kosten, andere um diese Art von Hilfe anzugehen, aber ich glaube, daß dies leichter fällt, wenn man sich vor Augen führt, daß die Freunde ja *helfen wollen*, und das fällt ihnen viel leichter, wenn sie konkret wissen, was sie tun können. Wenn Sie beispielsweise einen von ihnen bitten, einmal in der Woche die Wäsche zu waschen, dann könnte er diese spezielle Aufgabe übernehmen und dabei die Befriedigung verspüren, wirklich helfen zu können.

Als Pamela und Bob Mang erfuhren, daß ihre Tochter Knochenkrebs hatte, mobilisierten sie die Unterstützung eines großen Freundeskreises. Da sie die Anregungen unseres ersten Buches ‹Wieder gesund werden› aufgreifen wollten, schrieben sie zunächst Briefe an etwa zwei Dutzend enge Freunde und Verwandte und legten das Buch bei. In den Briefen erklärten sie, daß sie nach diesem Buch auf Jessicas Heilung hinarbeiten und auf diesem Weg die ihnen nahestehenden Personen darüber informieren wollten. Die Empfänger reagierten darauf, indem sie diesen positiven Ansatz unterstützten.

Die Mangs stellten auch eine Liste mit den Namen aller anderen Freunde und Bekannten auf, die auf irgendeine Weise helfen wollten. Dann schrieben sie alle Dinge auf, bei denen Außenstehende ihnen Arbeit abnehmen konnten, damit sie in der Lage waren, sich ungestört auf Jessica zu konzentrieren. Dazu gehörte auch die Pflege des Gartens, da Pamela und Bob jetzt ihre Wochenenden mit Jessica verbrachten, die in dieser Zeit einer Chemotherapie unterzogen wurde. Auch ein Fahrdienst für Nicholas, ihr jüngstes Kind, mußte arrangiert werden, da sie selbst oft zu sehr in Anspruch genommen waren, um sich darum kümmern zu können.

Danach ordneten Pamela und Bob die verschiedenen Listen einander zu. So erhielten sie eine Aufstellung mit den Namen enger Freunde und der Aufgaben, die sie übernehmen konnten, und eine mit entfernteren Bekannten und den Aufgaben, die diese erledigen konnten. Eine Freundin, Carol Sauford, half ihnen dabei und schrieb Briefe an alle Leute auf den beiden Listen, in denen sie die Situation der Mangs erklärte. Sie fügte hinzu: «Es wäre eine große Hilfe, wenn Sie eine dieser Aufgaben übernehmen könnten.» Fast jeder antwortete und suchte sich etwas von der Liste aus. Eine Freundin der Familie sagte, es sei ihr lieber, wenn sie sich nicht festlegen müßte, sondern sich abwechselnd mit anderen um alle aufgeführten Dinge kümmern könnte, und auch das funktionierte sehr gut.

«Die Leute wollen einem wirklich helfen», sagt Bob. «Ich glaube, viele ziehen sich nur deshalb von jemandem, der Krebs hat, zurück, weil sie sich hilflos fühlen und nicht wissen, was sie tun sollen.»

Pamela und Bob haben das Gefühl, durch ihre Bitten um Hilfe von Außenstehenden viel gelernt zu haben. Pamela erklärt das so: «Vorher war es uns schrecklich peinlich, jemanden zu fragen, ob er uns helfen könnte. Wir wollten alles selber machen und waren davon überzeugt, daß eine Familie allein mit ihren Problemen fertig werden muß. Glücklicherweise wurde uns aber klar, daß wir Hilfe brauchten, und ich weiß nicht, wie wir ohne sie zurechtgekommen wären.»

Jeder Patient und jede Familie hat individuelle Bedürfnisse, und der Patient kann um die Art von Unterstützung bitten, die er am meisten braucht. Joe Ayoob, einer meiner Patienten, mobilisierte sechs seiner Freunde, die ihm auf eine ganz besondere Art halfen, nachdem er erfahren hatte, daß er einen Gehirntumor hatte. Joe, der fest an die Wirkung seiner täglichen Meditation glaubt, bat jeden dieser Freunde, zu einer bestimmten Tageszeit alles stehen und liegen zu lassen und «mir fünf Minuten Meditation zu widmen». Er fügt hinzu: «Ich habe sie gebeten, sich dabei vorzustellen, ich sei geheilt.» Hierfür suchte er Freunde aus, bei denen er das Gefühl hatte, sie würden ihn verstehen und ihm seine Bitte erfüllen – und das taten sie auch.

Joe trifft den Nagel auf den Kopf, wenn er sagt: «Die Leute sind wirklich begierig zu helfen – man muß sie nur darum bitten. Sie *wollen* helfen, aber die meisten wissen einfach nicht, was sie tun können.»

Enge Freunde

Ganz gleich wie gut das Klima in der Familie ist – es ist unerläßlich, daß sie emotionale Unterstützung von außen erhält. Oft hat ein Patient eine so enge Beziehung zu seinem Ehepartner, daß er keinen Freund hat, der ihm wirklich nahesteht. Dies kann ein Nachteil sein. Wenn wir uns mit all unseren Bedürfnissen auf eine einzige Person konzentrieren, machen wir uns zu sehr von ihr abhängig. In gewissem Sinne ist sie dann unser einziger Rettungsanker – aber was ist dann, wenn auch sie krank wird und sich nicht mehr um uns kümmern kann? Auch für den Ehepartner ist es sehr problematisch, wenn man sich ausschließlich auf ihn verläßt. Sie brauchen sich nur einmal vorzustellen, Sie seien die einzige emotionale Stütze für jemanden, und Sie werden sehen, zu was für einer Belastung das für Sie werden kann. Dies sind einige der Gründe, warum Psychologen ihren Klienten raten, mehrere enge Freundschaften zu Menschen aufzubauen, die sie mögen und akzeptieren.

Manchmal kann es pasieren, daß ein enger Freund oder ein Außenstehender, der seine Hilfe angeboten hat, den Patienten gerade dann im Stich läßt, wenn er gebraucht wird. Diese Handlungsweise wird dann als Treulosigkeit interpretiert, auch wenn ihr in Wirklichkeit ganz andere Motive zugrunde liegen. Eine meiner Patientinnen zum Beispiel war tief enttäuscht, als eine gute Freundin sich immer mehr von ihr zurückzog, als sich der Krebs in ihrem Körper immer weiter ausbreitete. Diese Patientin fühlte sich durch dieses scheinbar treulose Verhalten sehr verletzt, bis sie erfuhr, daß ihre Freundin aus eigener Angst heraus so handelte: Drei Jahre zuvor war ihre Schwester an Krebs gestorben, und nun befürchtete sie, einen weiteren geliebten Menschen zu verlieren. Nicht Charakterlosigkeit, sondern Angst war es also gewesen, die sie dazu gebracht hatte, ihre gute Freundin immer seltener zu besuchen. Daran denke ich, wenn ich Patienten und ihren Familien rate, nicht vorschnell zu urteilen, wenn ein Freund scheinbar unerklärlicherweise dem Patienten seine Hilfe versagt.

Da Krebs oft eine sehr langwierige Krankheit ist, sollte ich auch darauf hinweisen, daß Außenstehende vielleicht zu einem bestimmten Zeitpunkt die Zeit und die Energie reduzieren, die sie dem

Patienten widmen. Auch dies ist nicht unbedingt ein Zeichen von Treulosigkeit. Wenn eine gewisse Zeit vergangen ist, reagieren viele Menschen nicht mehr mit derselben Dringlichkeit auf die Krankheit wie kurz nach der Diagnose. Oft haben sie dann den Eindruck, es handle sich eher um ein chronisches Leiden als um eine akute Bedrohung des Lebens. Wenn sie erst einmal zu dieser Einstellung gelangt sind, werden sie vielleicht ihre Hilfe einschränken. Auch in diesem Fall mögen die Schlüsse, die der Patient und seine Familie daraus hinsichtlich der Fürsorge und der Loyalität dieses Freundes ziehen, ungerechtfertigt sein.

Es ist jetzt sehr wichtig, daß sich der Patient und sein Ehepartner, ganz gleich wie harmonisch ihre Beziehung ist, Freunde suchen, mit denen sie sprechen und die sie trösten können – und zwar nicht nur *einen* engen Freund, sondern mehrere. Für einen allein kann die Belastung, von der Krankheit zu hören, zu groß sein; wenn es sich um einen sehr guten Freund des Patienten handelt, kann ihn die Nachricht von der Krankheit so aus dem Gleichgewicht bringen, daß er sich, um schmerzhafte Gefühle zu vermeiden, vielleicht ganz und gar vom Patienten zurückzieht.

Manchmal ergeben sich für den Patienten und die Familienmitglieder im Verlauf der Krankheit Schwierigkeiten mit bestimmten Freunden. Menschen, deren pessimistische Grundeinstellung in der Vergangenheit vielleicht erträglich war, stellen jetzt für einen Patienten, der um sein Leben kämpft, ein Problem dar. Oft ist die erste Reaktion darauf: «Sie verhält sich mir gegenüber so entmutigend und hoffnungslos, daß ich ihr besser ganz aus dem Weg gehe.» Eine andere Möglichkeit wäre jedoch, sich selbst und die Beziehung zu diesem Menschen genau zu untersuchen. Was tut oder sagt diese Person denn eigentlich, das Ihnen Unbehagen verursacht? Möglicherweise ist es nur eine Kleinigkeit. Eine Patientin erzählte mir, daß ihre Freundin, wenn sie sie besuchte, immer sehr besorgt um sie sei und frage: «Wie geht es dir?» Die Patientin hatte das Gefühl, daß diese Freundschaft es wert sei, aufrechterhalten zu werden, und versuchte, ihre Freundin «umzuerziehen». Sie sagte ihr: «Ich fände es sehr gut, wenn du etwas tun würdest, das mir weiterhilft. Ja, ich habe Krebs – wir beide wissen das. Aber es gibt noch eine Menge anderer Dinge in meinem Leben, die mir wichtig sind, und manchmal möchte ich meine Krankheit einfach vergessen. Wenn sich irgend etwas Neues ergibt, werde ich es dir bestimmt sagen. Aber ich fände es besser, wenn du mich nicht immer danach fragen würdest. Ich würde viel lieber mit dir darüber reden, wann wir Tennis spielen gehen.»

In diesem Fall reagierte die Freundin sehr einfühlsam – sie hatte nur helfen wollen und tat das auch weiterhin. Die Patientin hatte das Gefühl, daß es sich gelohnt hatte, diesen Punkt anzusprechen. In einer solchen Krise ist es also wichtig, Freundschaften nicht zu schnell aufzugeben. Gleichzeitig ist es jedoch wohl nur realistisch, sich damit abzufinden, daß man manche Beziehungen einfach nicht ändern kann.

Bisher ist nur von sehr engen Freundschaften die Rede gewesen, aber die Beziehungen zu Freunden können sehr vielfältig gestaltet sein. Wenn die Familie ihre Bedürfnisse überdenkt und es in Erwägung zieht, Außenstehende um Hilfe zu bitten, ist es keine schlechte Idee, ebenso vorzugehen wie Bob und Pamela Mang und sich zu überlegen, ob es sich dabei um engere oder entferntere Freunde handelt. So vermeiden Sie es, jemanden um etwas zu bitten, das ihm und Ihnen irgendwie Unbehagen verursachen könnte. Wenn Sie realistisch einschätzen, wie ein Freund zu Ihnen steht, dann kann diese Freundschaft eine Bereicherung für Sie sein. Stellen Sie sich zum Beispiel jemanden vor, der gern lacht und Witze macht und dem es fast immer gelingt, Sie aufzumuntern. Nun kann Lachen eine sehr gute Medizin sein, aber im falschen Augenblick kann es auch die Verdrängung Ihrer Gefühle fördern. Wenn Sie also Angst haben oder traurig sind, werden Sie wohl nicht diesen immer heiteren Freund anrufen, sondern einen anderen, der besser in der Lage ist, auf vielschichtige Gefühle einzugehen. Das soll nicht heißen, daß jemand, der viel lacht, kein guter Freund sein kann; es gibt eben Leute, die es nicht ertragen können, jemanden weinen zu sehen – aber sie können sie zum Lachen bringen.

Unter denjenigen, die der Familie ihre Hilfe anbieten, werden sicherlich auch Leute sein, die nur Bekannte sind. Sie können dem Patienten Gesellschaft leisten, was sehr willkommen sein kann, wenn die Krankheit oder die Nebenwirkungen der Behandlung zu körperlichen Beschwerden führen. Jemand, der für seine guten Rückenmassagen bekannt ist, hat vielleicht Spaß daran, einmal in der Woche vorbeizukommen und den Patienten zu massieren. Ein anderer könnte regelmäßig mit dem Patienten spazierengehen, was sehr dazu beitragen kann, sportliche Übungen zu einer Gewohnheit werden zu lassen. (Manche Patienten treffen solche Verabredungen mit drei verschiedenen Freunden an drei verschiedenen Abenden in der Woche.) Die Mitglieder der erweiterten Familie können den Angehörigen des Patienten einige Aufgaben abnehmen – wenn man sie darum bittet.

Für die Angehörigen ist es jedoch ebenso wichtig, Freundschaften zu pflegen und sich jenen Teil ihres Lebens zu bewahren, in dem sie nicht mit der Krankheit konfrontiert sind. Walter Greenblatt, dessen Frau Carol Knochenkrebs hatte, hat festgestellt, daß sich viele seiner Freunde verstärkt um ihn kümmerten, als sie von der Krankheit seiner Frau erfuhren. Walter legt sehr viel Wert darauf, regelmäßig mit ihnen zu Mittag zu essen. «Das ist mir sehr wichtig», sagt er. «Ich rufe sie an, verabrede mich mit ihnen und halte mich daran. Es ist wirklich wichtig, daß ich Gelegenheit habe, mit jemandem über meine Probleme zu reden und mir umgekehrt seine anzuhören. Danach fühlen wir uns beide besser.»

Wie viele andere Krebspatienten hat auch Bob Gilley während seiner Krankheit einen enormen Rückhalt von seinen Freunden bekommen. Ein Beweis der Freundschaft, der ihn sehr gerührt hat, kam von seinen Partnern in der Versicherungsagentur. Am Tag nach seiner Operation besuchten ihn die beiden um sechs Uhr morgens – das war die früheste Besuchszeit im Krankenhaus. Als Bob die Augen aufschlug, saßen sie an seinem Bett. «Du sollst dich um nichts anderes kümmern, als wieder gesund zu werden», sagten sie. «Also haben wir uns gedacht, daß wir das Geschäft weiterführen und du ein Drittel des Gewinns bekommst.» Dazu bemerkt Bob: «Das war ein ganz schöner Batzen Geld, denn beide erwirtschaften Gewinne in Millionenhöhe. Damit war mir eine große Last von der Seele genommen, das kann ich Ihnen sagen.» Bobs Partner hatten auch Verständnis dafür, daß er besondere Rücksicht auf seine Gesundheit nehmen mußte; sobald wie möglich stellte er in seinem Büro eine Liege auf, damit er sich ausruhen konnte, wenn er müde war. So war es ihm möglich, auch während der zehn Monate, in denen er mit Chemotherapie behandelt wurde, durch die Unterstützung seiner Partner beruflich aktiv zu bleiben.

Leute, die krank werden, sind oft erstaunt darüber, daß Freunde und Bekannte sich um sie kümmern und ihnen ihre Hilfe anbieten. Im täglichen Leben übersehen wir oft, wieviel Zuneigung andere uns entgegenbringen – erst eine ernste Krise öffnet uns dafür die Augen. Indem wir unsere Freunde an dieser Krise teilhaben lassen, können wir die Beziehung zu ihnen vertiefen.

Gruppen und Organisationen

Viele Patienten und ihre Familien finden großen Rückhalt in Gruppen, denen sie angehören. Auch hier stoßen die Angehörigen oft auf ein Maß an Zuwendung, mit dem sie nicht gerechnet hatten, und stellen fest, daß die Beziehungen zu den anderen Menschen in der Gruppe enger und vertrauter werden.

Seit 1968 gehört Walter Greenblatt einer Studiengruppe an, die aus zehn Versicherungsagenten aus dem ganzen Land besteht und mehrmals jährlich zusammenkommt, um Informationen auszutauschen. Als bei Walters Frau Knochenkrebs festgestellt wurde, drückten diese Agenten und ihre Frauen sofort ihre Anteilnahme aus, indem sie Walter und Carol anriefen, ihnen Briefe schrieben und jede Woche Blumen schickten. Als Carol in Philadelphia im Krankenhaus lag, wurde sie von Mitgliedern der Gruppe besucht, die an der Ostküste der Vereinigten Staaten wohnten. Seitdem kommen die anderen immer wieder bei den Greenblatts vorbei, wenn sie gerade in der Gegend von Dallas sind. «Sie haben uns großartig geholfen», sagte Walter. «Sie stehen mir sehr nahe, und ich zögere keinen Augenblick, sie anzurufen, wenn ich mir keinen Rat weiß oder jemanden brauche, der mir zuhört.»

Bob Gilley, der ebenfalls in der Versicherungsbranche tätig ist, fand großen Rückhalt in einer beruflichen Vereinigung, der er angehört. Viele ihrer Mitglieder beteten für Bob. Diese Art von spiritueller Unterstützung war ein großer Trost für ihn. In der folgenden Zeit erhielt Bob Anrufe von anderen Versicherungsagenten aus allen Teilen der Vereinigten Staaten und Kanadas. Die Gilleys gehörten zu einer kleinen, konfessionell nicht gebundenen Religionsgemeinschaft, deren Mitglieder Bob und seiner Genesung ebenfalls Zeit und Energie widmeten. Es ist natürlich weder meine Aufgabe noch meine Absicht, Patienten oder ihren Familien Vorschläge religiöser Art zu machen. Die Entscheidung über eine religiöse Betätigung ist sehr persönlich und hat in den meisten Fällen schon vor der Krebsdiagnose stattgefunden. Gläubige Menschen, die zu einer bestimmten Religionsgemeinschaft gehören, können jedoch die Unterstützung annehmen, die diese Gemeinschaften ihnen bieten, und die, wie die vieler anderer Gruppen, sehr hilfreich sein kann.

Für Bob Gilley war dieser spirituelle und emotionale Rückhalt so wichtig, daß er eine Selbsthilfegruppe für Krebskranke gründete. Wie vielen geheilten Patienten, die in anderen Städten ähnliche Gruppen ins Leben gerufen haben, hat es auch Bob geholfen, seine kreative Energie in den Aufbau dieser Organisation zu stecken. Bobs spirituelle Orientierung spiegelt sich im Namen der Gruppe wider: «Dayspring» ist abgeleitet von einem angelsächsischen Wort mit der Bedeutung «Tagesanbruch, Aufgang, neue Hoffnung, neues Leben, neues Licht». Bob fand das Wort im Lukas-Evangelium, in dem Zacharias von Jesus spricht als dem «Aufgang aus der Höhe, auf daß er erscheine denen, die da sitzen in Finsternis und Schatten des Todes». Bob erklärt: «Ich verstehe das so, daß die Menschen, die völlig verzweifelt sind, neue Energie bekommen sollen – und eben dies versuchen wir zu tun.»

Während einige von ihren Arbeitskollegen oder ihren Religionsgemeinschaften Unterstützung erhalten, finden andere Geborgenheit in Freizeitorganisationen. Einige Krebspatienten beschließen, solchen Gruppen beizutreten, und zwar nicht unbedingt, um dort die Unterstützung einer erweiterten Familie zu bekommen, sondern um ihr Leben durch den Spaß am Mitmachen schöner und abwechslungsreicher zu gestalten. Einer meiner Patienten, die sich dazu entschlossen haben, ist Earl Deacon. Nachdem man bei ihm Krebs festgestellt hatte (zu der Zeit war er Mitte sechzig), beschloß er, weniger zu arbeiten und einen Teil seiner Zeit einer Sommertheatergruppe zu widmen, die aus aufstrebenden jungen Schauspielern bestand. Earl konnte sowohl seine Erfahrung als erfolgreicher Geschäftsmann als auch einige finanzielle Unterstützung in die Gruppe einbringen.

Allein schon seine wachsende Begeisterung für diese Theatergruppe war ein Zeichen dafür, daß seine Persönlichkeit sich veränderte. Seine Frau Marge: «Früher hätte Earl es wohl nur albern gefunden, sich mit einer Gruppe wie dieser abzugeben. Aber seit seiner Krankheit hat er gelernt, seine Zuneigung offener zu zeigen und liebevoller auf andere Menschen zuzugehen. Er wirkt wie ein Magnet auf diese jungen Leute! Sie suchen seine Nähe, nur um ihn reden zu hören. Ich glaube, für sie hat er etwas, das viele andere ältere Leute nicht haben.» Und für Earl habe das Engagement für diese Gruppe ebenso positive Auswirkungen gehabt, fügt Marge hinzu. «Ich bin sicher, daß er von den jungen Leuten mehr zurückbekommt, als er ihnen gibt.»

Earl Deacons Aktivität in der Theatergruppe hatte nicht direkt mit seiner Krankheit zu tun. Sowohl Patienten als auch ihre Angehörigen sollten nicht vergessen, daß auch eine Tätigkeit, an der man einfach nur Spaß hat, einen heilenden und stärkenden Effekt hat. Auch dies ist eine wichtige Art der Unterstützung von außen.

Ich habe bereits auf die vielen Beratungs- und Selbsthilfegruppen hingewiesen, die Krebspatienten offenstehen. Sie stellen für viele Patienten eine sehr große Hilfe dar. Jeder, der daran Interesse hat, sollte sich erkundigen, welche Gruppen es an seinem Wohnort gibt, und in Erwägung ziehen, ob er sich einer oder mehrerer von ihnen anschließt.

Selbsthilfegruppen haben einige große Vorteile. Einer davon besteht darin, daß man Gelegenheit hat, mit anderen Patienten zu reden, die in derselben Situation sind wie man selbst. Dieser Erfahrungsaustausch kann sehr hilfreich sein. Manchmal haben Patienten und ihre Familien das Gefühl, daß sie durch die Krankheit von anderen Menschen abgesondert sind. In Selbsthilfegruppen können sie dann andere kennenlernen, die vor denselben Problemen stehen und dieselben Veränderungen ihres Lebens durchmachen. Außerdem, und auch dies kann sehr nützlich sein, laden diese Organisationen oft vollständig geheilte ehemalige Krebspatienten ein, die über ihre Erfahrungen sprechen. Es ist sehr positiv und ermutigend, die Gesundheit und Lebensfreude eines solchen Menschen zu sehen. Die meisten Patienten treffen andere Menschen mit derselben Krankheit sonst nur im Wartezimmer des Onkologen oder der Abteilung für Chemotherapie. In dieser Umgebung ist man meist verstört und ängstlich, und eine Unterhaltung trägt unter diesen Umständen nur selten dazu bei, die seelische Verfassung des Patienten zu verbessern. Aus diesem Grund sollte man es erwägen, solche Organisationen aufzusuchen.

Bei der Auseinandersetzung mit der Krebsdiagnose oder vielleicht auch, wenn der Patient sich von einer Operation erholt, kann die Familie sich selbst *und* dem Patienten helfen, indem sie die Unterstützung annimmt, die diese Gruppen anbieten. Die meisten Familien werden feststellen, daß Organisationen ebenso wie Freunde sehr viel Rückhalt geben können. Man muß sich nur davon überzeugen, daß die Gruppe weiß, welche Hilfe erforderlich ist, und dann das Angebot annehmen.

Psychotherapeuten

Da eine langwierige Krankheit eine so große Belastung darstellt, kann fachliche Hilfe bei der Auseinandersetzung mit ihr von unschätzbarem Wert sein. Ein Therapeut ist unbeteiligt und daher bei schwierigen Gefühlen und Problemen manchmal besser in der Lage zu helfen als Freunde.

Der Patient oder der Angehörige, der eine Psychotherapie in Erwägung zieht, sollte sich zunächst darüber klarwerden, was er will. Manche Therapeuten haben sich auf Hypnose spezialisiert und können dadurch die Visualisierung unterstützen. Andere setzen Hypnose und andere Methoden ein, um Schmerzen zu vermindern. Es gibt aber auch Fachleute für Biofeedback und Entspannungstechniken oder Therapeuten, die sich auf Beziehungen innerhalb der Familie spezialisiert haben.

Wenn der Patient oder ein Mitglied der Familie bereits eine Therapie begonnen hat, ist es für den Therapeuten manchmal nicht ratsam, eine Behandlung der ganzen Familie in Angriff zu nehmen. Ein Familientherapeut arbeitet nicht mit Einzelpersonen, sondern mit der Familie – man könnte sagen, daß die Familie der «Patient» ist. Diese Spezialisten untersuchen, wie die Mitglieder der Familie miteinander umgehen und kommunizieren. Sie versuchen dann, ihre Erkenntnisse zu vermitteln und einzelnen Familienmitgliedern zu helfen, sich konstruktiv zu verändern. Während einer familientherapeutischen Sitzung mag zum Beispiel ein Patient seinen Zorn auf Angehörige ausdrücken, die ihn in seinen Augen nicht genug unterstützen. Vielleicht antwortet darauf der Ehepartner oder das betreffende Kind – unter Umständen mit Hilfe des Therapeuten –, daß der Patient seine Hilfsbedürftigkeit nicht offen genug zum Ausdruck bringt. Der Patient kann dann seine Angst und seine Traurigkeit zeigen und seinen Zorn herauslassen. So kann eine Familie während einer einstündigen Therapiesitzung anfangen, einander mit mehr Offenheit zu begegnen. Die Folge davon ist, daß die ganze Familie sich verändert und besser als zuvor in der Lage ist, auf die Bedürfnisse eines jeden ihrer Mitglieder einzugehen. Bei diesem schwierigen Lernprozeß erfordert die Arbeit mit einer Familie eine besondere Ausbildung, und darum ist es ratsam, zu einem Therapeuten zu gehen, der sich auf Familientherapie spezialisiert hat.

Bei der Wahl eines Therapeuten sollte die Familie oder der einzelne dieselben Auswahlkriterien zugrunde legen wie bei einem fachlichen Berater. Therapeuten sind schließlich Berater. Sie sind Fachleute, die spezielle Kenntnisse auf dem Gebiet der zwischenmenschlichen Beziehungen, der Erfüllung von Bedürfnissen usw. haben. Die meisten Menschen sehen nicht, daß der Therapeut eigentlich ein Berater ist, und auf diesem Mißverständnis beruhen die meisten Vorurteile gegen die Psychotherapie. Es würde niemandem einfallen, einen Mann einen Versager zu nennen, nur weil er sich zur Lösung besimmter Probleme an einen Steuerberater oder einen Rechtsanwalt wendet; ebensowenig ist es aber ein Zeichen des Versagens, wenn man einen Therapeuten aufsucht. Eher läßt das darauf schließen, daß man bereit ist, sich weiterzuentwickeln.

Um einen fähigen Therapeuten zu finden, kann man Leute fragen, die man kennt und schätzt und die gute Erfahrungen mit einer Therapie gemacht haben. Eine andere Möglichkeit besteht darin, zum örtlichen Fachverband zu gehen und sich eine Liste der anerkannten Psychologen und Psychiater geben zu lassen. Ärzte oder andere medizinische Fachleute kennen vielleicht auch jemanden, der einen guten Ruf hat. Viele Ärzte kennen Therapeuten, die sich auf die Behandlung von Einzelpersonen oder Familien spezialisiert haben, die mit lebensgefährlichen Krankheiten konfrontiert sind.

Wenn Ihnen mehrere Therapeuten empfohlen worden sind, sollten Sie sich während der ersten Sitzung darauf konzentrieren, den Therapeuten und seine Einstellung zu Ihrem Problem einzuschätzen. Die meisten Psychologen sind der Meinung, daß sich Klient und Therapeut bei der ersten Konsultation erst einmal kennenlernen sollten. Dabei können Sie den Therapeuten fragen, ob er Erfahrungen im Umgang mit gefährlichen Krankheiten gesammelt hat. Achten Sie darauf, ob es ihm etwas auszumachen scheint, über Krebs zu sprechen. Auch ein Therapeut ist schließlich nur ein Mensch; manche von ihnen haben persönliche Erfahrungen mit Krebs gemacht, die tiefsitzende Ängste hinterlassen haben. Die fachliche Kompetenz des Therapeuten und die Art, wie er mit Kranken umgeht, sind jedoch nicht das einzige, auf das Sie Ihr Augenmerk richten sollten. Es ist wichtig, daß Sie ihn mögen, ihn respektieren und ihm vertrauen. Diese Voraussetzungen sind für eine Therapie unerläßlich. Sie können einen Installateur rufen, den Sie persönlich nicht mögen, der aber von seiner Arbeit etwas versteht. Eine Therapie hat jedoch nur dann einen Sinn, wenn Sie dem Therapeuten vertrauen und das Gefühl haben, daß er sich wirklich für Sie einsetzt.

Gegen Ende des ersten Gesprächs wird der Therapeut wahrscheinlich die Frage der Zusammenarbeit aufwerfen. Es ist vernünftig und ganz normal, darauf zu antworten: «Das möchte ich lieber zu Hause in Ruhe überdenken. Ich werde Sie in ein oder zwei Tagen anrufen.» Das gibt auch dem Therapeuten Gelegenheit, sich zu überlegen, ob er Sie als Klienten annehmen will. Er wird Ihre Entscheidung mit Sicherheit respektieren.

Wenn Sie nicht sicher sind, ob Sie oder Ihre Familie von einer Therapie profitieren würden, können Sie wie oben beschrieben vorgehen und eine Probesitzung vereinbaren, bei der Sie herausfinden können, ob Sie diesen Weg einschlagen wollen. Eine Psychotherapie kann eine der wirksamsten Stützen für den Patienten oder seine Familie darstellen und sollte auch für die Zukunft in Betracht gezogen werden.

Ratschläge für alleinstehende Patienten

Ein alleinstehender Patient muß die heilsame Atmosphäre selber und ohne die Hilfe einer Familie herstellen. Das bedeutet, daß er mehr als andere auf die erweiterte Familie angewiesen ist, also auf die Unterstützung durch Freunde, Bekannte und Gruppen, und vielleicht auf die Hilfe eines Therapeuten. Wir brauchen andere Menschen, wenn wir in Krisensituationen stehen, die uns angst machen. Isolation verstärkt nur die Depressionen und Ängste und kann die Heilung behindern. Dies alles zeigt, wie wichtig es für einen alleinstehenden Patienten ist, sich um möglichst umfassende Hilfe von außen zu kümmern.

Man kann sich auf einfache Weise etwas Trost verschaffen, indem man sich Zimmerpflanzen oder ein Haustier anschafft. Im Rahmen eines neueren Forschungsprojekts der University of California in San Francisco hat man herausgefunden, daß Herzpatienten, die Haustiere oder Pflanzen hatten, sich erheblich schneller erholten als andere, bei denen dies nicht der Fall war. Offenbar geben uns Hausgenossen, die auf uns angewiesen sind, das Gefühl, gebraucht zu werden, und erfüllen unser Leben mit einem Sinn.

Die meisten alleinstehenden Menschen werden bei näherer Betrachtung feststellen, daß sie nur eine einzige engere Beziehung haben. Dies kann eine Liebesbeziehung sein oder auch ein vertrautes Verhältnis zu einem Freund oder Verwandten. Bei der Auseinandersetzung mit den Auswirkungen, die Krebs auf ihr Leben hat, können auch Alleinstehende alle Ratschläge befolgen, die ich Patienten mit Familie in diesem Buch gebe. Ihre «Ersatzfamilie» macht ja dieselben Phasen von Bestürzung, Angst und Verdrängung durch und wird das Bedürfnis haben, über ihre Gefühle gegenüber der Krankheit zu sprechen.

Eine alleinstehende Person ist in größerem Ausmaß darauf angewiesen, sich regelmäßig mit anderen Leuten zu treffen, als ein Patient, der Familie hat. Dafür bieten sich unzählig viele Gelegenheiten. Eine ausgezeichnete Möglichkeit, sich einen kleinen Freundeskreis zu schaffen, besteht darin, sich jede Woche an einem bestimmten Abend zu einem Essen oder einer anderen Geselligkeit zu treffen. Man kann aber zum Beispiel auch verheiratete Freunde oder Verwandte und ihre Kinder besuchen.

Alleinstehende können sich auch von außen darin bestärken lassen, Sport zu treiben, indem sie sich einer Gruppe anschließen, die gemeinsam joggt, radfährt, Squash spielt oder einen anderen Sport treibt, oder indem sie sich in irgendeinem anderen Bereich mit Gleichgesinnten zusammentun. Man kann sich zum Beispiel Partner für regelmäßiges Tennisspielen suchen, man kann einem Bridgeclub beitreten oder selber eine Kartenspielrunde gründen. Alleinerziehende haben die Möglichkeit, in Elternorganisationen mitzuarbeiten. Auch die meisten Kirchengemeinden bieten verschiedene Aktivitäten an, bei denen man mit anderen Menschen zusammenkommt. Ein Patient ohne Familie sollte sich jedoch darüber im klaren sein, daß *er* bei der Suche nach Hilfe die Initiative ergreifen muß.

Für jemanden, der keine Familie hat, ist es besonders bedeutsam, daß er bereit ist, um Hilfe zu bitten. Falls Sie einfach nur das Bedürfnis nach Gesellschaft haben, fällt es leichter, auf andere zuzugehen, wenn Sie sich vor Augen halten, daß Ihre alleinstehenden Freunde dasselbe Bedürfnis haben und sich wahrscheinlich ebenso über Gesellschaft freuen wie sie selbst. Es vertieft auch oft die Beziehung, wenn Sie jemanden anrufen und sagen: «Ich fühle mich heute abend so allein. Hättest du Lust vorbeizukommen?» Oder vielleicht sogar: «Hättest du Lust, bei mir zu schlafen? Ich fände es sehr schön, jemanden in der Nähe zu haben.» Es gibt auch ein Gefühl der Sicherheit, wenn man weiß, daß Freunde zur Hand sind, die im Notfall helfen. Am besten ist es, eine Vereinbarung auf Gegenseitigkeit zu treffen: «Wenn du mal jemanden brauchst, der dich mitten in der Nacht ins Krankenhaus bringt, ruf mich an. Und wenn ich jemanden brauche, wende ich mich an dich.» Auch mit einem Nachbarn kann man so etwas vereinbaren. Manche Alleinstehende tauschen mit einem Freund die Reserveschlüssel zu ihrer Wohnung, was vieles enorm vereinfacht, wenn einer von beiden plötzlich ins Krankenhaus muß oder bettlägerig ist.

Joe Ayoob, den ich schon früher erwähnt habe, stellte fest, daß ihm seine Freunde, nachdem er sie gebeten hatte, regelmäßig für ihn zu meditieren, auch auf andere Weise halfen. Sie besuchten ihn oft und brachten oder schickten Bücher, von denen sie glaubten, daß sie ihm gefallen würden. Zu einem dieser Freunde entwickelte er eine sehr enge Beziehung. «Er ist ein echter Freund, der da ist, wenn ich ihn brauche. Immer wieder hat er mir gesagt, ich würde wieder gesund werden, und mir gezeigt, wieviel ich habe, für das zu leben es sich lohnt.» Joes Erfahrung zeigt sehr gut, daß Patienten, die darum bitten, gewöhnlich weit mehr Hilfe erhalten, als sie erwartet haben.

Menschen, die Menschen brauchen

In einem beliebten Song wird behauptet: «Menschen, die Menschen brauchen, sind die glücklichsten Menschen der Welt.» Es sollte vielleicht besser heißen: «Menschen, die *wissen*, daß sie Menschen brauchen . . .» Jeder von uns braucht ja andere Menschen, und dies mehr denn je, wenn wir mit einer Krankheit fertig werden müssen.

Manchmal wollen Alleinstehende wie auch Familien nach der Krebsdiagnose alles selbst in die Hand nehmen. Aber wegen der Langwierigkeit dieser Krankheit ist es nötig, auf Unterstützung von außen zurückzugreifen. Eine Familie mag zwar anfangs oft in der Lage sein, ihre Bedürfnisse ohne Hilfe zu befriedigen, aber wenn sie an dieser Haltung festhält, wird sie sich schließlich aufreiben. Es sind so viele neue, zeitraubende Aktivitäten nötig – die Behandlung, die Überprüfung geeigneter Diäten, Sport usw. –, daß diejenigen, die alles selber machen wollen, auf lange Sicht ihre Kräfte verausgaben.

Deswegen sollten Patienten und ihre Familien sich um die Hilfe Außenstehender bemühen. Dafür stehen zahllose Möglichkeiten zur Verfügung. Man kann unmöglich sagen, diese Selbsthilfegruppe, diese Kirchengemeinde oder jener Sportverein sei für einen bestimmten Menschen das einzig Richtige. Das muß jede Familie und jeder Patient selber herausfinden. Gewiß ist nur eines: Die Unterstützung durch Außenstehende ist unerläßlich.

Der richtige Umgang
mit dem Arzt

Krebspatienten arbeiten eng und oft über eine lange Zeit hinweg mit ihrem Arzt zusammen. Das Wohlbefinden des Patienten und sein Glaube an die Wirksamkeit der Behandlung sind in gewissem Maße abhängig von seinem Verhältnis zum Arzt. Dieses Verhältnis ist ein wesentliches Element des Heilungsprozesses, und es liegt auf der Hand, daß die Wahl des Arztes eine der bedeutsamsten Entscheidungen ist, die der Patient und seine Familie zu treffen haben. Obwohl sie letztendlich beim Patienten liegt, kann die Familie ihn dabei unterstützen, indem sie Informationen sammelt. Und sollten später im Verhältnis zwischen Patient und Arzt Schwierigkeiten auftreten, dann kann die Familie dem Patienten helfen, sie zu überwinden.

Die Wahl des Arztes

Die Suche nach dem geeigneten Arzt beginnt, wenn der Patient nach der ersten Diagnose weitere Fachleute hinzuziehen will, um ihr Urteil zu hören. Wie ich bereits betont habe, ist es weit empfehlenswerter, so vorzugehen, als sich mit der Diagnose des ersten Arztes zufriedenzugeben. Zwei Gründe sind dabei ausschlaggebend: Erstens ist es immer möglich, daß andere Ärzte die Untersuchungsergebnisse unterschiedlich interpretieren und zu einer anderen Diagnose kommen. Zweitens kann es sein, daß sie, auch wenn sie in der Diagnose übereinstimmen, eine andere Behandlung vorschlagen.

Wenn Patienten, ihre Ehepartner oder andere Familienmitglieder mit mehreren Ärzten sprechen, haben sie die Möglichkeit, sie einzuschätzen und sich für einen von ihnen zu entscheiden. Dazu müssen sie sich darüber im klaren sein, was sie von einem Arzt erwarten. Fachkenntnis ist natürlich sehr wichtig. Allerdings möchte ich darauf hinweisen, daß «der beste Arzt weit und breit» nicht unbedingt kompetenter sein muß als viele andere – er ist vielleicht nur bekannter. Die meisten Krebspatienten versprechen sich am meisten von der Behandlung eines Spezialisten, in diesem Fall also eines Onkologen. Für die Mehrheit der Patienten jedoch ist ihre Beziehung zum Arzt ebenso bedeutsam wie seine Spezialkenntnisse.

Patienten, die von vornherein eine klare Vorstellung von der Art ihres Verhältnisses zum Arzt haben, werden letztlich mit ihrer Wahl eher zufrieden sein als andere. Die Möglichkeiten reichen von einer traditionellen Beziehung, bei der der Arzt die Anweisungen gibt, bis zu einer solchen, bei der der Arzt als Berater fungiert und der Patient die Entscheidung über die Behandlung trifft. Diese Möglichkeit, aktiv Einfluß zu nehmen, reduziert bei vielen Menschen die Angst ganz erheblich. Sie wollen sich die letzte Entscheidung darüber vorbehalten, welche Behandlung für sie in Frage kommt und wie man den Nebenwirkungen entgegentreten kann. Sie wollen alles lesen, was an Informationen verfügbar ist, und auch ihre eigenen Vorschläge einbringen. Manche Patienten brauchen einen Arzt, der zu Zugeständnissen bereit ist, mehrere Behandlungsmöglichkeiten zur Diskussion stellt und mit ihnen über die möglichen Vorteile und Nebenwirkungen spricht.

Andere wiederum haben das Gefühl, daß mit der Übernahme einer solchen Verantwortung ihre Angst nur zunehmen würde. Hierbei handelt es sich oft um Menschen, die nicht gern größere Entscheidungen bezüglich ihrer Gesundheit treffen, besonders wenn es um eine Krankheit wie Krebs geht. Sie fühlen sich manchmal sehr viel wohler bei einem Arzt, der ihnen klipp und klar sagt: «Das und das müssen Sie tun.» Sie sind dann beruhigt und haben ein Gefühl der Sicherheit, wenn sie seine Anweisungen befolgen. Für sie ist ein solches Verhältnis das Richtige, während andere sich dabei bevormundet fühlen würden. Sie sollten also bedenken, in welchem Ausmaß Sie die Entscheidung über Ihre Behandlung dem Arzt überlassen wollen.

Für viele Leute spielt auch die Persönlichkeit des Arztes eine Rolle. Das mag zunächst zwar unerheblich erscheinen, aber manche Patienten finden das sehr wichtig, besonders wenn sie sich nicht wohl fühlen. Der eine empfindet es als tröstlich, wenn sich der Arzt ihm gegenüber liebevoll und sanft wie der gute alte Hausarzt verhält und ihm die Hand tätschelt. Anderen gibt ein Arzt mehr Sicherheit, der geradeheraus und ohne Emotionen die Tatsachen konstatiert. Und wieder andre fühlen sich bei beiden Extremen unwohl und bevorzugen einen Arzt, der freundlich ist und sich mit ihnen unterhält. Wenn dem Patienten die Persönlichkeit wichtig ist, sollte sie bei der Wahl des Arztes berücksichtigt werden. Einer meiner Patienten war beim «besten Spezialisten» in Behandlung, aber das Verhalten dieses Arztes war so gefühllos, daß der Patient ständig deprimiert war. Wenn das passiert, sollte man erwägen, zu einem anderen guten Arzt zu gehen, dessen Persönlichkeit mehr den eigenen Erwartungen entspricht.

Zu Beginn der Suche nach einem Arzt hat der Patient meistens noch keine klaren Prioritäten gesetzt. Die einzelnen Kriterien treten gewöhnlich erst dann hervor, wenn der Patient und sein Ehepartner darüber sprechen, was der Arzt gesagt hat und was für ein Gefühl sie ihm gegenüber haben. Nachdem der Erkrankte verschiedene Ärzte aufgesucht hat, kann er genau auflisten, welche Anforderungen er stellt, und dann sehen, in welchem Umfang der einzelne Arzt diesen gerecht wird. Auch bei dieser Gelegenheit zeigt es sich, wie gut es ist, auf Mitschriften oder sogar Bandaufnahmen der Gespräche mit dem Arzt zurückgreifen zu können. Indem man Urteile anderer Ärzte einholt, erhält man also nicht nur mehr medizinische Informationen, sondern hat auch die Möglichkeit zu entscheiden, welcher von ihnen der richtige für die weitere Behandlung ist.

Informationen durch Ärzte

Fast jeder, der erfährt, daß er Krebs hat, weiß sehr wenig darüber – er braucht mehr Information. Pamela und Bob Mangs Reaktion auf die Eröffnung, ihre Tochter habe ein osteogenes Sarkom, war typisch: «Wir hatten das Geühl, daß uns die Situation völlig aus der Hand genommen war; der Gedanke, daß Jessica in Lebensgefahr schwebte, war so erschreckend», sagt Pamela. «Dann aber wurde uns klar, daß wir desto besser mit dieser Situation fertig werden würden, je mehr Informationen wir hatten. Indem wir uns sachkundig machten, waren wir wenigstens teilweise imstande, die Lage wieder in den Griff zu bekommen.»

Die Mangs mußten sich darüber klarwerden, ob sie ihre Einwilligung zu einer Amputation geben sollten, zu einem schwerwiegenden Eingriff also, der das Leben ihrer Tochter sehr beeinträchtigen würde. Sie wollten eine Entscheidung von dieser Tragweite nicht treffen, ohne sich vorher weiter informiert zu haben. Bob beschloß, führende Mediziner aus dem ganzen Land telefonisch um Rat zu fragen. Jeden von ihnen bat er, ihm gute Fachärzte zu empfehlen, mit denen er dann weitere Gespräche führte.

Systematisch ordneten die Mangs die Informationen, die sie auf diese Weise erhielten. Während er mit den Ärzten redete, machte Bob sich ständig Notizen, und danach setzten Pamela und er sich zusammen und gingen das Gespräch noch einmal gemeinsam durch. Sie kauften auch verschiedene medizinische Nachschlagewerke, um die Terminologie der Ärzte und das Wesen der Krankheit besser verstehen zu können.

Indem sie sich von Fachleuten informieren ließen, eigneten sich die Mangs ein beträchtliches Hintergrundwissen an; so waren sie in der Lage, Detailfragen zu stellen und die komplizierten Antworten, die sie erhielten, zu verstehen. Vom Anfang der Behandlung an galt eine ihrer beständigen Sorgen der Frage: «Worin bestehen die eventuellen Nebenwirkungen? Mit welcher Möglichkeit müssen wir schlimmstenfalls rechnen?» Dies gewann entscheidende Bedeutung, als ein Medikament die Herztätigkeit beeinträchtigte. Es war dies zwar eine recht unwahrscheinliche Nebenwirkung, aber die Mangs wußten, daß sie damit rechnen mußten. «Es wäre schrecklich gewesen, wenn wir nicht gewußt hätten, daß diese Nebenwirkung auftreten konnte», sagt Pamela. «Aber auch so war es ein schwerer Schlag.»

Die Mangs hatten über diese Möglichkeit so viel gelesen, daß sie wußten, wo sie noch mehr darüber finden würden. Nachdem sie sich gründlich informiert hatten, kamen sie zu dem Schluß, daß Vitamin E in hohen Dosierungen vielleicht dazu beitragen könnte, die Schäden an Jessicas Herz zu beheben. Vitamin E ist ein Antioxydationsmittel, während das Adriamyazin, das Jessica bekam, ein Oxydationsmittel ist. Sie besprachen dies mit dem behandelnden Arzt, für den sie sich entschieden hatten, und dieser war der Meinung, daß die Einnahme von Vitamin E zumindest nicht schaden könne.

Die Mangs erfuhren auch, daß Jessicas Herzmittel ihrem Körper Kalium entzog, was wiederum den Einsatz von harntreibenden Mitteln nötig machte. «Es war ein einziges chemisches Durcheinander», sagte Pamela. «Sobald die Chemotherapie abgesetzt war, sagte ich dem Kardiologen, er solle die Medikamente etwas reduzieren. Durch unsere Nachforschungen wußten wir, daß das kontrolliert erfolgen konnte und keine plötzlichen, dramatischen Probleme aufwerfen würde. Und es funktionierte. Wir reduzierten die Dosierung ihrer Medikamente immer mehr, bis sie schließlich ganz abgesetzt waren. Heute nimmt Jessica gar nichts mehr, obwohl der Kardiologe behauptet hatte, das werde unmöglich sein, und ihr Herz arbeitet völlig normal.»

Die Mangs konnten Verantwortung für Jessicas Behandlung übernehmen, weil sie sich über die verschiedenen Möglichkeiten umfassend informiert hatten. Außerdem hatten sie ein grundlegendes Problem der Medizin verstanden. Besonders wenn es um Krebs geht, stellt jede Entscheidung über eine Behandlung ein kalkuliertes Risiko dar. «Niemand kann genau sagen, was die besten Resultate bringt», betont Pamela, «und das gilt auch für die Ärzte. Sie wissen vielleicht mehr als wir, aber trotzdem treffen sie menschliche Entscheidungen. Sie besitzen keine göttliche Unfehlbarkeit. Diese Erkenntnis war für uns von entscheidender Bedeutung, denn dadurch wußten wir, daß auch wir sorgfältig überdachte, durch Informationen gestützte Entscheidungen treffen konnten, und wir hatten das Gefühl, daß wir beide nicht nur das Recht, sondern auch die Pflicht hatten, dies für Jessica zu tun.»

Obwohl Jessica erst zehn Jahre alt war, hatten die Mangs den Eindruck, daß auch sie Informationen brauchte, und beteiligten sie daher an ihren Nachforschungen über die Krankheit. Sie waren davon überzeugt, daß ihr dies helfen würde, sich während der Behandlung etwas sicherer zu fühlen, und sie beantworteten alle Fragen, die sie ihnen über ihren Krebs stellte, so gut sie konnten. Sie ermunterten sie jedoch auch immer, diese Fragen aufzuschreiben und während der Konsultationen dem Arzt zu stellen. Auf diese Weise entwickelte Jessica ein Gefühl für ihre eigenen Rechte und Pflichten. Die Familienmitglieder können Kinder – oder auch Erwachsene, die aus irgendeinem Grund nicht in der Lage sind, auf ihre Behandlung Einfluß zu nehmen – auf ähnliche Weise dazu ermuntern, sich Informationen zu beschaffen.

Es gehört ein gewisses Maß an Entschiedenheit dazu, Ärzten zahlreiche Fragen vorzulegen, und nicht alle Patienten fühlen sich dabei ganz wohl. Man sollte sich in solchem Fall immer vor Augen halten, daß die innere Ruhe, die man sich durch Wissen erwirbt, ein wichtiger Faktor im Heilungsprozeß ist. Und da es sich um seinen eigenen Körper handelt, ist der Patient natürlich berechtigt, über seine Behandlung mitzuentscheiden und so viele Informationen zu sammeln, daß er in der Lage ist, gute Entscheidungen zu treffen. Das fällt leichter, wenn Arzt und Patient offen miteinander reden. Eine unbelastete Atmosphäre ist in jeder guten Beziehung zwischen Menschen wichtig – im Umgang mit dem Arzt kann sie von entscheidender Bedeutung sein.

Gespräche mit dem Arzt

Oft beklagten sich Patienten, daß sie keine Gelegenheit haben, wirklich mit ihrem Arzt zu sprechen. Kommunikation funktioniert in beiden Richtungen, und es kann tatsächlich sein, daß sich der Arzt für diesen unerläßlichen Austausch von Informationen nicht genug Zeit nimmt. Vielleicht ist sein Terminkalender – besonders wenn er in einem großen Krankenhaus arbeitet – zu voll, vielleicht hat er auch zu viele Patienten, um so einfühlsam auf ihre emotionalen Bedürfnisse einzugehen, wie er es sollte. Aber wie auch immer – der Patient kann diese Situation ändern.

Zunächst einmal sollte er den Arzt wissen lassen, daß er mehr Gesprächszeit braucht. Das kann man offen und ohne jede Feindseligkeit zum Ausdruck bringen: «Ich möchte ein paar Dinge mit Ihnen besprechen. Haben Sie eine Viertelstunde Zeit?» Das ist eine klare Frage, auf die der Arzt antworten kann. Wenn der Patient mit der Arzthelferin einen Termin vereinbart, sollte er gleich sagen: «Ich möchte eine Viertelstunde extra haben, damit ich ein paar Fragen stellen kann.» Das ist nur fair, denn andernfalls wird der Arzt seine Termine wahrscheinlich so dicht gedrängt haben, daß er in große Verlegenheit kommt, wenn er sich für einen Patienten mehr Zeit nimmt. Ich möchte darauf hinweisen, daß es unrealistisch ist zu erwarten, der Arzt werde alles stehen und liegen lassen, um Fragen zu beantworten. Es ist praktischer und rücksichtsvoller, hierfür einen Termin auszumachen. Man sollte außerdem darauf achten, sich an die festgelegte Zeit zu halten und nicht auf einem halbstündigen Gespräch zu bestehen, wenn man nur fünfzehn Minuten vereinbart hat.

Die knappbemessene Zeit des Arztes ist nicht die einzige Schwierigkeit, der sich Patienten gegenübersehen. Durch die emotionale Belastung im Zusammenhang mit Krebs können größere Kommunikationsprobleme entstehen. Eine meiner Patientinnen war bei einem Arzt in Behandlung, der ihr ohne Umschweife sagte: «Wir werden es mit dieser Behandlungskombination versuchen, aber Ihre Prognose ist äußerst schlecht. Offen gesagt glaube ich, daß es unrealistisch ist, auf eine Heilung zu hoffen.» Die Patientin mußte sich zunächst darüber klarwerden, ob sie die Behandlung bei diesem Arzt fortsetzen wollte, vor dessen Fachkenntnissen sie großen Respekt hatte. Sie entschied sich schließlich dafür, bei ihm zu bleiben, mußte sich aber bei jedem Besuch seine düsteren Bemerkungen über ihre Prognose anhören.

Wir besprachen das Problem. Seine Äußerungen deprimierten sie, und sie fand diese Situation unhaltbar. Sie beschloß jedoch, den Versuch zu unternehmen, eine Veränderung herbeizuführen, indem sie ihm ihre Gefühle schilderte. Als sie den Arzt das nächste Mal aufsuchte, sagte sie: «Sie haben mir schon mehr als einmal gesagt, wie meine Aussichten sind, und ich weiß genau, womit Sie bei mir rechnen. Aber es ist für mich sehr deprimierend, das immer und immer wieder zu hören. Ich weiß, was Sie von meinem Zustand halten, und ich möchte Sie jetzt bitten, nicht mehr über meine Prognose zu sprechen.» Der Arzt, der so etwas offenbar zum erstenmal hörte, war etwas erstaunt, gab sich aber fortan große Mühe, ihrer Bitte zu entsprechen.

Wenn der Patient das Gefühl hat, es sei unmöglich, so direkt mit dem Arzt zu sprechen, kann er sich mit diesem Problem auch an seinen Internisten oder an den Hausarzt wenden. Dieser kann dann gegenüber dem Onkologen als Vermittler fungieren: «Was Sie dem Patienten gesagt haben, hat ihn zutiefst beunruhigt. Ich glaube, es ist besser für ihn, wenn in Zukunft keiner von uns über seine Aussichten spricht.» Da Ärzte sich oft gegenseitig kennen, wird der Hausarzt vielleicht darauf eingehen, wenn Sie ihm einen solchen Vorschlag machen. Wenn nicht, so kann ein Familienmitglied den betreffenden Arzt um ein Gespräch unter vier Augen bitten und ihm die Situation erklären. Wie auch immer der Patient vorgeht – es ist für ihn wichtig, aus seinen Gefühlen kein Hehl zu machen, wenn Gespräche dieser Art ihn beunruhigen.

Ich würde nie behaupten wollen, daß die Schuld an den Problemen zwischen Arzt und Patient immer beim Arzt liegt. Er hat gelernt, Krankheiten zu heilen, und ist nicht unbedingt darauf vorbereitet, den starken Emotionen und Kommunikationsschwierigkeiten zu begegnen, die im Umfeld einer Krankheit wie Krebs entstehen können. Die Konfrontation mit lebensgefährlichen Krankheiten ist auch für Ärzte nicht einfach. Ich habe festgestellt, daß die meisten Patienten ein besseres Verhältnis zu ihren Ärzten hatten, wenn sie sich bemühten, auch *deren* Probleme zu verstehen.

Die Schwierigkeiten, mit denen Ärzte, die Krebspatienten behandeln, zu kämpfen haben, gehen zum Teil auf die Fehlschläge zurück, die sie hinnehmen müssen. Die meisten von ihnen haben sich für diesen Beruf entschieden, weil sie Leiden lindern und Kranke heilen wollen. Bei Krebs jedoch ist das Ergebnis der Behandlung sehr ungewiß. Das ist für den Arzt eine große Belastung. Darüber hinaus erwarten seine Patienten oft von ihm, daß er die ganze Verantwortung für die Behandlung übernimmt. Ein Grund dafür, daß Pamela und Bob Mang so gut mit Jessicas verschiedenen Ärzten zusammenarbeiteten, bestand darin, daß sie Verständnis für ihre schwierige Situation hatten. «Obwohl wir selbst unter erheblichem Stress standen, vergaßen wir doch nie, daß auch Ärzte nur Menschen sind», erklärt Pamela. «Immer wenn ich mich über einen Arzt aufregte, zwang ich mich zur Ruhe und versuchte mir vorzustellen, wie er die Dinge sah und wie es wohl sein mochte, in seiner Haut zu stecken. Ich sah ein, daß Ärzte ebenso Ängste haben wie andere Menschen auch. Und Onkologen, die mit Kindern arbeiten, sind in einer besonders schwierigen Situation. Während Jessicas Behandlung erlebte ich, wie einige Ärzte aufgaben und sich einem anderen Fachgebiet zuwandten, weil sie das alles einfach nicht mehr ertragen konnten. Und ich konnte es ihnen nicht einmal verdenken.»

Manche Krebsspezialisten versuchen, ihrem Unbehagen und ihren Frustrationen dadurch zu begegnen, daß sie sich emotional von ihren Patienten distanzieren. Jeder Arzt fühlt sich seinen Patienten in gewissem Maße verbunden, und wenn er ständig mitansehen muß, daß Menschen, für die er sorgt, sterben, dann erlebt er fast immer Trauer und Schmerz, wenn auch auf einer tiefen, vielleicht unbewußten Ebene. Dieser Schmerz kann seine emotionalen Kräfte schwächen und es schwieriger für ihn machen, geduldig und verständnisvoll zu sein, und er kann auch daran schuld sein, daß der Arzt – zu seinem eigenen Schutz – eine kalte, distanzierte Haltung einnimmt. Das geschieht nicht mit böser Absicht; es ist nur ein Versuch des Arztes, mit den sehr großen Schwierigkeiten fertig zu werden, vor die ihn dieser Beruf stellt. Ein Patient, der sich über das Verhalten eines Arztes erregt, wird vielleicht mehr Verständnis für ihn haben, wenn er sich die Situation vorstellt, in der sich der Arzt befindet.

Obwohl es möglich ist, daß Ärzte – bedingt durch die Probleme ihres Berufes – unabsichtlich für schlechte Beziehungen zu ihren Patienten verantwortlich sind, können diese selbst durch ihre Erwartungen doch gleichermaßen Schwierigkeiten heraufbeschwören. Viele von uns betrachten Ärzte, als seien sie Götter. Unglücklicherweise hat das Gesundheitswesen früher genau diese Einstellung unterstützt. Bis vor kurzem waren sowohl Ärzte als auch Patienten davon überzeugt, daß der Arzt ganz bestimmte Anweisungen zu geben habe. Diese Einstellung wurde auf vielfältige Weise dokumentiert, zum Beispiel dadurch, daß Rezepte in ehrwürdigem Latein geschrieben wurden, einer Sprache, die die meisten Patienten nicht verstanden. Es war unüblich, über Nebenwirkungen zu sprechen, und es geschah nicht oft, daß ein Arzt den Patienten vor der Behandlung informierte und um sein Einverständnis bat. Statt dessen teilte er dem Patienten einfach mit, was er vorhatte. Dieser wiederum nahm die recht bequeme Haltung eines Kindes ein, das für seinen Körper nicht verantwortlich ist. Und darüber hinaus half er dabei, den Arzt auf ein Podest zu heben: Der Arzt wußte auf alles eine Antwort.

Aber bei Krebs und vielen anderen Krankheiten haben die Ärzte keine verbindliche Antwort. Patienten, die sich bis jetzt auf ihren Arzt verlassen haben, werden manchmal sehr zornig, wenn sie mit dieser Tatsache konfrontiert werden. «Aber Doktor, Sie müssen mich doch heilen können!» In gewisser Weise schiebt der Patient dem Arzt die Schuld für seine Krankheit zu. Und dem Zorn, den er dabei spürt, liegt der Glaube zugrunde, Ärzte seien unfehlbar.

Krebs hat noch andere charakteristische Eigenschaften, die den Patienten zornig auf den Arzt machen können. Dazu gehört die Tatsache, daß Krebs oft eine «lautlose Krankheit» ist: Der Patient fühlt sich kerngesund – er geht zum Arzt, um eine Routineuntersuchung vornehmen zu lassen, und erfährt, daß er Krebs hat. Einige meiner Patienten erzählen mir voller Bitterkeit: «Mir ging es ausgezeichnet – und dann kam *er* und sagte mir, daß ich Krebs habe.» Danach kann es passieren, daß der Patient eine ganz natürliche Wut auf die Tatsache, daß er Krebs hat, und auf die Krankheit selbst bekommt – aber anstatt diese Wut zuzulassen, projiziert er sie auf den Arzt. Dieses Phänomen ist so weit verbreitet, daß es in einer Studie eines Krebsforschungszentrums untersucht wurde. Das Ergebnis zeigte, daß Patienten oft den Arzt verließen, der die erste Diagnose gestellt hatte, und sich zu einem anderen in Behandlung begaben. Die Wissenschaftler schlossen daraus, daß viele Patienten den ersten Arzt – also den, der ihnen gesagt hatte: «Sie haben

Krebs» – als eine Art Henker sahen. Sogar Patienten, die ihren Arzt nicht wechselten, empfanden oft so viel Zorn und Ablehnung, daß sie sich während der Behandlung sehr unkooperativ verhielten. Auch bei Familienmitgliedern kann man natürlich diese Einstellung finden. Wenn der Patient oder seine Familie einen erheblichen Zorn auf den Arzt hat, lohnt es sich, zu untersuchen, ob sich dieser nicht in Wirklichkeit gegen die Krankheit richtet. Das wäre ganz natürlich – wenn er jedoch auf den Arzt übertragen wird, kann er die Beziehung zwischen Arzt und Patient stark beeinträchtigen.

Ebenso natürlich ist es, daß ein Patient wütend wird, wenn seine Behandlung unangenehme Nebenwirkungen wie Haarausfall, Übelkeit oder Schwächeanfälle hat. Ursprünglich hatte er sich wohl mit der Behandlung einverstanden erklärt, obwohl er auf diese Risiken hingewiesen worden war. Aber zwei Wochen später, wenn er sich unwohl fühlt, beginnt er vielleicht zu denken: «Zum Teufel damit! Ich will das nicht!» Es ist im allgemeinen nicht hilfreich, wenn der Patient diese verständliche Wut nicht herausläßt. Wir alle tun das, wenn wir vor einer unangenehmen Aufgabe stehen; wir mögen uns bitter beklagen, aber wenn wir unsere Ablehnung erst einmal herausgelassen haben, geben wir uns einen Schubs und erledigen die Aufgabe. Notwendige Übel zu akzeptieren fällt uns leichter, wenn wir unseren Widerwillen dagegen ausgedrückt haben.

Auch wenn dem Patienten Behandlungsformen wie Chemotherapie und Strahlentherapie anfangs wünschenswert erscheinen mögen, kann es sein, daß er dies vergißt, sobald sich unangenehme Nebenwirkungen einstellen. Auch in diesem Fall erweist sich ein gutes Verhältnis zum Arzt als sehr wertvoll. Der Patient sollte ihn noch einmal aufsuchen und fragen: «Sind Sie sicher, daß ich eine so intensive Behandlung wirklich brauche?» Der Arzt wird ihm dann entweder versichern, daß diese Art der Behandlung gerechtfertigt sei, oder aber bereit sein, sie zu reduzieren – was manchmal sinnvoll sein kann. Ganz gleich ob der Patient beschließt, den Behandlungsplan abzuändern oder nicht – das Gespräch darüber vermittelt ihm das Gefühl, Herr der Lage zu sein. Und das ist er auch tatsächlich, denn *er* hat sich ja zur Behandlung entschlossen. Es ist leicht, dies aus den Augen zu verlieren und das Gefühl zu haben, der Arzt sei irgendwie für all dies verantwortlich. Wenn dies geschieht, bekommt der Patient den Eindruck, es werde ihm alles aus der Hand genommen und er sei *gezwungen* mitzumachen – auch wenn das nicht stimmt, denn schließlich handelt es sich um seinen eigenen Körper, und er selbst war es ja, der sich für diese Behandlung entschieden hat.

Wer beschlossen hat, einem bestimmten Behandlungsplan zu folgen, und dabei unter unangenehmen Nebenwirkungen leidet, sollte nicht davon ausgehen, daß dies unausweichlich ist. Viele Patienten sprechen nie mit ihren Ärzten über die Probleme, die sie mit den Nebenwirkungen haben. Statt dessen versuchen sie, stoischen Gleichmut zu bewahren. Sie sollten jedoch bedenken, daß es die Aufgabe des Arztes ist, sich nicht nur um die eigentliche Krankheit, sondern um alle körperlichen Leiden zu kümmern. Der Patient könnte also etwa sagen: «Diese Anfälle von Übelkeit sind wirklich schrecklich, und sie schwächen mich sehr. Können Sie mir etwas geben, was ich dagegen einnehmen kann?» Ärzte haben eine Reihe von Möglichkeiten, Nebenwirkungen zu verringern, und können oft entsprechende Medikamente verschreiben oder die Behandlung so abwandeln, daß der Patient sich besser fühlt.

Ich weiß, daß es schwierig sein kann, mit dem Arzt zu sprechen. Manchmal hat der Patient mit seinen Bemühungen, das Verhältnis zu verändern, keinen Erfolg, aber die Sachkenntnis des Arztes ist ihm so wertvoll, daß er nur ungern zu einem anderen geht. Ich kenne Patienten, die in dieser Hinsicht immer unschlüssig waren und sich ständig sagten: «Ich mag ihn nicht, aber vielleicht ändert er sich. Vielleicht gehe ich zu einem anderen Arzt – irgendwie gefällt mir seine Art nicht.» Diese Unschlüssigkeit kann für den Patienten sehr frustrierend sein. Im allgemeinen ist es besser, wenn er eine klare Entscheidung trifft und sich von der Belastung befreit, die diese Unsicherheit darstellt. Er kann seine Entscheidung zeitlich begrenzen und beispielsweise sagen: «Ich mag ihn zwar nicht, aber ich werde noch ein halbes Jahr bei ihm bleiben und es mir dann noch einmal überlegen.»

In dieser Situation kann es auch hilfreich sein, wenn der Patient seine negativen Gefühle der Familie und den Freunden gegenüber zum Ausdruck bringt. Auch wenn sich dadurch an der Beziehung zum Arzt nichts ändert, kann er so einen Teil seiner Unzufriedenheit und seines Zorns abbauen. Wenn der Patient bei diesem Arzt in Behandlung bleiben will, wird es nicht viel helfen, diese Gefühle zu unterdrücken. Besser ist es, nach Hause zu kommen und zu sagen: «Verdammt noch mal, ich kann diesen Kerl nicht leiden! Er weiß zwar eine Menge, aber er ist einfach kalt und gefühllos!» Der Patient wird sich wohler fühlen, wenn er seiner Frustration Luft machen kann.

Unpersönliche Behandlung

Manche Patienten klagen darüber, daß Ärzte und medizinisches Fachpersonal sie kalt und unpersönlich behandeln. Man hört diese Beschwerden so oft, daß ich es für wichtig halte, dieses Thema eingehender zu behandeln.

Ein typisches Beispiel für dieses Problem ist die Zeit, die man im Wartezimmer verbringen muß. Manche Ärzte oder Krankenhäuser scheinen tatsächlich nicht in der Lage zu sein, ihren Patienten genaue Termine zu geben; nicht selten hört man: «Für eine zehnminütige Untersuchung mußte ich drei Stunden warten.» Wenn so etwas vorkommt, kann der Patient natürlich zu Recht verlangen, daß man in Zukunft auf seine Zeiteinteilung mehr Rücksicht nimmt.

Manche Leute werden in einer solchen Situation sehr wütend; es hat nicht viel Sinn, diese Wut zu unterdrücken und sie später am Arzt auszulassen. Ein direkteres Vorgehen dagegen kann sehr wirkungsvoll sein. Sagen Sie Ihrem Arzt zum Beispiel: «Ich habe wirklich keine Lust, drei Stunden in Ihrem Wartezimmer herumzusitzen. Was können wir tun, um das in Zukunft zu vermeiden?»

Schwieriger ist es schon, etwas gegen unpersönliche Behandlung in Institutionen zu unternehmen – und es sind ja die großen Krankenhäuser, über die Patienten sich am häufigsten beklagen. Sie suchen sie auf, weil die großen Krebszentren über die aufwendigsten Behandlungsapparaturen verfügen und oft mit sehr erfahrenen Ärzten besetzt sind. Viele dieser Institutionen versuchen natürlich, den Umgang mit ihren Patienten so persönlich wie möglich zu gestalten. Aber manche Patienten werden sehr ärgerlich, wenn sie in einer Situation, die für sie ohnehin schon sehr schwierig ist, auch noch behandelt werden, als seien sie lediglich ein Objekt. Viele von ihnen haben Schwierigkeiten, daran etwas zu ändern. Bob Gilley, einer meiner Patienten, ging offensiv und einfallsreich gegen diese unpersönliche Behandlung an. Zwar änderte er dadurch nicht viel, aber immerhin bewirkte er etwas und fühlte sich weit besser, nachdem er seine Gefühle ausgedrückt hatte. Bob hat, wie Sie sehen werden, eine ganz besondere Art. Er reagierte mit nachdrücklicher Direktheit auf die unpersönliche Behandlung, die ihm zuteil wurde.

Zum erstenmal wurde er ärgerlich, als die Aufnahmeprozedur im Krankenhaus volle neun Stunden dauerte. Zunächst einmal machte es ihm und seiner Frau angst, so lange mit anderen Leuten im Wartezimmer zu sitzen, die Krebs im fortgeschrittenen Stadium hatten. «Wir mußten annehmen, daß uns dasselbe blüht wie ihnen», sagte er. Bob wurde schließlich in einem Zweibettzimmer untergebracht und mußte eine Badewanne mit 35 anderen Patienten teilen.

Es dauerte nicht lange, bis Bob dem Personal seine Meinung sagte: «Wenn ich mein Geschäft so führen würde wie Sie, wäre ich bald pleite.» Er erläutert das so: «Ihr Zeitplan war absurd. Sie wollten, daß ich für die Tests neun Tage im Krankenhaus blieb, aber indem ich die Termine umstellte, konnte ich alle Untersuchungen in vier Tagen unterbringen. Sie verschwendeten einfach meine Zeit.»

Auch von den Ärzten ließ Bob sich nichts gefallen. «Einmal kam ein Chemotherapeut herein, um mich zu untersuchen. Er rauchte und ließ die Asche auf mein Bett fallen! Ich wurde wütend, aber er machte einfach weiter, ohne sich auch nur mit einem Wort zu entschuldigen, bis ich ihm schließlich sagte: ‹Verschwinden Sie aus meinem Zimmer, und kommen Sie ja nicht wieder!›

Dieses Krebszentrum gehörte zu einem Lehrkrankenhaus, und je länger der Kittel ist, den der Arzt dort trägt, desto höher ist seine Stellung. Und eines Tages ging die Tür auf, und ein Arzt mit einem knöchellangen Kittel kam herein und hinter ihm ein ganzer Haufen anderer, die kleine Notizbücher in der Hand hatten. Er sprach überhaupt nicht mit mir, sagte nicht einmal ‹Guten Morgen›. Er fing an, mich abzutasten, und erzählte den anderen meine Krankengeschichte. Das ging mir wirklich auf die Nerven.

‹Lassen Sie das›, fuhr ich ihn an. Er war natürlich verblüfft. ‹Wie bitte?› fragte er.

Ich sagte: ‹Ich will nicht, daß Sie mich anfassen, bevor Sie sich vorgestellt und mich um Erlaubnis gefragt haben.› Es war ihm deutlich anzusehen, daß ihn das ganz schön wütend machte – schließlich war er ja ein wichtiger Arzt.

Dann fuhr ich fort: ‹Ich möchte eines klarstellen: Ich will niemandem Ärger machen, aber ich bin hier als Patient, und ich erwarte, daß Sie darauf Rücksicht nehmen.›»

Wie vielleicht vorauszusehen, wurden Bobs Gefühle in diesem Fall nicht respektiert. Er fährt fort: «Der Arzt wurde wütend und sagte mir, *ich* sei arrogant und unverschämt. Worauf ich ihm sagte, er solle mein Zimmer verlassen. Ich kann nicht behaupten, daß ich mir noch große Mühe gab, sehr höflich zu sein.»

Die vielleicht größten Schwierigkeiten bereitete Bob die lässige Einstellung, mit der man seinen persönlichen Bedürfnissen begegnete – mit anderen Worten: das auffallende Fehlen einer fürsorglichen, mitfühlenden Pflege.

Das wurde besonders augenfällig, als er eines Tages von seinem Zimmer, das in einem Anbau lag, in das Hauptgebäude des Krankenhauses gebracht wurde, wo er Chemotherapie erhalten und untersucht werden sollte. Bob hatte schon gemerkt, daß die Pfleger, die ihn abholen und die drei Kilometer bis zur Krebsstation zurückfahren sollten, sehr unpünktlich waren. «Es war schon einmal vorgekommen, daß sie mir gesagt hatten, sie würden um elf Uhr dasein, aber dann kamen sie erst um eins. Ich hatte damals gerade ziemlich starke Nebenwirkungen und wollte nicht noch einmal so lange warten – ich wollte einfach nur in mein Bett.

Als sie mich also ins Hauptgebäude brachten, fragte ich sie, wann sie mich wieder abholen würden. Und wieder einmal war die Antwort: ‹So gegen elf Uhr.›

Diesmal aber sagte ich: ‹Das habt ihr mir nun schon öfters versprochen, aber ihr seid immer zu spät gekommen. Ich rate euch also, eure Uhren nach der großen Wanduhr dort zu stellen, denn wenn die auf elf steht, gehe ich zu Fuß zurück.›

Sie antworteten natürlich: ‹Keine Sorge, wir werden rechtzeitig dasein.›

Auch der Oberschwester sagte ich, daß ich es leid sei, im Wartezimmer herumzuliegen, wenn mir schlecht ist.

Nach den Untersuchungen lag ich in Fötushaltung im Wartezimmer, das heißt, ich hatte meine Knie so weit wie möglich angezogen – das macht es etwas erträglicher, wenn einem übel ist – und behielt die Uhr im Auge. Um Punkt elf fragte ich: ‹Sind die Pfleger da?›

Die Oberschwester antwortete, sie seien noch nicht gekommen.

Also sagte ich: ‹Na gut, dann gehe ich jetzt.›

‹Aber Sie können doch nicht einfach gehen!› rief sie.

‹Natürlich kann ich das, und Sie werden mich nicht daran hindern, denn ich bin viel stärker als Sie.›»

Die Schwester wollte Bob am Arm festhalten, aber er riß sich los. Sie rief um Hilfe, während Bob, in Pyjama und Bademantel, zur Tür hinausging und die drei Kilometer zurück zum Hauptgebäude lief – zur Verwunderung der Leute, die in ihren Autos an ihm vorbeifuhren. Dort angekommen, legte er sich in sein Bett. «Ich habe mich wirklich sehr gut dabei gefühlt.»

Bob beschwerte sich über Dinge, die andere Krankenhauspatienten als unvermeidlich hinnehmen – man wird unnötigerweise um fünf Uhr früh durch helles Licht geweckt, man wird von Ärzten, die sich nicht einmal die Mühe machen, sich vorzustellen, wie ein Stück Fleisch betastet. Wie Bobs Beispiel zeigt, ist es nicht einfach, seine Ansprüche gegenüber einer Institution, die einen unpersönlich behandelt, geltend zu machen. Es ist jedoch möglich, daß man gezwungen ist, dies wiederholt zu tun – und zwar sowohl verbal als auch nonverbal –, wenn es darum geht, die Aufmerksamkeit zu bekommen, die man braucht, und eine persönlichere Behandlung durchzusetzen. Tatsächlich deutet einiges darauf hin, daß man in manchen Krankenhäusern nur auf diese Weise eine bessere Pflege bekommt. Ein Soziologe hat die Beziehungen zwischen Patienten und Pflegepersonal im Stanford Hospital untersucht und in seiner Dissertation veröffentlicht, zu welchen Ergebnissen er in dieser Hinsicht gelangt ist. Alles in allem bestätigt seine Arbeit die

These, daß man eher auf jemanden eingeht, der seine Bedürfnisse äußert. Wenn Sie es also mit Pflegepersonal zu tun haben, für das die Patienten nicht viel mehr als Nummern sind, werden Sie also Ihre Bedürfnisse ganz klar äußern müssen, um die Zuwendung zu bekommen, die Ihnen zusteht.

Allerdings muß ich Sie auch warnen: Manchmal ist der Unterschied zwischen jemandem, der seine Bedürfnisse äußert, und einer Nervensäge nur sehr klein! Ich bin zwar unbedingt dafür, daß man sich behauptet und auf seine Bedürfnisse hinweist, aber als Patient sollte man auch darauf achten, daß man Ärzte und Schwestern nicht unnötig vor den Kopf stößt und dadurch vielleicht ein sonst gutes Verhältnis zerstört.

Man sollte auch nicht vergessen, daß das Pflegepersonal in vielen Krankenhäusern überlastet ist. Ärzte und Krankenschwestern mit überfrachteten Arbeitsplänen haben nicht genug Zeit, um jedem einzelnen die angemessene Aufmerksamkeit zu widmen.

Man sollte auch nicht vergessen, daß das, was ich über den Stress gesagt habe, dem Ärzte ausgesetzt sind, in gleichem Maße für andere medizinische Berufe gilt. Besonders bei Menschen, die in Krebszentren arbeiten, ist es möglich, daß sie sich ihrem Schmerz und ihrer Hilflosigkeit ausgeliefert fühlen, weil sie ihren Patienten nicht so helfen können, wie sie möchten. Es wäre vielleicht eine große Belastung für sie, trotz aller Ungewißheit in ihren Patienten den Menschen zu sehen und mit Wärme auf ihn einzugehen.

Obwohl ich mich in diesem Kapitel mit den Schwierigkeiten zwischen dem Patienten beziehungsweise den Mitgliedern seiner Familie und dem Arzt befaßt habe, will ich doch keineswegs behaupten, daß diese Probleme immer auftreten müssen. Viele meiner Patienten haben ein ausgezeichnetes Verhältnis zu ihrem Arzt, bei dem beide Seiten sich achten und respektieren. Die hier ausgeführten Gedanken sind für diejenigen bestimmt, die in diesem kritischen Bereich Probleme haben. Wenn der Patient in Ihrer Familie Schwierigkeiten dieser Art hat, sollte er unbedingt dabei unterstützt werden, sie zu überwinden. Wenn Sie dieses Kapitel noch einmal lesen, werden Sie feststellen, daß all die erwähnten Schwierigkeiten mit Kommunikation zu tun haben. Gute Kommunikation ist immer ein geeignetes Mittel zur Herstellung einer gesunden Atmosphäre. Im folgenden Kapitel werde ich mich mit diesem Thema eingehender befassen und dabei besonders berücksichtigen, wie wichtig es ist, Gefühle mitzuteilen. Diese Fähigkeit ist für jede Familie von großer Bedeutung – und dies um so mehr, wenn sie infolge einer Krise einer erhöhten Belastung ausgesetzt ist.

Das Mitteilen von Gefühlen

Das offene Ausdrücken von Gefühlen innerhalb der Familie ist für die allgemeine Gesundheit ihrer Mitglieder von so großer Bedeutung, daß ich dieses Thema bereits mehrfach in diesem Buch angesprochen habe und noch des öfteren darauf zurückkommen werde. In diesem Kapitel werde ich mich ausschließlich mit Gefühlen befassen: warum wir sie verleugnen, warum wir sie ausdrücken müssen, wie man andere dazu ermuntert, ihre Gefühle zu äußern, und wie man darauf reagieren sollte. Ich messe diesem Thema eine solche Bedeutung zu, weil die Bereitschaft, andere an seinen Gefühlen teilhaben zu lassen, nicht nur der erste Schritt zur Schaffung einer heilsamen Atmosphäre ist, sondern auch dem Patienten ganz entscheidend hilft, die psychische Kraft aufzubringen, die er braucht, um auf seine Heilung hinzuarbeiten.

Erschrecken Sie nicht, wenn die Beispiele in diesem Buch Sie zu der Ansicht führen, daß es in Ihrer Familie Kommunikationsprobleme gibt – in manchen Bereichen hat auch die gesundeste Familie solche Schwierigkeiten. Kommunikation ist jedoch abhängig von erlernten Verhaltensweisen, und man kann schlechte Angewohnheiten durch gute ersetzen. Sie sollten auch nicht vergessen, daß Probleme innerhalb einer Familie gewöhnlich durch eine Krise, wie sie beispielsweise eine Krebsdiagnose darstellt, vergrößert werden. In einer Krisensituation bekommt Kommunikation eine weit größere Bedeutung, und oft werden uns unsere Schwierigkeiten, miteinander zu reden, erst richtig bewußt, wenn wir wirklich wichtige Dinge zu besprechen haben.

Es ist eine gesicherte Tatsache, daß es für unser geistiges und emotionales Wohlbefinden unerläßlich ist, anderen unsere Gefühle mitzuteilen. Das gilt erst recht für Krebspatienten. Viele von ihnen scheinen, oberflächlich betrachtet, keine Probleme damit zu haben, aber bei genauerem Hinsehen stellt man fest, daß die einzigen Gefühle, die sie zeigen, Heiterkeit, Optimismus und die Hoffnung auf Genesung sind. Dabei verbergen sie den ganzen Bereich der natürlichen Gefühle, die wir manchmal «negativ» nennen – also zum Beispiel Angst, Depression, Verzweiflung und Wut. Wie bereits im ersten Kapitel erwähnt, hat man festgestellt, daß ein Zusammenhang zwischen diesem Unterdrücken von Gefühlen und Krebs besteht. Menschen, bei denen Krebs diagnostiziert wurde, haben oft Schwierigkeiten, ihre Gefühle herauszulassen, und dies scheint das einwandfreie Funktionieren des Immunsystems zu beeinträchtigen. Zweifellos wird auch die Lebensqualität dadurch herabgesetzt, denn unterdrückte Gefühle führen zu Depressionen.

Patienten und ihre Familien, die den engen Zusammenhang zwischen Gesundheit und dem freien Ausdrücken von Gefühlen verstehen, sollten sich Gedanken darüber machen, wie sie die Kommunikationsmuster innerhalb der Familie ändern können. Bisher funktionierte die Familie reibungslos, aber die durch die Krankheit hervorgerufene Krise könnte eine Veränderung nötig machen. Die Familien, die solche Veränderungen bewerkstelligen, ziehen, so paradox das klingt, aus eben dieser Krise einen Nutzen – ohne sie hätten sie womöglich immer damit fortgefahren, ein «Leben in stiller Verzweiflung» zu führen.

Krebspatienten und die Verleugnung von Gefühlen

In unserer Kultur verleugnen viele Menschen «negative» Gefühle. Jeden Tag erfahren wir mehr über die Auswirkungen, die eine solche Verleugnung auf die Gesundheit hat. Herzkrankheiten beispielsweise haben mit der Verleugnung von Angst zu tun. Krebs wird oft mit der Unterdrückung von Wut in Zusammenhang gebracht. Meistens bedeutet das, daß diese Patienten nicht nur nicht über ihre Wut reden, sondern sie auch gar nicht empfinden. Beachten Sie jedoch, daß eine derartige Verleugnung von Gefühlen auch bei anderen Familienmitgliedern auftreten kann; da uns unsere Kultur dazu anhält, einen bestimmten Bereich unserer Emotionen zu verneinen, ist der Patient nur selten der einzige innerhalb der Familie, der solche Gefühle zurückhält.

Das Familienmitglied, das Krebs hat, mag nicht nur versuchen, sich seinen Zorn nicht anmerken zu lassen, sondern auch die daraus resultierenden Depressionen zu verbergen und zu verleugnen. Statt dessen gibt er sich vielleicht den Anschein, liebenswürdig, zufrieden und ausgeglichen zu sein. Ich hatte eine solche Patientin. Sie ging auf meinen Vorschlag ein, sich einem psychologischen Test zu unterziehen. Dabei stellte sich heraus, daß sie innerlich äußerst deprimiert war. Als ich das Ergebnis mit ihr und ihrem Mann besprach, hörte sie schweigend und nachdenklich zu, während ihr Mann sich erregte: «Julie und Depressionen? Das ist unmöglich! Sie ist der unbekümmertste Mensch, den man sich vorstellen kann! Sie hat überhaupt keine Probleme!» Für ihren Mann – also die Person, die ihr am nächsten stand – war Julie ein außergewöhnlich ausgeglichener Mensch. Für mich dagegen trat, während ihr Mann sprach, die Ursache für ihre Depressionen immer deutlicher hervor: Sie verleugnete ihre Gefühle. «Sie regt sich nie über irgend etwas auf!» rief er. «Wir hatten ernsthafte finanzielle Probleme, mußten damit rechnen, unser Haus zu verlieren, und einer unserer Söhne kam mit dem Gesetz in Konflikt. Sie hat sich *nie* aufgeregt! Ich bin derjenige, der wütend wird und herumschreit. Julie verliert nie die Beherrschung.»

Julie bestätigte, was ihr Mann gesagt hatte, und äußerte die Vermutung, die Testresultate seien falsch. Ich wußte, daß sie nicht log. Es ist typisch, daß jemand seine Gefühle nicht nur vor den Mitgliedern seiner Familie verbirgt, sondern auch vor sich selbst. Das bedeutet auch, daß jemand, der seiner Familie lange verleugnete Gefühle offenbart, sehr viel Mut aufbringt, denn er ist bereit, ein «neues Selbst» zu entdecken. Oft ist er noch mehr als seine Umwelt erstaunt über die Gefühle, die nun herausbrechen.

Man kann nicht von einem Tag auf den anderen lernen, zu seinen Gefühlen zu stehen. Dazu bedarf es steter Selbstbeobachtung und Aufmerksamkeit. Es wäre auch verwunderlich, wenn dies so einfach wäre, denn die Wurzeln der Verleugnung reichen bis in die

Kindheit zurück, manchmal sogar bis in die ersten Lebensjahre. Meistens ist sie die Folge einer Ablehnung, die man als kleines Kind erfahren hat. Im Idealfall wird ein Kind von seinen Eltern bedingungslos akzeptiert und auf diese Weise dazu ermuntert, seine Bedürfnisse frei zu äußern und seine Gefühle auszudrücken. Wenn jedoch ein Elternteil das Verhalten des Kindes ständig mißbilligt oder ihm die unerläßliche Zuwendung vorenthält, kann das dazu führen, daß das Kind sich unsicher fühlt. Ein kleines Kind hat zum Beispiel bald heraus, daß die Mutter böse mit ihm ist und es den ganzen Nachmittag nicht in den Arm nimmt, wenn es wütend auf sie wird und «Nein!» schreit. Dadurch lernt ein solches Kind vielleicht, nicht nur berechtigte Wut, sondern meistens auch eine ganze Reihe anderer Gefühle zu unterdrücken. Vielleicht ist die Anerkennung durch den Vater daran gebunden, daß das Kind lächelt und sich verhält, als sei es glücklich, und so lernt es, immer «ein fröhliches Gesicht» aufzusetzen. Aus dem Kind wird ein Erwachsener, der selten wütend wird, Traurigkeit zeigt oder sich an andere Leute um Hilfe wendet. «Macht euch um mich keine Sorgen», sagt er dann. «Mir geht es prima. Ich brauche nichts.» Das meint er gewiß ernst, aber tief drinnen ist er dabei vielleicht sehr unglücklich.

Ein solcher Mensch wird innerlich nicht nur seine Wut verleugnen, sondern auch jenen Teil seines Selbst, den ich das verletzliche, bedürftige Selbst nennen will. Aus einem Kind, dem man das Weinen verboten hat, wird oft ein Erwachsener, der niemandem zur Last fallen will. Wenn er unter erheblichem Stress steht, in Schwierigkeiten ist oder sich traurig und verletzlich fühlt, wird er infolgedessen diese Gefühle lieber unterdrücken, als zu jemandem zu gehen, der ihm zuhört und ihn auffängt. Dadurch hält ihn jeder für stark und unabhängig. «John kann nichts umwerfen – er wird wirklich mit allem fertig.» Aber weder John noch die Menschen in seiner engsten Umgebung sind sich bewußt, wie traurig er ist und wieviel Zuwendung er in Wirklichkeit braucht. Weil er es sich nie erlaubt sich an der Schulter eines Freundes auszuweinen, bekommt er nie die Unterstützung, die er braucht, wenn er unter Stress steht.

Seine Verdrängung hat jedoch sehr weitreichende Folgen. Dadurch, daß er seine Wut verleugnet und sie nicht herausläßt, kann es geschehen, daß er depressiv wird oder eine «stressbedingte» Krankheit bekommt. Neuere Forschungen auf dem Gebiet der psychosomatischen Medizin lassen den Schluß zu, daß die Verleugnung von Gefühlen an der Entstehung zahlreicher Krankheiten beteiligt sein kann, unter anderem Herzleiden, Darm- und Magengeschwüre sowie Krebs. Außerdem hat man nachgewiesen, daß dadurch bereits bestehende Krankheiten verschlimmert werden können. Der klinische Psychologe Bruno Klopfer kam in einer Untersuchung zu erstaunlichen Ergebnissen: Indem er das Ausmaß der Verdrängung bestimmte, die eine Person vornahm, konnte er in einer der ersten psychologischen Krebsstudien vorausagen, bei welchen Patienten der Tumor schneller und bei welchen er langsamer wachsen würde. Bei denjenigen Patienten, die ein starkes Bedürfnis hatten, ein «gutes Erscheinungsbild» zu bewahren, wuchs das Geschwür am schnellsten.

Das hier von mir beschriebene Syndrom tritt am häufigsten bei Erstgeborenen auf. Das ist insofern von Bedeutung, als auch die Krebsrate bei Erstgeborenen höher als beim Durchschnitt liegt. Eine der Ursachen dafür ist, so nimmt man an, die Tatsache, daß Eltern bei ihrem ersten Kind eher geneigt sind zu erwarten, es möge schnell selbständig werden; dadurch bestärken sie das Kind darin, sein verletzliches Selbst bereits im frühen Alter zu verleugnen. In diesem Fall ist es typisch, daß das zweite Kind, das vielleicht geboren wird, wenn das erste zwischen anderthalb und drei Jahren alt ist, plötzlich alle Aufmerksamkeit bekommt. Natürlich führt dies bei dem älteren zu Angst und dem Gefühl, abgelehnt zu werden. Es befindet sich in einer Phase, in der es eigentlich frech und trotzig sein und – um ein Bewußtsein seiner eigenen Person zu entwickeln – seiner Muter die Stirn bieten möchte. Wenn man Kindern dies zugesteht und ihnen gleichzeitig klare Grenzen zieht, ohne sie wegen ihrer Gefühle abzulehnen, lernen sie, daß es nicht gefährlich ist, sich gegen die Mutter zu stellen und sich mit ihr zu streiten. Ein neues Baby in der Familie ändert die Situation jedoch grundlegend. Plötzlich ist es *gefährlich*, die Mutter anzuschreien. Das erzeugt große Unsicherheit. Diese Dinge werden natürlich stark durch das Temperament der Eltern und ihre Einstellung gegenüber Wut und Verletzlichkeit beeinflußt. Wenn auch sie von ihren Eltern so erzogen worden sind, werden sie den kleinen Moritz dazu anhalten, sich von Kindesbeinen an «wie ein Mann zu benehmen» – das heißt, nicht zu weinen und keine Ansprüche zu stellen. Oder die Mutter wird, wenn das zweite Kind schwierig ist und eine große Belastung für sie darstellt, von ihrem älteren Kind erwarten, daß es schon mit zwei Jahren für das kleine Brüderchen oder Schwesterchen Verantwortung übernimmt. Dies sind jedenfalls einige der Faktoren, die dazu führen, daß ein Erwachsener seine Gefühle verleugnet und auf Stress mit körperlichen Beschwerden reagiert.

Wie man das Ausdrücken von Gefühlen fördern kann

Wut und Depression sind Gefühlszustände, die meistens verschwinden, wenn wir sie zulassen und ausdrücken. Das kann man lernen – aber viele haben Angst davor, weil das für sie ein Wagnis ist. Dorothy, eine meiner Klientinnen, empfand großen Schmerz über den Verlust ihrer Tochter, die einige Monate zuvor gestorben war. Wie viele andere hatte auch sie sich bemüht, diesen Schicksalsschlag zu ertragen. Sie hatte sich um alle Formalitäten gekümmert und versucht, tapfer zu sein. Wenn sie traurig wurde, zog sie sich zurück, um unbemerkt von anderen zu weinen. Sie war jedoch nicht in der Lage, ihre Depression zu überwinden. Ich ermunterte sie: «Lassen Sie die Tränen ruhig kommen. Lassen Sie sich von jemandem in den Arm nehmen und trösten. Sie werden feststellen, daß ein großer Teil Ihrer Müdigkeit von Ihnen abfallen und Ihre Energie zurückkehren wird.» Schließlich gelang ihr das auch, und als sie mich das nächste Mal aufsuchte, hatte sich ihre Depression, die bis dahin durch die Unterdrückung ihrer Gefühle verstärkt worden war, deutlich gebessert.

Ein Gefühl, das allen Krebspatienten gemeinsam ist und das sie wahrscheinlich unterdrücken, ist die Angst vor der Krankheit. Manche von ihnen gestehen sich diese Angst ein, verbergen sie jedoch vor ihrer Familie, um sie nicht zu belasten. Dies führt oft dazu, daß der Patient sich einsam und isoliert fühlt, was wiederum seine Angst verstärkt. Indem er dieses «ungehörige» Gefühl verbirgt, zieht er sich immer mehr von seinen Emotionen zurück, so daß seine Angst zunimmt, anstatt durch den Trost eines geliebten Menschen abgebaut zu werden. Dasselbe ist manchmal bei den Ehepartnern der Patienten der Fall. So könnte zum Beispiel der Ehemann sagen: «Meine Frau soll sich nicht auch noch um mich Sorgen machen müssen.» Die Ironie dabei ist jedoch, daß die Patientin sich aufgrund eines solchen Verhaltens mehr Sorgen macht als sonst. Sie spürt vielleicht, daß irgend etwas nicht stimmt, und fragt sich: «Weiß er vielleicht mehr als ich? Hat er ernsthafte Schwierigkeiten im Geschäft? Vielleicht will er mich verlassen – jetzt, wo ich so krank bin.» Wenn ihr Mann ihr einfach nur zeigen würde, daß er fürchtet, sie zu verlieren, würde ihr das weit weniger angst machen als solche Spekulationen, ganz gleich worin sie bestehen.

Wegen der Rolle, die ihnen durch kulturelle Stereotypen zugewiesen wird, haben Männer weit größere Schwierigkeiten, ihre Angst zu zeigen, als Frauen. Die Vorstellung, daß der Krebs ihm seine Kraft raubt, wird einem Mann, der meint, er müsse sich ständig verhalten wie ein zweiter John Wayne, ebensoviel Angst einjagen wie der Gedanke, seine Furcht einem anderen Menschen zu offenbaren. Eine Frau, die diese Schwierigkeiten spürt, muß sehr vorsichtig und einfühlsam darauf eingehen. Auch wenn sie ahnt, daß er Angst hat, ist es nicht sehr sinnvoll, ihn zu fragen: «Hast du Angst?» Der Patient muß seine Gefühle selber definieren und ausdrücken können. Es ist also besser, ihm einfach Gelegenheit dazu zu geben. Deshalb sollte sie lieber fragen: «Bedrückt dich irgend etwas?» Wenn er darauf nicht antwortet, kann sie weiterfragen: «Hast du irgendwelche Probleme?» Dadurch hat er die Möglichkeit, Kontakt zu seinen Gefühlen zu bekommen – etwas, das Menschen, die ihre Gefühle unterdrücken, gewöhnlich nicht tun. John ist sich wahrscheinlich nicht einmal bewußt, daß seine Angst ihm so zu schaffen macht. Das Bild, das er von sich selbst hat, bringt ihn dazu, alle Ängste zu verdrängen. Seine Frau jedoch versteht, daß er sich fürchtet. Sie will, daß er mit diesem Gefühl zurechtkommt und sich darüber klar wird, daß Angst zu haben, nichts Schlimmes ist.

Man kann auf vielerlei Weise jemandem die Gelegenheit geben, seine Gefühle auszudrücken, solange man die Frage ohne Druck und ohne Erwartung einer sofortigen Antwort stellt. «Beschäftigt dich irgend etwas, über das du reden möchtest?» ist eine Art von Frage, die dem Patienten die Möglichkeit läßt zu antworten: «Ja, wenn du mich so fragst ... eigentlich schon.»

Bei jemandem, der es nicht gewöhnt ist, seine Gefühle zu zeigen, kann es jedoch ebensogut sein, daß er auf diese Frage antwortet: «Nein! Mit mir ist alles in Ordnung.» Wenn die Antwort so abwehrend ausfällt, ist es sehr wahrscheinlich, daß etwas *nicht* in Ordnung ist, aber in diesem Fall ist es am besten, diese Antwort zu respektieren. Lassen Sie den Betreffenden wissen, daß Sie nicht versuchen wollen, ihn zu drängen oder seine Gefühle für ihn zu definieren. Ihre Antwort sollte also etwa so lauten: «Na gut. Ich hatte nur den Eindruck, daß dir etwas auf der Seele liegt. Wenn du irgend etwas hast, worüber du sprechen willst, dann komm zu mir.» Dabei sollten Sie es dann belassen.

Ein Familienmitglied, das den Patienten auf diese Weise auffordert, seine Gefühle zu zeigen, und gleichzeitig seine Grenzen respektiert, hat wesentlich dazu beigetragen, eine Atmosphäre zu schaffen, die es dem Patienten ermöglicht, in Zukunft über seine Gefühle zu sprechen. Der Patient wird vielleicht über das Gesagte nachdenken, und dabei wird ihm bewußt werden, daß er zu nichts gedrängt worden ist. Er kann dann zurückkommen und das Angebot annehmen. «Weißt du, ich habe über das, was du gesagt hast, nachgedacht, und ich glaube, ich habe einfach Angst.»

Einem Patienten dabei zu helfen, sich seinen verdrängten Gefühlen zu öffnen, ist ein schwieriges Unterfangen, das ein Verständnis und eine Geduld erfordert, wie sie nur die Liebe geben kann. Es lohnt sich immer, jemanden nach seinen Gefühlen zu fragen; selbst wenn der Patient nicht über sie sprechen will, merkt er, daß er Ihnen wichtig ist, daß Sie seine Grenzen respektieren und daß Sie bereit sind zuzuhören, wenn er sich aussprechen möchte. Selbstverständlich sollte ein solches Angebot auch für andere Mitglieder der Familie gelten, die bedrückt zu sein scheinen. Schon wenn Sie nur Ihre Bereitschaft zu einem Gespräch signalisieren, verbessern Sie die Kommunikation und tragen dazu bei, eine gesündere, vertrauensvollere Atmosphäre innerhalb der Familie zu schaffen.

Der Impuls, alles positiv zu sehen

Viele Menschen in unserer Kultur sind der Ansicht, daß man emotional am besten mit Krebs umgeht, indem man ständig eine «positive Geisteshaltung» ausstrahlt. Dieses Verhalten kann jedoch mehr schaden als nützen, denn wenn der Patient oder seine Familie sich gar nicht «positiv» fühlt, kann es die Unterdrückung von Gefühlen begünstigen. Betrachten wir dies am Beispiel eines Patienten, der zu seiner Frau sagt: «Ich mache mir große Sorgen, was du und die Kinder tun werden, wenn ich nicht mehr da bin.»

Seine «positiv» denkende Ehefrau wird vielleicht die Angst und die Sorge, die in dieser Aussage mitschwingen, ignorieren und antworten: «Mach dir keine Sorgen – du wirst nicht sterben. Du wirst wieder gesund werden.» Das Entscheidende in diesem Fall ist nicht, ob sie wirklich davon überzeugt ist, sondern daß es nicht sehr hilfreich ist, die Angst ihres Mannes beiseite zu schieben. Seine Unsicherheit ist gewiß begründet, und er muß mit dieser Furcht auf eine direkte Art und Weise fertig werden. Nur wenige können dem eigenen Tod mit Gelassenheit ins Auge sehen, und es ist unrealistisch, diese Angst vor dem Unbekannten übergehen zu wollen. Im allgemeinen ist es besser, sich der Ungewißheit zu stellen und zu versuchen, so gut wie möglich Vorbereitungen zu treffen für das, was kommen mag. Der Mann in unserem Beispiel kann sich viel besser entspannen, wenn er sich die zukünftigen finanziellen Verhältnisse seiner Familie vor Augen hält und dabei das Gefühl bekommt, daß auch im schlimmsten Fall für sie gesorgt ist. Er und seine Frau werden dann mehr Energie haben, auf seine Genesung hinzuarbeiten.

Wenn ein Patient Angst vor dem Tod hat oder wenn ein anderes Familienmitglied seine Sorge um die Zukunft des Patienten zeigt, sollte man sehen, daß diese Ängste gewichtig und real sind, auch wenn manche Leute sie für übertrieben halten. Eine angemessenere

Antwort darauf wäre also etwa: «Ich verstehe, daß dir das angst macht. Das ist wirklich eine schwierige Situation.» Dies gibt dem Patienten die Möglichkeit, weiter über seine Angst zu sprechen, zu weinen, wütend zu werden oder seine Gefühle auf andere Weise auszudrücken. Vielleicht fühlt er sich auch schon allein dadurch besser, daß ihm jemand zuhört. Wenn er erst einmal die Gelegenheit hat, sich auszusprechen, kommt er vielleicht auch zu einer positiveren Einstellung, der nicht nur bloße Negierung, sondern eher ein echter Optimismus zugrunde liegt. Dann kann man zu ihm sagen: «Ich weiß, wie du dich fühlst, aber trotzdem will ich alles tun, damit du wieder gesund wirst. Ich weiß, daß du vielleicht sterben wirst, aber wir wollen alles daransetzen, damit das nicht geschieht.»

Es ist wohl offensichtlich, daß diese Art des Umgangs mit der Angst eines Patienten sich grundlegend von Sätzen wie dem folgenden unterscheidet: «Du wirst nicht sterben, du darfst nicht einmal daran denken.» Dadurch fördert man nur Verdrängung und Verzweiflung. Eine offenere Antwort vermittelt einen realistischen Optimismus und erkennt gleichzeitig die Möglichkeit des Todes an. Sie bietet dem Patienten etwas, das Verdrängung ihm vorenthält: eine echte Unterstützung durch ein Familienmitglied, das mit ihm zusammen die Schwierigkeiten meistern will und für ihn da ist, was immer auch geschieht. Wenn wir uns in die Lage des Patienten versetzen, können wir uns leicht vorstellen, wie tröstlich und wärmend eine solche Hilfe auch für uns sein würde.

Die Familienmitglieder sind natürlich nicht die einzigen, die den Patienten aufmuntern und seine schwierigen Gefühle übergehen wollen. Leider haben auch Freunde und sogar Ärzte diese Neigung. Als Pat McNamara und ihr Mann Tom nach ihrer zweiten Brustoperation mit ihrem Arzt sprachen, drückten sie dabei die Angst und den Schmerz aus, den jeder erfährt, der einem so traumatischen Eingriff ausgesetzt ist. Die Reaktion des Arztes ist ein recht sonderbares Beispiel für positives Denken: «Machen Sie sich nicht zu viele Gedanken darüber, daß Sie eine Brust verloren haben. Auch andere Körperteile können sehr attraktiv sein.»

Zu dieser Bemerkung sagte Tom: «Ich weiß, daß er versuchte, uns aufzumuntern. Aber wir waren einfach überwältigt von

Schmerz und Verwirrung. Wir brauchten jemanden, der einfühlsam darauf einging und diese Gefühle nicht einfach wegwischte, als seien sie nebensächlich und albern.»

Manche Leute erhalten ihre positive Einstellung bis zum bitteren Ende aufrecht; im Extremfall nehmen sie dem Patienten damit das Recht, seine schwierigen Gefühle zu erleben und sie durch Gespräche mit anderen Menschen zu verarbeiten. Wenn dies geschieht, hat ein Erwachsener größere Möglichkeiten, jemanden zu finden, mit dem er reden kann, als ein Kind. Oft halten es die Eltern eines Kindes, das Krebs hat, für das beste, es gegen alle emotionalen Schmerzen abzuschirmen – was natürlich unmöglich ist. Wenn man einem Kind das Recht vorenthält, seine Angst und seine Wut zu erfahren, drängt man diese Gefühle dadurch nur in den Hintergrund. Das kann zu Depressionen und völliger Hilflosigkeit führen. Während meiner Forschungstätigkeit habe ich Eltern kennengelernt, die einen geradezu pathologischen «Optimismus» an den Tag legten.

Eine Mutter, die ich hier Mary Ann nennen will, hatte eine zwölfjährige Tochter namens Lisa, deren Knochenkrebs bei seiner Entdeckung bereits recht weit fortgeschritten war. Die Reaktion der Mutter bestand darin, daß sie sowohl ihren eigenen Schmerz als auch den ihrer Tochter verdrängte. «Lisa und ich hatten dieselbe Frohnatur», sagt sie. «Auch wenn der Arzt schlechte Neuigkeiten für uns hatte, fanden wir immer etwas, worüber wir lachen konnten. Sie werden es nicht glauben, aber schon fünf Minuten nachdem Lisa erfahren hatte, daß ihr Bein wahrscheinlich amputiert werden müsse, hatte ich sie schon wieder zum Lachen gebracht.»

Eine Amputation ist natürlich nichts zum Lachen. Im Gegensatz zu Mary Ann halfen Bob und Pamela Mang ihrer Tochter, ihre Gefühle auszudrücken, nachdem man ihr gesagt hatte, daß man entweder eine Amputation oder eine teilweise Entfernung der Beinknochen vornehmen müsse. Zuerst war Jessica wie vor den Kopf geschlagen, dann aber begann sie Fragen zu stellen, und sie besprachen gemeinsam, was zu tun sei. «Danach», erinnert sich Jessica, «weinte ich lange – wir saßen zusammen und weinten und nahmen uns in die Arme und redeten miteinander. Schließlich hörte ich auf zu weinen und sagte: ‹So, das ist vorbei. Dabei will ich es erst mal lassen. Jetzt kann ich schlafen.›».

Von diesem Punkt an entwickelten die Mangs einen realistischen Optimismus und eine grenzenlose Entschlossenheit. Mary Ann und ihre Tochter dagegen waren unglücklicherweise in einer unrealistischen Negierung ihres Schmerzes und ihrer Angst befangen. Außerdem verhinderte Mary Ann, daß sie und ihr Mann in dieser Zeit vertraulich miteinander sprechen konnten, indem sie Lisa während der letzten Monate ihres Lebens nachts in ihr Doppelbett holte. «Ich wollte sie nicht mit irgendwelchen düsteren Gedanken allein lassen», bemerkte sie ruhig dazu. Dies bedeutete jedoch, daß sie Lisa die Gelegenheit nahm, mit ihren Gefühlen in Kontakt zu kommen, und es bedeutete auch, daß Bill und Mary Ann in dieser Zeit nicht miteinander allein sein konnten.

Die Verdrängung von Gefühlen in dieser Familie zeigte sich deutlich in der Beziehung zwischen Mary Ann und Bill, als Lisa starb. «In den letzten Tagen vor ihrem Tod kamen wir nicht sehr gut miteinander aus», sagt Mary Ann, «aber wir haben uns nie gestritten. Er wußte, daß er meine Entscheidungen mittragen mußte, und solange er das tat, war alles in Ordnung. Wenn er mit mir nicht einer Meinung war, wollte ich zumindest nichts davon hören. Ich lehne es ab, mich herumzustreiten. Wenn er mich zu irgend etwas drängen will, explodiere ich einfach. Ich bin sicher, daß Lisa nie etwas von den Spannungen zwischen uns bemerkt hat.»

Es ist tragisch, daß Lisa nie die Gelegenheit bekam, ihre Gefühle auszudrücken, als ihr Tod näherrückte. Als ihre Mutter ihr sagte, daß sie bald sterben werde, sagte das kleine Mädchen nur: «Ich habe keine Angst davor.» Danach wurde nicht mehr darüber gesprochen.

Mary Ann ist ein Beispiel für einen Menschen, der seinen Schmerz und seine Angst konsequent verleugnet. Während der Krankheit verbot sie ihrem Mann, sich Traurigkeit anmerken zu lassen, mit Bemerkungen wie: «Komm schon, es gibt überhaupt keinen Grund, so ein langes Gesicht zu machen!» obwohl natürlich Grund genug dazu vorhanden war. Bei der Beerdigung weinte sie nicht, und soweit ich weiß, hat sie sich seitdem bei niemandem – auch nicht bei ihrem Mann – ausgeweint. Sie erklärte mir, sie stamme aus einer Familie, die ihr diese Art von «Stärke» anerzogen habe. «Bei uns gilt das ungeschriebene Gesetz, daß niemand jemals weint. Also habe ich mich die ganze Zeit zusammengerissen, und ich weiß, daß meine Eltern auf mich stolz waren . . .»

Für diesen Stolz hat sie einen hohen Preis zahlen müssen. Mary Anns beharrliche Weigerung, sich «negativen» Gefühlen zu stellen, hat sie nicht nur ihrem Mann entfremdet und ihre Tochter in Schweigen und Isolation getrieben, sondern mittlerweile vermutlich auch dazu beigetragen, daß sie selbst krank geworden ist: Sie ist wegen gefährlich hohen Blutdrucks in ärztlicher Behandlung. Seit man bei Lisa Krebs feststellte, hat sie nicht mehr gearbeitet, und jetzt verbringt sie ihr Leben in einem verdunkelten Raum und kämpft gegen eine Unzahl schmerzlicher Gefühle an, die sich nicht mehr unterdrücken lassen. Sowohl ihre geistige als auch ihre körperliche Gesundheit sind in Gefahr.

Dies ist sicher ein Extremfall, aber er zeigt, daß die Verdrängung von Gefühlen durch ein Familienmitglied eine erhebliche Wirkung auf den Patienten, alle anderen Angehörigen und den Betreffenden selbst haben können. Es kann – ganz gleich ob es sich bei dem Patienten um ein Kind oder einen Erwachsenen handelt – ungeheuer hilfreich sein, wenn die Mitglieder der Familie es fördern, daß die ganze Bandbreite der Gefühle zum Ausdruck kommt, die diese Krankheit naturgemäß begleiten. Im Verlauf von Jessicas Krankheit erfuhren die Mangs, wie gefährlich das Unterdrücken von Gefühlen für ihr Kind war. Indem sie ihr zuhörten und ihre Gefühlsausbrüche gelten ließen, brachten sie ihrer Tochter bei, ihre Emotionen zu zeigen. Wenn Jessica zum Beispiel ausrief: «Das ist einfach alles so unfair!», dann antworteten ihre Eltern: «Da hast du verdammt recht!» Sie versuchten also nicht, sie zu beruhigen, sondern nahmen ihre Gefühle an. Diese Art der Hilfe entsprach zu dieser Zeit einem von Jessicas tiefsten Bedürfnissen und war der Ausdruck einer echten, mutigen Liebe ihrer Eltern. Ich glaube, daß die Erfahrung, die Jessica gemacht hat, dadurch sehr aufgewertet wurde. Es ist unglaublich, welch ein Selbstbewußtsein sie sich bewahrte, besonders wenn man bedenkt, daß sie bereits als Zwölfjährige eine Beinamputation und eine Krankheit wie Krebs hinter sich hatte.

Wie sollen wir es den Kindern beibringen?

Wenn es sich bei dem Patienten um ein Kind handelt, ist es besonders wichtig, daß die Eltern ihm helfen, die Wut, die Angst, den Schmerz und die Ungewißheit auszudrücken, die jeder Krebspatient fühlt. Die Frage, ob man das Kind über seinen Zustand aufklären soll, stellt sich nur selten, da die medizinische Behandlung dies gewöhnlich ohnehin erfordert. Wenn es sich bei dem Patienten jedoch um ein Elternteil oder den Großvater beziehungsweise die Großmutter handelt, müssen sich die Erwachsenen mit dem Problem befassen, wie sie es den Kindern beibringen sollen. Das Alter der Kinder macht diese Frage oft recht kompliziert. Viele Erwachsene entschließen sich zu einer Art von Verleugnung, indem sie beschließen, den Kindern nichts von der Krankheit zu erzählen. Dadurch versuchen sie, den Schein der Normalität zu wahren und die offensichtliche Wahrheit zu verschleiern.

Wir vergessen leicht, daß Kinder sehr gute Beobachter sind. Wenn Erwachsene plötzlich wortkarg und ernst sind, lange und vertrauliche Gespräche führen oder aus dem Haus gehen, ohne zu sagen wohin, dann weiß jedes Kind, daß etwas Einschneidendes vorgefallen ist. Ein älteres Kind mag auf die eine oder andere Weise die Wahrheit herausfinden; ein jüngeres wird jedoch durch diese unerklärlichen Veränderungen vielleicht äußerst verängstigt sein und sich bedroht fühlen. In einer solchen Situation spüren Kinder, was in den Erwachsenen vor sich geht, und verleugnen ihre eigene Furcht vor dem unbekannten Unheil. Aber für Kinder ist – wie für Erwachsene – das Unbekannte fast immer beängstigender als das Bekannte.

Es könnte sich als schwerer Fehler herausstellen, wenn die Eltern ihre Kinder von einer offenen Diskussion über die Krankheit des Patienten ausschließen und so verhindern, daß sie ihren Gefühlen dazu Ausdruck geben. Manchmal sagen die Eltern auch dann nichts, wenn die Krankheit sichtbare Veränderungen beim Patienten bewirkt. In dieser Situation kann das Kind sehen, daß seine Mutter oder sein Vater krank ist, und weiterhin zu der Überzeugung kommen, daß es irgendwie die Schuld daran trägt. «Ich habe zuviel Krach gemacht» oder «Ich hätte ihnen nicht soviel

Mühe machen dürfen.» Wenn die Eltern versuchen, ihre Kinder vom Wissen über die Krankheit abzuschirmen, führt das paradoxerweise gewöhnlich dazu, daß die Kinder sich erst recht für die Krankheit verantwortlich fühlen.

Man hilft den Kindern, ihre Furcht abzubauen, und schützt sie vor irrationalen Ängsten, wenn man sie über die Krankheit aufklärt. Allerdings sollten die Erwachsenen sie weder mit hochkomplizierten Informationen über Krebs überschütten noch einen großen Teil ihrer eigenen Ängste auf die Kinder übertragen. Lieber sollte man ihnen nur die Fragen beantworten, die sie stellen – etwa so, wie man Kinder über Sexualität aufklärt. Man kann damit anfangen, indem man ihnen die Kerninformation gibt, wie zum Beispiel: «Wir haben erfahren, daß Mutti Krebs hat.» Danach sollte das Kind Gelegenheit bekommen, soviel zu fragen, wie es will. Ihre Kinder werden Ihnen schon zu verstehen geben, wieviel sie verarbeiten können. Bei kleineren Kindern ist es oft gut, wenn man ihnen sagt, daß sie nicht für die Krankheit verantwortlich sind, und ihnen erlaubt, die Wut und die Angst darüber auszudrücken, daß die Mutter oder der Vater krank ist und nicht im selben Umfang wie zuvor für sie dasein kann. Dadurch verhindert man das Aufkommen von Schuldgefühlen, die dadurch entstehen können, daß das Kind diese natürlichen Gefühle empfindet.

Wie man auf gesunde Art und Weise Gefühle vermittelt

Wie ich oben beschrieben habe, bestand Mary Anns Methode, ihren Mann wissen zu lassen, daß sie wütend war, darin, daß sie «explodierte». Die meisten Menschen sind sich darüber klar, daß immer wiederkehrende Wutausbrüche nicht die geeignete Art sind, seinem Ärger Luft zu machen, auch wenn man dadurch seine Gefühle zeigt. Innerhalb der Familie sollte man seine Gefühle am besten auf eine Art und Weise ausdrücken, die die anderen Mitglieder respektiert und ihnen Raum für ihre eigenen Gefühle zu diesem Thema läßt. Das Ziel besteht darin, offen und direkt zu sein und gleichzeitig die Eigenständigkeit der anderen – ihr Recht auf eigene Meinungen und Gefühle – anzuerkennen.

Die übertriebene Munterkeit, die ich in diesem Kapitel geschildert habe, ist ein Beispiel für das Unvermögen, die Gefühle anderer Personen zu respektieren. Sie tritt oft in Familien auf, in denen die Autonomie des einzelnen nicht gefördert wird. Mit anderen Worten: Das Familienmitglied will die Gefühle des Patienten beiseite schieben. Wenn der Patient also sagt: «Ich bin traurig», bekommt er vielleicht zur Antwort: «Unsinn! Du kannst gar nicht traurig sein – sieh dir doch nur an, wie wir alle für dich sorgen!» In Familien, in denen die Autonomie des einzelnen zu kurz kommt, wird eine ähnliche Mißachtung auch dadurch zum Ausdruck gebracht, daß bestimmte Mitglieder immer für andere sprechen, so zum Beispiel, wenn ich eine Patientin frage: «Wie geht es Ihnen heute?» und ihr Mann antwortet: «Oh, es geht ihr ausgezeichnet.» Wenn er dies immer wieder tut, dokumentiert er damit, daß die Grenzen zwischen ihnen nicht klar definiert sind und daß sie einander nicht erlauben, unabhängige Persönlichkeiten zu sein. Eine gute Kommunikation läßt sich am besten dadurch herstellen, daß jeder seine eigenen Gefühle ausdrücken darf und nur für sich selbst spricht.

Wenn so etwas zu einem Problem wird, können Familien gesunde Methoden entwickeln, darüber zu sprechen. Die Familie McNamara ist ein gutes Beispiel dafür: Nachdem Pat von ihrem Krebs erfahren hatte, begann sie zu merken, daß in ihrer liebevollen Familie, die so gut zusammenhielt, die Tendenz bestand, darauf zu bestehen, daß jedes Mitglied sich, ungeachtet seiner oder ihrer Gefühle, der Mehrheit zu beugen habe. Während sie lernte, sich um ihre eigenen Bedürfnisse und ihre Gesundheit zu kümmern, mußte sich Pat auch mit diesem Problem befassen. «Zum Beispiel», erklärt sie, «war ich manchmal wirklich todmüde, aber die Familie erwartete trotzdem von mir, ein Sonntagsessen für zehn Personen zu machen. Normalerweise machte ich das auch immer, damit alle zufrieden waren, und es kann sein, daß sie in dieser Hinsicht ein bißchen zu verwöhnt waren. Nun, inzwischen haben wir einen Ausdruck in unserer Familie, den wir benutzen, wenn wir das Gefühl haben, daß so etwas passiert: ‹Hör auf, dich wie eine Dampfwalze zu benehmen!› Mittlerweile verstehen alle, daß sie mich nicht niederwalzen dürfen, wenn ich einfach keine Lust habe, ein so großes Essen zu kochen. Ich bin natürlich in der Minderheit, aber sie müssen meine Rechte respektieren. Und dasselbe gilt für meinen Mann und die Kinder – es wird niemand mehr einfach überrollt.»

Wenn Sie lernen, besser miteinander zu kommunizieren, ist es unvermeidlich, daß es Zeiten gibt, in denen man auf Ihre Gefühle nicht eingeht oder sie durch übertriebene Munterkeit oder irgendwelche anderen Reaktionen einfach beiseite wischt. Wenn Sie das Bedürfnis haben, schmerzhafte Gefühle auszudrücken, und feststellen, daß ein anderes Familienmitglied versucht, diese zu übergehen, ist es wichtig, ihm zu vermitteln, welche Auswirkungen dies auf Sie hat. Denken Sie jedoch daran, daß man es wahrscheinlich recht schwierig findet, Ihren Gefühlen Aufmerksamkeit zu schenken. Sie können dann sagen: «Moment mal – es hilft mir nicht sehr, wenn du mir sagst, ich solle mir über den Krebs keine Sorgen machen. Es wäre besser, wenn du mir einfach nur zuhören würdest. Wenn du das jetzt gerade nicht kannst, ist das in Ordnung. Aber das, was du machst, hilft mir nicht.» Aber das reicht dann – Sie sollten es dabei bewenden lassen.

Das Grundmuster beim Mitteilen von Gefühlen ist sehr einfach: Jemand bringt sie offen zum Ausdruck, und ein anderer hört zu und läßt sie gelten. Beachten Sie bitte, daß der Zuhörer Sie nicht «aufzufangen» braucht. Es gibt viele wohlmeinende Menschen, die, wenn jemand zeigt, daß er traurig ist, aufspringen und sagen: «Ich weiß, was wir machen: Wir gehen uns jetzt einen lustigen Film ansehen!» Es gibt Zeiten, wo dies angebracht ist – aber nicht, wenn jemand traurig ist. Ein gesunder Respekt vor der Eigenständigkeit beinhaltet auch, daß der andere – besonders jemand, der krank ist – selber für sich sorgen kann. Jemanden wirklich auffangen bedeutet dagegen, dem anderen zuzuhören und einfühlsam auf seine schwierigen Gefühle einzugehen: «Natürlich hast du Angst – mir würde es auch nicht anders gehen» oder «Ich verstehe gut, daß du traurig bist.» Und immer wieder ist es wichtig zu zeigen, daß man Liebe und Sympathie für sein Gegenüber empfindet: «Ich weiß, wie schwer das alles für dich ist.» Das Beste, was Sie dann noch tun können, ist wahrscheinlich, den anderen Ihrer Liebe und Ihrer Hilfe zu versichern: «Ich möchte, daß du weißt, wie sehr ich dich liebe und wie wichtig du mir bist, und ich werde versuchen, mit dir über diese Sache zu reden, wann immer du das Bedürfnis dazu hast.» Dies ist die beste Art, über Gefühle zu sprechen – und auf diese Weise tragen Sie mehr als durch irgend etwas anderes dazu bei, schmerzhafte Gefühle «aufzufangen».

Wie die Familie
die Krise überstehen und sich
weiterentwickeln kann

Jedes Kapitel dieses Buches beschäftigt sich mit der Frage, wie eine Familie, in der ein Krebsfall aufgetreten ist, die Situation gemeinsam überstehen und sich weiterentwickeln kann. Im vorliegenden Kapitel steht dieses Thema jedoch im Zentrum meiner Überlegungen. Ich möchte auf den folgenden Seiten meine Leser dazu anregen, nicht nur zu überlegen, wie sie dieser langwierigen Krankheit wirksam begegnen können, sondern sich auch Gedanken darüber zu machen, wie sie ihre Energie dazu einsetzen können, ihr Leben schöner und erfüllter zu gestalten.

Für viele Menschen ist dies eine unannehmbare Vorstellung, denn in unserer Kultur glaubt man, wir sollten aufhören zu leben und uns auf das Trauern konzentrieren, wenn eine das Leben bedrohende Krise auftaucht. Wenn es sich bei dieser Krise um eine gefährliche Krankheit handelt, kann es passieren, daß die Familienmitglieder sich einem subtilen Druck ausgesetzt fühlen, mit allem aufzuhören, was Spaß macht, und sich ausschließlich dem Patienten zu widmen. Aber dies hat oft gar keinen Sinn; es kann sogar selbstzerstörerisch sein, denn schließlich geht das Leben weiter.

Das Leben ist dazu da, gelebt zu werden

Wenn eine Familie als Ganzes unter großer Belastung steht, ist es, wie ich bereits ausgeführt habe, unerläßlich, daß ihre Mitglieder Gelegenheit haben, sich zu erholen und sinnvollen Beschäftigungen nachzugehen. Leider leben wir in einer Gesellschaft, die Gesundheit und ihr Verhältnis zu Stress nur sehr unvollkommen versteht. Manchmal fühlen Familienmitglieder einen erheblichen Druck, ihre eigenen Bedürfnisse zu verleugnen, alles aufzugeben, was ihnen wichtig ist, und sich ausschließlich auf den Patienten zu konzentrieren. Ein Ehepaar, mit dem ich arbeitete, bekam diesen Druck sehr deutlich zu spüren. Die Frau, die Lungenkrebs hatte, war damit einverstanden, daß ihr Mann weiterhin jeden Samstagnachmittag zum Golfspielen ging. Er arbeitete hart, verbrachte die Abende mit ihr und entspannte sich gern beim Golf.

Auf dem Golfplatz bekam er von Bekannten, die er traf, Bemerkungen wie diese zu hören: «Nanu – ich dachte, Marjorie sei krank!» Manche sagten auch nichts, aber ihr Gesichtsausdruck verriet, daß sie keine gute Meinung von ihm hatten. Der Mann hatte ohnedies schon leise Schuldgefühle, und nach diesen Erlebnissen beschloß er, nicht mehr Golf spielen zu gehen. Das Verhalten dieser Leute vermittelte ihm: «Du solltest dich schämen, deinen Spaß zu haben, wenn deine Frau krank ist!»

Das Seltsame dabei ist jedoch, daß oft das genaue Gegenteil richtig ist. Familienmitgliedern, die weiterhin für ihr eigenes Wohlbefinden sorgen, kann man nur gratulieren. Damit will ich nicht behaupten, die Familie solle, nachdem sie von der Diagnose erfahren hat, einfach sagen: «Tja, so ist das nun also. Und jetzt werden wir alle so weitermachen, als wäre nichts geschehen.» Damit würde man nur die sehr reale Belastung verleugnen, die es bedeutet, mit einer Krankheit leben zu müssen. Aber das Gegenteil – nämlich die Einstellung: «Oh, mein Gott, Mutter hat Krebs! Jetzt ist alles andere unwichtig!» – ist mindestens ebenso schädlich. Für jedes Familienmitglied, den Patienten eingeschlossen, ist es gesünder, ein Gleichgewicht zu finden, das jedem einzelnen hilft, die größtmögliche Lebensqualität anzustreben.

Hierzu müssen die Familienmitglieder sich jedoch darüber klarwerden, daß es nicht nötig ist, sich ständig um den Patienten zu kümmern. Ein Ehepartner, der nicht von der Seite des Patienten weicht, versucht damit vielleicht, ihn sowohl zu dirigieren als auch übermäßig zu beschützen, und setzt dabei seine eigene Gesundheit aufs Spiel. Ich glaube, daß man nur aus Liebe sein Leben für jemand anderen aufgibt, aber trotzdem ist die Annahme, man werde so sehr gebraucht, daß man für die eigenen Bedürfnisse keine Zeit habe, einfach unrealistisch.

Ein extremes Beispiel hierfür ist Mary Ann, die Mutter, über die ich bereits im vorangegangenen Kapitel berichtet habe. Sie arbeitete in einem Buchhaltungsbüro und nahm sich frei, um mit Lisa zum Orthopäden zu gehen. Als feststand, daß ihre Tochter Krebs hatte, kündigte Mary Ann telefonisch bei ihrer Firma. Sie ging nie mehr an ihren Arbeitsplatz zurück. Während der ersten drei Wochen von Lisas Krankheit saßen Mary Ann und ihr Mann im Kinderkrankenhaus am Bett ihrer Tochter. Danach ging Bill wieder an seine Arbeit, während Mary Ann jede Nacht in Lisas Zimmer schlief. In den folgenden acht Monaten war Mary Ann ununterbrochen bei Lisa. Als sich der Zustand des kleinen Mädchens immer weiter verschlechterte und ihr klar wurde, daß sie bald sterben würde, stellte diese ständige Sorge der Mutter eine weitere Belastung für sie dar. Nicht nur daß sie große Angst hatte – sie fühlte sich auch noch schuldig am Schmerz ihrer Mutter. In einer solchen Situation kann es dazu kommen, daß der Patient Schuldgefühle entwickelt, weil er stirbt. Wenn beispielsweise der Mann sein ganzes Leben auf seine Frau abgestellt hat, wird das Gefühl, sie müsse ihm zuliebe weiterleben, sie nur noch mehr belasten. Diese Haltung hat mit Lebenswillen nichts zu tun und ist für alle Beteiligten ungesund. In dem Jahr, das vergangen ist, seit Lisa gestorben ist, hat Mary Ann es, wie ich bereits erwähnt habe, nicht geschafft, ihr normales Leben wieder aufzunehmen.

Gelegentlich erlebe ich es, daß ein Ehepartner eine gleichermaßen schädliche Einstellung gegenüber der Krankheit entwickelt, indem er den Patienten aus seinem Leben ausschließt. Manche Männer halten Traurigkeit und Angst für unmännlich und werden plötzlich, in dem Bestreben, sich von diesen Gefühlen zu distanzieren, sehr geschäftig. Für sie ist Arbeit oft ein Mittel, um der Realität zu entfliehen. Sie verbringen immer weniger Zeit mit dem Patienten. Oberflächlich betrachtet erscheinen sie vielleicht kalt und lieblos, aber in Wirklichkeit machen ihnen ihre Gefühle große Angst. Irgendwie können sie den Gedanken nicht ertragen, daß ihre Frau sterben könnte, und so verlassen sie sie schon zu Lebzeiten. «Meine Frau wird wahrscheinlich sterben, und darum ist es besser, daß ich mich ganz von ihr löse.» Sie nehmen den Tod gewissermaßen hin, noch bevor er eingetreten ist. «Es wird mich nicht umwerfen, wenn sie stirbt. Ich werde auch ohne sie weiterleben können.» Gewiß ist eine lange Krankheitsperiode eine Zeit großer Einsamkeit für sie und ihre Frauen. Aber ihre Weigerung, sich der Krankheit zu stellen, ist ebenso ungesund wie das andere Extrem des Märtyrertums.

Der Mittelweg für ein Familienmitglied besteht darin, dem Patienten einerseits seine Liebe und Hilfsbereitschaft zu zeigen, andererseits jedoch sein eigenes Leben und die Befriedigung seiner Bedürfnisse im Auge zu behalten, die für seine Gesundheit und sein Wohlbefinden unerläßlich ist. Walter Greenblatt, der Versicherungsagent aus Dallas, war sich bewußt, daß es sich bei dem Knochenkrebs seiner Frau Carol um eine langwierige Krankheit handelte. «Um einen klaren Kopf bewahren zu können», sagt er, «brauchte ich die Möglichkeit, immer wieder einmal allein einen kleinen Kurzurlaub zu machen.» Carol war mit ihm völlig einer Meinung, und so machte Walter regelmäßig ein- oder zweitägige Ausflüge. Walter und Carol sprachen auch miteinander darüber, daß er ein starkes Bedürfnis nach Geselligkeit hatte, auch wenn es immer häufiger geschah, daß seine Frau zu müde war, um abends noch auszugehen. Er sorgte dafür, daß gesellschaftliche Kontakte nicht abrissen, ging mit befreundeten Ehepaaren ins Theater oder ins Konzert und nahm weiterhin Einladungen zum Abendessen an. Zwischen einem solchen Verhalten und dem Wunsch, dem Patienten aus dem Weg zu gehen, besteht jedoch ein deutlicher Unterschied, denn Walter bezog Carol immer mit ein. Wenn er nach Hause kam, setzte er sich zu ihr, erzählte ihr, wo er gewesen war und was er erlebt hatte, und schilderte ihr kleine Einzelheiten, die ihr, wie er wußte, Spaß machen würden. «Indem ich ihr alles erzählte», sagt er, «ließ ich sie daran teilhaben und hatte ein Gefühl, als sei sie dabeigewesen.»

Viele neigen zu der Auffassung, daß die Sorge um das eigene Wohlbefinden und die Auseinandersetzung mit einer langwierigen Krankheit nur grundlegende Lebensbedürfnisse einschließen. Neben Schlaf, Entspannung, körperlicher Betätigung und richtiger Ernährung sind jedoch auch Spaß und Erholung unerläßlich für die Gesundheit. Das Leben ist dazu da, nicht bloß ertragen, sondern *gelebt* zu werden. Jede Familie hat ein sehr reales Bedürfnis nach Glück und Freude – auch die, zu denen jemand gehört, der Krebs hat.

Wie Sie mit dem «geheimen Wunsch» umgehen können

Jeder von uns hat den starken Drang, sein Leben im Gleichgewicht zu halten und seine Grundbedürfnisse zu befriedigen. Wenn Familienmitglieder sich selbst aufgeben, wird sich ihr Ärger früher oder später gegen den Patienten richten. Da sie das Gefühl haben, mit niemandem darüber sprechen zu können, behalten sie Gedanken wie «Wenn doch nur alles schon vorüber wäre!» für sich. Dieser Gedanke, den ich den «geheimen Wunsch» nenne, ist nichts Ungewöhnliches, sondern eine natürliche Reaktion auf extreme Selbstaufopferung. Es ist ebenfalls natürlich, daß das Familienmitglied dann von Schuldgefühlen beherrscht wird. Jemandem, der eine solche Last mit sich herumträgt, kann es unmöglich gutgehen; er mag es sogar schwierig finden, überhaupt weiterzuleben.

So komplex das Problem des geheimen Wunsches auch wirken mag – seine Lösung kann sehr einfach sein: Geben Sie keine Dinge auf, die wichtig für Sie sind. Eine Zusammenarbeit der Familie, bei der, wie ich es im dritten Kapitel beschrieben habe, alle Bedürfnisse befriedigt werden, bietet die besten Voraussetzungen dafür, dies zu vermeiden. Wenn es jedoch schon dazu gekommen ist, liegt der Grund dafür gewöhnlich darin, daß das betreffende Familienmitglied meint, der Patient wolle es so. In diesem Fall ist es das beste, sich zusammenzusetzen und darüber zu reden.

Bei dieser Gelegenheit stellen die Familienmitglieder in den meisten Fällen fest, daß der Patient gar nicht will, daß sie sich für ihn aufopfern. Der Mann einer meiner Patientinnen zum Beispiel war ständig bei ihr zu Hause geblieben. Schließlich rang er sich dazu durch, seiner Frau zu sagen, daß er wirklich das Bedürfnis hatte, Golf zu spielen. «Judy, du weißt, daß ich dir helfen will, wie ich nur kann», erklärte er ihr. «Aber um das tun zu können, brauche ich Bewegung – ich muß den Stress abbauen und mich entspannen können. Golf ist dazu ideal für mich, und du weißt ja selbst, wie gut ich mich danach immer fühle. Ich mag die Leute, mit denen ich zusammen spiele, und ihre Gesellschaft tut mir gut. Ich glaube, wenn ich einmal pro Woche spiele, habe ich mehr Energie, mich um dich zu kümmern. Was meinst du dazu?»

Judy hörte sich diese ausführliche Erklärung an und antwortete: «Aber George, ich habe ja nie verlangt, daß du das aufgibst! Du bist so viel ausgeglichener, wenn du Golf gespielt hast.» George hätte natürlich auch einfach so auf den Golfplatz gehen können, aber nach diesem Gespräch konnte er das ohne Schuldgefühle oder Angst vor Judys Reaktion tun.

Bei aller Fairness ist aber nicht jeder Patient von vornherein so einsichtig. Denken Sie jedoch daran, daß es nicht um sein Einverständnis geht, sondern um die Kommunikation. Eine meiner Patientinnen bereitete ihrem Mann in dieser Frage große Schwierigkeiten. Sie litt an einer Art von Leukämie und lag wochenlang in einem Einzelzimmer im Krankenhaus; nur ihr Mann und ihre älteren Kinder durften sie besuchen. Nach mehreren Wochen, in denen er buchstäblich jede freie Minute bei Susan verbracht hatte, bekam Sam langsam das Gefühl, verrückt zu werden. Im Verlauf einer Therapiesitzung sagte er, daß er das Bedürfnis habe, ein schönes Wochenende für sich allein zu verbringen und Tennis zu spielen – aber davon wollte Susan nichts wissen. «Ich muß hier in diesem Zimmer bleiben», sagte sie, «und du bist der einzige, der mir Gesellschaft leistet.»

Sam antwortete darauf, er wisse, wie schwer es für sie sei, aber er brauche einfach Bewegung und Gelegenheit zum Ausspannen. Das waren etwa dieselben Argumente, die George vorgebracht hatte. Aber trotz aller Versuche, sein Bedürfnis zu erklären, war Susan verletzt und schmollte. Dennoch ging Sam von da an jedes Wochenende Tennis spielen. Nach und nach akzeptierte Susan sein Bedürfnis und beschloß aus purer Langeweile, malen zu lernen, damit sie etwas zu tun hatte, wenn er nicht da war. Obwohl Sam also gewisse Schwierigkeiten hatte, sein Bedürfnis nach Erholung durchzusetzen, zogen letzten Endes beide einen Nutzen daraus.

Sam hatte noch ein anderes Problem, mit dem er sich auseinandersetzen mußte: seine Freunde. Seit Susan ins Krankenhaus gekommen war, hatten sich einige von ihnen darüber beschwert, daß er so wenig Zeit habe. Er sagte ihnen: «Susan und ich haben uns zusammengesetzt und darüber gesprochen, wie wir diese schwierige Zeit am besten bewältigen können. Dabei sind wir zu dem Ergebnis gekommen, daß es wahrscheinlich für uns beide am besten ist, wenn ich versuche, einen Teil meiner normalen Aktivitäten beizubehalten. Und wir tun wirklich alles, um mit ihrer Krankheit fertig zu werden.» Von da an zeigten seine Freunde Verständnis für ihn. Dies war eine weit bessere Lösung, als den Kritikern aus dem Weg zu gehen, denn es bedeutete, daß Sam seinen Freundeskreis – und damit auch die Unterstützung von Außenstehenden – behielt.

Neue Prioritäten setzen

Sobald die Diagnose feststeht, beginnen viele Krebspatienten und ihre Familien damit, ihre Prioritäten neu zu bestimmen. Der Schock, der uns überkommt, wenn wir plötzlich begreifen, daß wir sterblich sind, wirft ein völlig neues Licht auf unser tägliches Leben. Jemand, der die Krankheit überwinden und seine Lebensqualität verbessern will, ist in dieser Situation manchmal ratlos. Ich kenne Patienten, die zu mir sagten: «Ich weiß nicht, was ich mit mir anfangen soll. Früher habe ich sechs Tage in der Woche gearbeitet, aber jetzt ist mir meine Arbeit einfach nicht mehr so wichtig.» Sehr oft verlieren die Patienten und ihre Familien das Interesse an Werten, die mit Geld und Erfolg zusammenhängen. Oft tauchen neue Prioritäten auf, die den Platz der alten einnehmen – etwa die Begegnung mit anderen Menschen.

Manchmal geschieht es, daß ein Patient sein Augenmerk erst dann auf die Dinge richtet, die ihm wirklich wichtig sind, wenn es bereits zu spät ist. Ein Multimillionär sagte zu mir: «Jetzt liege ich hier im Sterben – aber wissen Sie, was ich machen würde, wenn ich noch einmal von vorn anfangen könnte? Anstatt soviel Zeit mit

Geldverdienen zu verschwenden, würde ich mich mehr um meinen Sohn kümmern . . .» Dieser reiche Mann war am Ende seines Lebens zu der Einsicht gelangt, daß sein Leben nicht besonders erfüllt gewesen war.

Die meisten Patienten und ihre Familien überdenken ihre Prioritäten schon früher, und dies ist vielleicht eine der positiven Auswirkungen des Krebses. Eine ernste Krankheit ist schon deshalb ein deutliches Signal, kürzer zu treten, weil man ihr einen gewissen Teil seiner Zeit widmen muß. Das bedeutet, daß man gezwungen ist, einige Aktivitäten aufzugeben und sich neue Prioritäten zu setzen. Fast immer wollen die Mitglieder der Familie jetzt mehr Zeit mit dem Patienten verbringen – Zeit, in der man sich nicht mit der Krankheit befaßt, sondern einfach zusammen ist.

So wie viele Leute, ohne nachzudenken, ihrer Arbeit einen hohen Stellenwert geben, verbringen viele andere ihre Freizeit mit Tätigkeiten, die sie nicht wirklich befriedigen. Wer sich entschlossen hat, sein Leben neu zu ordnen, wird gewöhnlich feststellen, daß es Dinge gibt, die er leichten Herzens aufgeben kann. Ein Mann, der sich sehr stark in einer Bürgerinitiative engagiert hatte, erzählte mir: «Ich habe mir diese Initiative noch einmal genau angesehen. Seit fünfzehn Jahren bin ich jede Woche hingegangen, aber seit einem Jahr habe ich mich dabei eigentlich nur noch gelangweilt. Ich glaube, daß ich schon alles beigetragen habe, was ich beitragen konnte – ich bin nur noch aus Gewohnheit hingegangen.» Er stellte seinen Posten in der Initiative gern zur Verfügung und hatte dadurch einen zusätzlichen Abend in der Woche frei, den er mit seiner Frau, bei der gerade eine Brustamputation vorgenommen worden war, verbringen konnte.

Walter Greenblatt wollte nicht nur mehr Zeit für seine Frau Carol, sondern auch für seine vier Kinder haben. Er legte großen Wert darauf, mit jedem von ihnen regelmäßig allein zu sein. Oft ging er mit ihnen zum Essen in ein Restaurant ihrer Wahl. Als seine Kinder auf dem College waren, fuhr er regelmäßig am Wochenende dorthin, um sie zu besuchen. «Ich lernte sie besser kennen als je zuvor», sagte er, «und das ist sehr gut – für sie wie für mich.»

Während manche neue Prioritäten gewöhnlich klar auf der Hand liegen, kann es geschehen, daß andere Lebensbereiche durch das

Auftauchen von Krebs völlig durcheinandergebracht werden. Patienten und Familienmitgliedern, die sich nicht ganz sicher sind, was sie am liebsten tun möchten, empfehle ich, sich folgende Frage zu beantworten: «Was für ein Gefühl hätte ich meinem Leben gegenüber, wenn ich heute sterben müßte?» Weitere gute Fragen sind: «Was ist mir wirklich wichtig gewesen?» – «Was habe ich erreicht?» – «Wen habe ich geliebt?» – «Was wird von mir bleiben, wenn ich tot bin?» Die Antworten auf diese Fragen werden Ihnen zeigen, was Ihnen tatsächlich wichtig ist und welche Bereiche Sie übergangen haben. Ein Wechsel der Prioritäten kann Ihre Lebensqualität heben, und das ist etwas, das einige Anstrengungen wert ist – ganz gleich, ob Sie noch zwanzig Jahre oder nur zwei Wochen zu leben haben.

Der Lebenswille

Nach meiner Erfahrung ist der Lebenswille nicht irgend etwas Magisches, Unberechenbares. Er ist vielmehr eine Energie, ein Verlangen, um das Leben zu kämpfen, *weil es etwas gibt, für das zu leben es sich lohnt*. Es ist ganz normal, daß ein Krebspatient nach seiner Diagnose diesen Willen für einige Zeit verliert. Der Schock und die Ungewißheit führen dazu, daß viele ihr Leben ein paar Wochen lang in der Schwebe halten, während sie sich mit dem Gedanken vertraut machen, daß sie krank sind. Der Patient denkt dann vielleicht eine Zeitlang: «Es hat ja doch keinen Zweck. Für mich ist alles zu spät.» Damit hört er auf, irgend etwas in sein Leben zu investieren. Sein Verhalten signalisiert jedem in seiner Umgebung, daß er keine Hoffnung mehr hat.

Normalerweise geht diese Phase jedoch vorüber. Wenn der Patient erst einmal seine Gefühle verarbeitet hat, akzeptiert er gewöhnlich die Tatsache, daß er Krebs hat, stellt sich darauf ein und beginnt, auf seine Genesung hinzuarbeiten. Von diesem Zeitpunkt an läßt sich erkennen, wie stark sein Lebenswille ist. Mit der größten Energie kämpfen immer diejenigen Patienten gegen die Krankheit an, die ein erfülltes Leben führen und das Gefühl haben, daß es noch vieles für sie bereithält.

Manche Patienten erleben eine Phase, in der sie ihre eigenen Tätigkeiten und Prioritäten einer genauen Prüfung unterziehen. Sie wachen morgens auf, denken an den Tag, der vor ihnen liegt und fragen sich: «Warum soll ich überhaupt aufstehen? Ich habe gar keine Lust auf all diese Sachen. Sie machen einfach keinen Spaß.» Diese Patienten haben jetzt, da sie an ihrer eigenen Sterblichkeit nicht mehr vorbeisehen können, eine wichtige Entdeckung in bezug auf ihr Leben gemacht. Ihr Lebenswille wird oft verstärkt durch ihre Entschlossenheit, eine bessere Lebensqualität anzustreben. «Was würde mir wirklich Spaß machen? Wodurch würde mein Leben einen Sinn erhalten?»

Ich ermutige solche Patienten, sich Ziele zu setzen, die drei Monate, sechs Monate und ein Jahr in der Zukunft liegen. Manchmal wenden sie ein, daß sie nicht mehr so lange leben werden, aber meine Antwort darauf ist, daß niemand genau weiß, wann er sterben muß. Angesichts dieser Ungewißheit ist es gut, Dinge zu haben, für die zu leben es sich lohnt, und Ziele, die in der Zukunft liegen, können erhebliche Energien mobilisieren. Ich habe todkranke Krebspatienten gekannt, die noch mehrere «Extramonate» gelebt haben, weil sie bei der Examensfeier oder der Hochzeit ihrer Kinder dabeisein wollten. Einer meiner Patienten starb erst, als er ein Manuskript fertiggestellt hatte, an dem er jahrelang gearbeitet hatte; es war, als habe er sich nicht erlauben können, vorher zu sterben. Solche Vorfälle beweisen die innere Kraft, die wir daraus schöpfen, daß wir auf etwas hinarbeiten, das uns viel bedeutet.

Die Familienmitglieder können dem Patienten keine Ziele setzen, aber sie können seine Pläne für die Zukunft unterstützen. Patienten, die es schlichtweg ablehnen, solche Pläne zu entwickeln, ziehen sich dadurch vielleicht vom Leben zurück. Ich habe viele Leute kennengelernt, die von dem Moment an, in dem sie ihre Diagnose erfuhren, resignierten: «Es hat keinen Zweck, daß ich mir einen neuen Anzug kaufe – ich werde ja doch keine Gelegenheit mehr haben, mich daran zu erfreuen.» Der Mann einer meiner Patientinnen wollte eine ausgedehnte Europareise planen, die ein Jahr nach ihrer Diagnose beginnen sollte, aber alles, was sie dazu sagte, war: «Du weißt doch, daß ich nicht mehr so lange im voraus planen kann.» Jemand mit einer solchen Einstellung mag unbewußt schon davon überzeugt sein, daß sein Leben vorbei ist. In einer solchen Situation muß er vor allen Dingen versuchen, etwas zu finden, das seinem Leben einen Sinn gibt und soviel Freude vermittelt, daß es sich für ihn lohnt, das Bett zu verlassen.

In seinen Studien über die Insassen von Konzentrationslagern hat Victor Frankl herausgefunden, daß es sich bei den Überlebenden um Menschen handelte, die es verstanden, ihrem Leben einen Sinn zu geben. Wenn dies der Fall ist, wird auch der Lebenswille gestärkt.

Krebs stellt eine schwere Krise dar – aber geht es im Leben nicht immer darum, sich ständig auf immer neue Veränderungen einzustellen? Ich glaube, daß wir uns, um zu überleben, fortwährend anpassen müssen, und solange wir leben, können wir uns durch das Leben selbst weiterentwickeln. Es gibt keinen Grund, warum wir in einer lebensgefährlichen Krise nicht in der Lage sein sollten, eine gute Lebensqualität aufrechtzuerhalten. Eine Krebsdiagnose ist nicht automatisch ein Todesurteil, das den Patienten und seine Familie dazu zwingt, allem zu entsagen.

Wie Sie emotionale Veränderungen beim Patienten unterstützen können

Von dem griechischen Philosphen Heraklit stammt der Satz: «Nichts ist von Dauer, mit Ausnahme des Wandels.» Unser ganzes Leben hindurch verändern sich sowohl unsere Umgebung als auch unsere Gefühle und Denkmuster. Jedes größere Ereignis bewirkt in uns einen Wandel, und so kann man damit rechnen, daß eine Krebsdiagnose beim Patienten und seiner Familie zu manchmal einschneidenden Veränderungen führt. In vielen Fällen muß sich die Familie zum erstenmal mit der Möglichkeit auseinandersetzen, daß eines ihrer Mitglieder sterben könnte, und allein schon diese Gedanke zieht eine Reihe von Auswirkungen nach sich. Ganz unabhängig vom Krankheitsverlauf finden im Patienten und in den Mitgliedern der Familie Veränderungen statt. Eine Familie, die hierauf vorbereitet ist, wird emotional in der Lage sein, damit fertig zu werden.

Wenn eine Familie sich bemüht, eine heilsame Atmosphäre zu schaffen, wird dies auch alle ihre Mitglieder beeinflussen; vor allem wird der Patient dazu ermutigt, sich auf positive Weise weiterzuentwickeln. Patienten, die auf ihre Umgebung eingehen, indem sie beschließen, aktiv zu ihrer Heilung beizutragen und mehr Verantwortung für ihr eigenes Leben zu übernehmen, können sich sehr verändern, und die Familie kann ihnen dabei helfen, indem sie diesen Wachstumsprozeß durch ihr Verständnis unterstützt.

Der Patient hat das Bedürfnis,
sich zu verändern

Im Krebs-Beratungs- und Forschungszentrum arbeiten wir mit Patienten, die sich in eine positive Richtung verändern wollen, weil sie glauben, daß ihnen dies helfen wird, wieder gesund zu werden. Sie wollen jene Verhaltensmuster ablegen, die für den Krebs mitverantwortlich sind. Sie wollen mit der Gewohnheit brechen, Gefühle wie Schmerz, Zorn und Verletzlichkeit zu unterdrücken, und lernen, auf ihre eigenen Bedürfnisse zu achten und die chronischen Depressionen sowie das niedrige Selbstwertgefühl zu überwinden, mit dem viele von ihnen bis dahin gelebt haben. Diese Patienten haben nach ihrer Diagnose den Entschluß gefaßt, alles in ihrer Macht Stehende zu tun, um die Chancen einer Heilung und die Qualität des Lebens, das noch vor ihnen liegt, zu verbessern. Andere Patienten arbeiten in ihrer Heimatstadt mit Therapeuten zusammen, wobei es sich oft um Berater handelt, die von uns ausgebildet wurden. Wieder andere stellen fest – auch wenn sie sich nicht in therapeutischer Behandlung befinden –, daß sich ihre Prioritäten nun, da ihnen ihre eigene Sterblichkeit vor Augen geführt worden ist, rasch verändern; sie haben begonnen, mehr von ihrem Leben zu erwarten, und bemühen sich jetzt, ihre Ansprüche zu verwirklichen.

Im Zentrum versuchen wir, den Patienten diese Veränderung zu ermöglichen, indem wir sie zu einer Haltung ermuntern, die manchen Familien anfangs Unbehagen verursacht und von ihnen vielleicht als «Egoismus» bezeichnet wird. Wir bestärken unsere Patienten jedoch in ihrem Bedürfnis, sich «ichorientiert» zu verhalten, das heißt, sich mehr um ihr eigenes Leben zu kümmern und es nicht ständig anderen recht machen zu wollen. Ein Patient, der diesen Schritt getan hat, hat ein höheres Selbstwertgefühl und leidet seltener unter Depressionen. Eigentlich fördern wir nicht Egoismus, sondern Selbstbewußtsein und den Kontakt mit den eigenen Gefühlen und Bedürfnissen. Diese Dinge zu lernen erfordert vom Patienten sehr viel Entschlußkraft und Energie; doch kann die Unterstützung einfühlsamer Familienmitglieder und Freunde in diesem Prozeß eine große Hilfe sein.

Wie sich die Veränderungen des Patienten
auf die Familie auswirken

Da die Familie ein System darstellt, bekommt sie als Ganzes die Auswirkungen zu spüren, wenn eines ihrer Mitglieder sich verändert. So ist es kaum überraschend, daß manche Familien ernstlich beunruhigt sind, wenn die Mutter zum erstenmal Wut zeigt, etwas verweigert oder darauf besteht, daß *sie* den Wagen braucht. Andererseits sind die Familienmitglieder im allgemeinen bereit, ihr zu helfen, wenn sie verstehen, was sie dadurch erreichen will. Aber auch dann ist es nicht leicht, positiv auf das veränderte Verhalten des Patienten einzugehen.

Zunächst einmal ist es verwirrend zu erfahren, daß der Patient in der Vergangenheit wie in der Gegenwart über eine ganze Reihe von Gefühlen verfügt, die er vielleicht noch nie zuvor zum Ausdruck gebracht hat. (Ein halbwüchsiger Sohn beispielsweise sagte über seinen Vater: «Wer *ist* dieser Bursche denn eigentlich?») Da der Patient lange bestehende Barrieren einreißt und eine Vielzahl von Gefühlen aufgestaut hat, werden diese darüber hinaus oft recht vehement geäußert. Für die Familie entsteht dabei manchmal der Eindruck, als sei ein Damm gesprengt worden und als werde sie selbst von einer Flutwelle überrollt. Getrieben von der Überzeugung, daß er, um gesund zu werden, lernen müsse, seine lange unterdrückten Gefühle herauszulassen, explodiert der Patient vielleicht schon bei scheinbar unbedeutenden Anlässen. Immerhin ist er all die Jahre hindurch nett, aufopfernd und immer hilfsbereit gewesen und hat eine Menge Druck abzulassen.

Es fällt den Familienmitgliedern viel leichter, mit dieser Entwicklung fertig zu werden, wenn sie verstehen, auf welche Weise sie dem Patienten hilft. Ich möchte an dieser Stelle noch einmal daran erinnern, daß unterdrückte Gefühle oft zu Depressionen führen, die wiederum das Immunsystem in Mitleidenschaft ziehen. So ist es, um mit den Worten des Jugendlichen auszudrücken, den ich bereits oben zitiert habe, «besser, daß Vater zwar wütend, aber immerhin da ist». Ein Patient, der selbstbewußter wird und seine Gefühle freier zum Ausdruck bringt, verbessert nicht nur seine

Aussichten auf Heilung, sondern legt außerdem den Grundstein für eine höhere Lebensqualität.

Auch für die ganze Familie ist es von Nutzen, auf die Veränderungen des Patienten positiv einzugehen. Wenn ein Familienmitglied seelisch nicht stabil ist, deutet dies oft auf Probleme innerhalb des gesamten Familiensystems hin. Es ist daher unwahrscheinlich, daß nur ein einziger Angehöriger des Haushalts mit Schwierigkeiten zu kämpfen hat. Wenn die Mutter also Selbstbewußtsein entwickelt, kann es sein, daß sich auch die anderen die Freiheit nehmen, bestimmter aufzutreten. Wenn eines ihrer Mitglieder gesünder wird, kann die ganze Familie davon profitieren.

Wie Sie lernen können, mit Wut umzugehen

Wenn wir anfangen, unsere Emotionen auszudrücken, ist eines der wichtigsten und nächstliegenden Gefühle wahrscheinlich die Wut. Der typische Krebspatient hat Schwierigkeiten gehabt, Wut zu empfinden und zu artikulieren, und daher wird dies für ihn und seine Familie neu und ungewohnt sein. Er selbst und seine Umgebung reagieren darauf wahrscheinlich mit Überraschung, und da er sich in einem Lernprozeß befindet, wird er zunächst Fehler machen und dieses Gefühl unangemessen ausdrücken. Manchmal wissen die Angehörigen dann nicht, wie sie auf dieses neue Verhalten reagieren sollen.

Wer lernt, mit seiner Wut umzugehen, macht häufig den Fehler, anderen Schuld zuzuschieben. Ein Patient, der seine eigenen negativen Gefühle entdeckt, beschuldigt vielleicht seine Umgebung und macht sie für alle möglichen Dinge in der Vergangenheit und Gegenwart verantwortlich. Dabei hält er sich oft nicht zurück, beschimpft andere und ist, kurz gesagt, ungenießbar. Die Schuldzuweisung kann aber auch subtiler sein; so kann es zum Beispiel geschehen, daß er sagt: «Du machst mich wütend», anstatt einfach nur festzustellen: «Ich bin wütend.» Die anderen Familienmitglieder versuchen anfangs gewöhnlich, Zugeständnisse zu machen, aber irgendwann kommt auch für sie der Augenblick, in dem sie *ihre* Gefühle ausdrücken – allerdings hoffentlich nicht, indem sie ihrerseits den Patienten in die Rolle des Schuldigen drängen. Ein Angehöriger könnte auf eine laute, wütende, anklagende Behauptung antworten: «Was du gerade gesagt hast, hat mich wirklich verletzt. Ich verstehe, daß du versuchst, deine Wut herauszulassen, und ich weiß, daß du auf mich wütend bist – aber ich habe das Gefühl, daß du jetzt zu weit gehst, und das tut mir weh. Ich will aber trotzdem, daß du dich weiter bemühst, mit deinen Gefühlen in Kontakt zu bleiben.» Eine solche Aussage gibt dem Patienten Rückhalt und bringt gleichzeitig die Bedürfnisse des Familienmitglieds zum Ausdruck.

Wenn der Patient ein Gefühl sehr intensiv äußert und unangemessen zu reagieren scheint, ist es vielleicht für die Angehörigen eine Hilfe, daran zu denken, daß ein Teil seiner Wut von Ereignissen in der Vergangenheit herrührt, mit denen sich der Patient bis jetzt nicht befaßt hat. Anders ausgedrückt: Nehmen Sie übermäßige Wut nicht persönlich, sondern betrachten Sie sie als Teil des Lernprozesses des Patienten. Diese Einstellung ist eine große Hilfe dabei, Geduld und Mitgefühl für seine Bemühungen zu entwickeln. Der Patient braucht ihr Verständnis. Die Dinge, die er tut, flößen ihm oft Angst ein, und insbesondere fürchtet er vielleicht, daß andere ihn ablehnen, wenn er seine negativen Gefühle offenbart. Manchmal fühlen sich die anderen Familienmitglieder tatsächlich angegriffen und wehren sich mit Bemerkungen wie: «Das geht zu weit! Hör sofort auf, dich so aufzuführen!» Durch eine solche Reaktion werden die schlimmsten Ängste des Patienten bestätigt, und das hat zur Folge, daß er denkt: «Ich wußte es ja! Ich darf meine Wut nicht zeigen – also werde ich es nicht wieder tun.» Damit ist er wieder am Nullpunkt angelangt: Er unterdrückt seine Gefühle, bemüht sich nicht mehr darum, seine Bedürfnisse durchzusetzen, er wird depressiv und geht wieder dazu über, seine Emotionen aufzustauen. Ebenso wie bei Schuldzuweisungen sollten die Familienmitglieder auch im Falle überzogener Reaktionen darauf achten, ihre eigenen Gefühle auszudrücken. Dies muß jedoch auf eine Art und Weise geschehen, die es dem Patienten ermöglicht, sich weiterhin mit seiner Wut auseinanderzusetzen.

Wie der Patient sein
Selbstbewußtsein wiedererlangen kann

Ein zweiter Bereich, an dem viele Patienten anfangen zu arbeiten, ist ihr Selbstbewußtsein. Wenn sie bisher immer «nette» Leute gewesen sind, die immer alles für andere gemacht und nur selten nein gesagt haben, sind sie jetzt gezwungen, sich anzusehen, wie dieses Verhalten ihr Leben beeinflußt hat und welchen Preis sie mit ihrer Gesundheit dafür gezahlt haben. Nun lernen sie vielleicht, mehr von anderen zu verlangen. Eine Frau, die bisher immer behauptet hat: «Es ist mir egal, welchen Film wir uns ansehen – ich richte mich nach dir», sagt jetzt plötzlich: «Ich will unbedingt *diesen* Film sehen.» Ein Mann, der immer alles aß, was man ihm vorsetzte, sagt jetzt zu seiner Frau: «Ich möchte heute abend Huhn» und äußert damit den ersten Essenswunsch in dreißig Jahren Ehe. Vielleicht geht er sogar soweit, Anweisungen zu geben, wie zum Beispiel: «Hol doch bitte meinen Anzug von der Reinigung ab!», auch wenn seine Frau es gewöhnt war, diese Aufgabe ihm zu überlassen. Es ist allerdings gut, wenn der Patient sich auf diese Art auch um persönliche Unterstützung bemüht – beispielsweise mit Sätzen wie: «Würdest du mir den Rücken massieren?»

Dies alles erscheint vielleicht sehr harmlos, aber wenn eine Familie daran gewöhnt ist, daß eines ihrer Mitglieder immer sanftmütig und zu Zugeständnissen bereit ist, kann eine solche Veränderung des Verhaltens schnell zu Verärgerungen führen. Manche versuchen, den Patienten zu bremsen, indem sie sagen: «Nun sei doch nicht immer so gierig!» Andere beklagen sich: «Was ist aus dem netten, liebenswerten Mädchen geworden, das ich geheiratet habe? Alles, was ich an dir geliebt habe, verändert sich!» Selbstbewußtsein bedeutet aber auch, daß man «weichere», verletzlichere Gefühle zeigt, und auch dies kann die Familie beunruhigen. Eine Frau erzählte mir: «Ich weiß auch nicht – Joe war immer so stark –, es gab nichts, das ihm etwas ausmachte. Und jetzt plötzlich weint er! Es sieht so aus, als würde er zusammenbrechen.» In unserer Kultur gilt es oft als Tabu, wenn Männer weinen – es ist «unmännlich». Aber Joe verhielt sich in diesem Fall weder unmännlich, noch war er dabei zusammenzubrechen. Er drückte lediglich seine Angst aus und zeigte, daß er Trost brauchte. Es ist jedoch für jeden von uns natürlich, verwirrt und besorgt zu sein, wenn jemand, den wir lieben, seine Verhaltensweise ändert. Man muß sich gut überlegen, ob man in diesem Fall der Versuchung nachgeben sollte, dem Patienten in aller Deutlichkeit zu sagen, er solle damit aufhören. Oft verschwinden diese Gefühle, wenn man mit einem Freund darüber spricht.

Während manche Familienmitglieder das selbstbewußte Auftreten des Patienten ablehnen, gehen andere so sehr darauf ein, daß diese Haltung für sie selbst zur Belastung wird. Wenn sich jemand durch die Ansprüche des Patienten eingeengt fühlt, hat er das Recht, nein zu sagen. Niemand muß jeden Wunsch erfüllen, nur weil ein Krebspatient darum gebeten hat. Für jemanden, der dabei ist, sein Selbstbewußtsein wiederzuerlangen, ist es unerläßlich, daß man ihm auch etwas verweigert, denn zum Selbstbewußtsein gehört auch die Fähigkeit, ein Nein zu akzeptieren. Jedesmal, wenn wir um etwas bitten, gehen wir das Risiko ein, daß es uns verweigert wird. Ich halte es jedoch für nötig, darauf hinzuweisen, daß der Patient an diesem Punkt aus verschiedenen Gründen möglicherweise auf Ablehnung sehr empfindlich reagiert. So mag jemand aus Gewohnheit erst dann um etwas bitten, wenn es unumgänglich ist; wenn dies der Fall ist, empfindet er das Nein als schweren Schlag. Andere Patienten haben sich angewöhnt, nur eine einzige Person (vielleicht den Ehepartner) um etwas zu bitten. Wenn beispielsweise eine Frau ihrem Mann den Rücken nicht massieren will, weil sie wirklich müde ist, dann kann es sein, daß er das Gefühl hat, niemand anderen darum bitten zu können. Das macht es ihm sehr schwer, die Nichterfüllung seines Wunsches hinzunehmen. In diesem Fall ist der Kreis derer, die ihn unterstützen, offenbar zu klein. Möglicherweise hat er sogar ältere Kinder, die ihm seine Bitte erfüllen könnten, und trotzdem hat er das Gefühl, sie nicht fragen zu können. Wenn der Patient auf Ablehnung sehr empfindlich reagiert, können ihm die anderen Mitglieder der Familie zu verstehen geben: «Ich weiß, daß du dich bemühst, selbstbewußter zu werden, und ich finde es in Ordnung, daß du Wünsche äußerst. Versteh aber bitte, daß ich sie nicht immer erfüllen werde.»

Beim Umgang mit einem Patienten, der sich bemüht, selbstbewußter zu werden, ist es wichtig, daß man sein Nein einfühlsam formuliert. Zum einen wird dadurch verhindert, daß allzu nachgiebige Familienmitglieder Ressentiments entwickeln. Zum anderen wird dadurch gesichert, daß die Mitglieder der Familie ihre eigenen Bedürfnisse, auf die sie natürlich ebenfalls ein Recht haben, nicht aus den Augen verlieren. Wenn diese nicht befriedigt werden, haben sie das Gefühl, daß ihnen etwas vorenthalten wird, und solche Menschen sind im allgemeinen nicht sehr gut in der Lage, anderen etwas zu geben. Letzten Endes hat der Patient dann darunter zu leiden. Jemand, der feststellt, daß er den Wünschen seiner Frau nur widerwillig nachkommt, tut gut daran, mit ihr darüber zu sprechen: «Ich merke, daß es mir immer schwerer fällt, auf deine Bitten einzugehen. Ich habe das Gefühl, daß ich etwas will, das ich nicht bekomme, und ich frage mich, was das sein könnte.» Diese Art der Kommunikation von seiten der Angehörigen gibt dem Patienten das Gefühl, selber etwas Konstruktives zum Wohlbefinden der Familie beizutragen, und das wiederum hat einen positiven Einfluß auf sein Selbstwertgefühl.

Wie sich das Gleichgewicht der Kräfte innerhalb der Familie verändert

Die zahlreichen Veränderungen, die der Patient durchmacht, wirken sich auf die gesamte Familie aus. Auf eine mögliche Folge will ich an dieser Stelle besonders hinweisen: die Veränderung im Gleichgewicht der Kräfte. Ein Ehemann, der es gewohnt ist, das Sagen zu haben, fühlt sich vielleicht bedroht, wenn seine Frau, die Patientin, sich nicht mehr so stark unterordnet und selbstbewußter auftritt. Dennoch kann dies auch für ihn besser sein. Wenn ein dominantes Mitglied der Familie alle Verantwortung auf sich nimmt, trägt es eine schwere Last und wird vielleicht angenehm überrascht sein, wie erleichternd es ist, wenn ihm jemand etwas davon abnimmt. Falls diese Ungleichheit zwischen Ehemann und Ehefrau besteht, kann sie außerdem die Vertrautheit ihrer Beziehung zerstören; wenn der Mann seine Gefühle genau prüft, wird er oft feststellen, daß es Zeiten gegeben hat, in denen er seine Frau verachtete, weil sie sich von ihm dominieren ließ. Dieses Fehlen von Achtung aber verhindert echte Nähe – ebenso wie die Schuldgefühle, die er seiner Frau gegenüber vielleicht empfindet. Auch sie können dazu beitragen, daß er sich – vielleicht ohne sich dessen bewußt zu sein – emotional von seiner Frau distanziert.

Wenn jemand selbstbewußter auftritt, verändert sich das Verhältnis der Familienmitglieder zueinander und damit oft auch das Gleichgewicht der Kräfte. Dies mag als bedrohlich und anstrengend empfunden werden – es kann sich jedoch letztlich positiv für jeden Beteiligten auswirken. Eine Familie, die dieser Entwicklung nicht aus dem Weg geht und sich mit den Gefühlen auseinandersetzt, die damit verbunden sind, hat die Möglichkeit, insgesamt gesünder zu werden. Wenn eine einschneidende Veränderung im Gleichgewicht der Kräfte zwischen den Ehepartnern eintritt, wird der Mann sich die Frage stellen müssen, ob er bereit ist, eine Frau als Ehepartner zu akzeptieren, die sich ihm nicht mehr in allen Dingen unterordnet, aber gesund ist *und lebt.*

Veränderungen, ja sogar positives Wachstum bringen Verwirrung und Probleme in die Familie. Man muß sich eine Zeitlang mit diesen Veränderungen auseinandersetzen, um ihre Vorteile erkennen zu können. Was die Veränderungen angeht, die durch die Diagnose und die Behandlung herbeigeführt werden, so kann es zwar sehr schwierig sein, sich direkt mit den damit verbundenen Gefühlen zu befassen, aber andererseits ist es ja nie einfach, einen ausgeglichenen Gemütszustand zu erreichen. Das Zusammenleben mit einem Patienten, der beschlossen hat, sein Leben anders zu gestalten, kann problematisch sein, denn es erfordert auch von seiner Umgebung einige Veränderungen.

Dieser Prozeß hat einige Ähnlichkeit mit den Dingen, die man zu Beginn eines Fitness-Programms durchmacht. Zunächst hat man Muskelkater und fragt sich: «Warum mache ich das eigentlich?» Auch bei genauerem Nachdenken hat man angesichts dieser Muskelschmerzen ja nicht das Gefühl, seiner Gesundheit etwas besonders Gutes zu tun. Diejenigen aber, die diese Anfangsschwierigkeiten überwinden und ihr Trainingsprogramm durchhalten, haben ein positives Ziel vor Augen und sind bereit, Schmerzen in Kauf zu nehmen, um es zu erreichen. Mit psychischen Veränderungen verhält es sich nicht anders – die Anfangsschwierigkeiten sind erträglicher, wenn man sich immer das Ziel seiner Anstrengungen vor Augen hält: ein erfüllteres, gesünderes Leben für den Patienten und die ganze Familie.

Was ein gesundes
Familienklima ausmacht

Je besser das emotionale Klima in einer Familie ist, desto besser wird diese auch damit umgehen können, wenn bei einem ihrer Mitglieder Krebs diagnostiziert wird. Dies war die zentrale Prämisse, von der ich in den zurückliegenden Kapiteln ausgegangen bin, und vor ihrem Hintergrund will ich nun zu definieren versuchen, was ein «optimales» Familienklima ausmacht. Sie sollten bitte nicht allzu bestürzt sein, wenn Ihre Familie diesem Bild nicht ganz entspricht. Wie ja schon das Wort «optimal» deutlich macht, sind diese «perfekte» Familie und die «ideale häusliche Umgebung» Zielvorstellungen, die sich nie völlig einlösen lassen werden. Auch die «beste» Familie wird in dem einen oder anderen Bereich hinter diesem Ideal zurückbleiben. Ich will Ihnen keineswegs einreden, daß Ihre Familie diesen Maßstäben gerecht werden müßte. Vielmehr möchte ich Ihnen Anhaltspunkte dafür geben, die Stärken und Schwächen Ihrer Familie festzustellen. Möglicherweise werden Sie dabei darauf stoßen, daß es Punkte gibt, um die sich Ihre ganze Familie besonders kümmern sollte. Denken Sie daran, daß schon das Bemühen um Veränderungen in einem Bereich eine Verbesserung des gesamten Familienklimas bewirkt, von der alle Familienmitglieder profitieren.

Meine Ausführungen in diesem Kapitel stützen sich auf Untersuchungen über die besonderen Kennzeichen gesunder Familienverhältnisse, die von W. R. Beavers und J. M. Lewis am Timberlane Psychiatric Hospital in Dallas durchgeführt wurden. Bei diesem Forschungsprojekt wurden einige Hauptmerkmale eines gesunden Familienklimas herausgearbeitet, die ich Ihnen im folgenden vorstellen möchte. Sie werden feststellen, daß ich dabei immer wieder von eher hinderlichen Kommunikationsmustern in der Familie ausgehe. Das hat seinen Grund darin, daß es sehr wichtig ist, ungesunde Beziehungsstrukturen deutlich zu machen. Halten Sie sich aber bitte vor Augen, daß es wohl kaum eine Familie gibt, bei der nicht in fast jedem Bereich einmal Schwächen auftreten. Wichtig ist jeweils der Schweregrad des Problems. Ebenso wichtig und förderlich ist es aber für jede Familie, daß sie ihre besonderen Stärken kennt.

Die neun Kriterien zur Einschätzung der Familiensituation, die ich Ihnen nun darstellen will, sind nicht nach Gewichtigkeit geordnet. Jedes von ihnen ist für die Qualität des Familienlebens gleich bedeutsam.

Eigenverantwortung

Ein Faktor, der die Familiensituation entscheidend prägt, ist das Maß an Verantwortlichkeit, das die einzelnen Familienmitglieder für ihre Handlungen und Gefühle empfinden. Wer Verantwortung von sich weist, zeigt dies oft in seiner Art, sich zu äußern. Wenn eine Frau sagt: «Nie führst du mich aus», schiebt sie damit die Verantwortung für ihre Freizeitgestaltung ihrem Mann zu. Sagt sie dagegen: «Ich möchte gern am Sonntagnachmittag einen Spaziergang im Park machen», steht sie sehr viel eindeutiger zu ihren Bedürfnissen. Vorwürfe in Form von Du-Sätzen sind oft ein Zeichen dafür, daß die Familienmitglieder einander die Zuständigkeit für ihr Wohl zuschieben, anstatt den Versuch zu machen, selbst ihre Probleme zu lösen oder ihre Gefühle und Bedürfnisse zu äußern. Ein möglicher Grund dafür ist, daß das einzelne Mitglied sich eine so direkte Äußerung wie «Das, was jetzt gerade passiert, paßt mir nicht» nicht zugesteht und statt dessen sagt: «Du machst mich unglücklich.»

Letztlich sind Du-Sätze meist Ausdruck davon, daß der Sprecher andere für sein Wohl verantwortlich macht. Er tut so, als wäre es Sache der anderen, seine Wünsche zu erraten und zu erfüllen. Andere sollen Entscheidungen für ihn treffen – und wenn etwas nicht klappt, sind die anderen schuld daran. In einer emotional intakten Familie werden die einzelnen Mitglieder viel häufiger

Ich-Sätze benutzen, in denen ihre eigenen Bedürfnisse, Gefühle, Vorlieben und Abneigungen zum Ausdruck kommen. Obgleich in einer solchen Familie ein hohes Maß an gegenseitiger Unterstützung herrscht, besteht eine ganz klare, grundlegende Übereinstimmung, daß es Sache des einzelnen Mitglieds ist, zu bestimmen, wie sein Leben aussehen soll.

Führungsverantwortung

In einer optimal funktionierenden Familie sind die Grenzen zwischen den Generationen klar abgesteckt. Für alle Familienmitglieder steht fest, daß die Eltern die Führungsverantwortung haben und daß sie diese als Team ausüben. Das besagt nicht, daß die Eltern immer dominieren oder autoritär bestimmen. Es bedeutet vielmehr, daß ihre Autorität so selbstverständlich gilt, daß sie ihr nur selten Geltung verschaffen müssen.

In einer intakten Familie teilen sich die Eltern typischerweise die Führungsverantwortung, indem sie einander als gleichberechtigte Partner behandeln und Entscheidungen gemeinsam fällen. Das heißt, daß nicht ein Elternteil dominiert, während der andere sich in allem unterordnet, wie es etwa der Fall ist, wenn die Mutter nie den Anordnungen des Vaters widerspricht. Daß die Eltern ein Team bilden, schließt nicht aus, daß es bestimmte Zuständigkeitsbereiche gibt, doch für anstehende Entscheidungen sind beide Eltern zuständig, und die Kinder wissen das.

Unklare Führungskompetenzen in der Familie zeigen sich häufig darin, daß die Kinder die Eltern gegeneinander «ausspielen» können, was wiederum nicht selten erhebliche Zwistigkeiten zur Folge hat. Außerdem streiten sich in solchen Fällen die Eltern oft endlos über Erziehungsfragen und prinzipielle Auffassungen.

Der Umgang mit der Außenwelt

Eine gesunde Familie ist nach außen hin offen. Alle Familienmitglieder gehen davon aus, daß ihnen nichts passiert, wenn sie sich in die Außenwelt hinauswagen. Auf der anderen Seite gibt es Familien, für die die Außenwelt gefährliches Terrain ist. In diesem Fall ist die Abhängigkeit der Familienmitglieder voneinander total und ausschließlich, und Gemeinsamkeit mit anderen wird weitgehend unterbunden. Oft bekommt man zu hören: «Wir kümmern uns selbst um unseren Kram» oder «Trau keinem, der nicht zur Familie gehört».

In einer intakten Familie gilt zwar Familiensinn als wichtig, aber es wird auch die Bedeutung anderer Beziehungen anerkannt. Die Eltern fühlen sich nicht bedroht, wenn ihre Kinder sich bestimmten Lehrern oder Lehrerinnen, Tanten, Onkeln, Nachbarn oder anderen Erwachsenen zuwenden. Auch Freundschaften mit anderen Kindern werden gefördert. In emotional weniger gesunden Familien werden solche Außenbeziehungen oft als eine Art Verrat empfunden. Die Außenwelt wird wegen ihrer unbekannten Gefahren gefürchtet. Wenn eine solche Familie sich mit einer Krise, wie sie eine Krebsdiagnose bedeutet, konfrontiert sieht, wird sie weiterhin davon ausgehen, daß ihre Mitglieder einander ohne Hilfe von außen alles zu geben vermögen, was sie an Zuwendung brauchen. Dadurch geraten die einzelnen unter einen enormen Druck. Die gesunde Familie hält zwar in Krisenzeiten eng zusammen, aber ihre Mitglieder sind es gewohnt, sich auch nach außen zu wenden und ein breiteres Netz von Beziehungen als Rückhalt zu haben.

Eigenständigkeit

In einer Familie, in der die Eigenständigkeit des einzelnen geachtet wird, verfügt jedes Mitglied über eine gute Selbstwahrnehmung. Es wird darin bestärkt zu äußern, was es denkt und fühlt. Wo dagegen Eigenständigkeit kein selbstverständlicher Wert ist, lernt der einzelne, bestimmte Gedanken und Gefühle nicht mitzuteilen.

Wenn etwa ein Familienmitglied sagt: «Ich bin traurig», wird ihm ein anderes entgegnen: «Warum bist du denn traurig? Du hast doch wahrhaftig keinen Grund, traurig zu sein – also sei fröhlich!» Familien, in denen Eigenständigkeit ein Wert ist, zeichnen sich hingegen dadurch aus, daß die Gefühle der einzelnen respektiert werden. Es werden auch häufiger echte Fragen gestellt, auf die keine bestimmte Antwort erwartet wird, also beispielsweise: «Wie ist das für dich?» – «Wie fühlst du dich dabei?»

Wo die Eigenständigkeit der einzelnen Familienmitglieder beschnitten ist, werden diesen oft bestimmte Erwartungen übergestülpt. So bekommt in unserem Beispiel das Familienmitglied, das seine Traurigkeit zeigt, zu hören, daß es dieses Gefühl nicht haben darf. Vielleicht wird ihm dann noch gesagt: «Warum kannst du nicht zufrieden sein wie Johnny?» Das heißt aber soviel wie: «Sei nicht du selbst, sei jemand anders.» Solche Reaktionen treiben es dem einzelnen aus, aufmerksam nachzuspüren, wer er ist und was er fühlt. Ein angemesseneres Eingehen auf eine solche Gefühlsäußerung wäre es etwa, genauer nachzufragen: «Traurig bist du? Weshalb? Erzähl.» So fühlt sich der Betreffende ermutigt, seine Gefühle zuzulassen und auszudrücken. Nur so ist die Basis für jedes Mitglied geschaffen, sich über sich selbst klarzuwerden. Nur in einem Familiengefüge, das individuellen Besonderheiten Raum läßt, kann sich der einzelne darin bestärkt fühlen, sich zu zeigen, wie er ist, kann er die Fähigkeit zur Auseinandersetzung mit sich selbst und zu selbstbestimmtem Handeln entwickeln.

Freie Meinungsäußerung

Mit der Achtung der Eigenständigkeit jedes einzelnen geht ein weiteres Merkmal emotional gesunder Familien einher: die positive Einstellung zur freien Meinungsäußerung. Es gibt keine «Linie», die für die ganze Familie verbindlich ist. In emotional weniger intakten Familien wird ein Mitglied, das seine persönliche Meinung zum Ausdruck bringt, nicht selten ignoriert oder ausgelacht. Das kann so weit gehen, daß die einzelnen es sich bald völlig abgewöhnen, eigene Ansichten zu haben, und die simpelste Frage nach persönlichen Präferenzen nur auf Apathie stößt. Erkundigt man sich freundlich: «Mögt ihr lieber Schokoladen- oder Vanilleeis?» murmelt jeder: «Ach, ich weiß nicht . . . egal . . . wie ihr wollt.»

Bei einem anderen Familientypus ist die Kommunikation nicht ganz so gestört, aber doch eingeschränkt. Hier ist die Meinungsäußerung zwar gestattet, aber sie findet vor dem Hintergrund statt, daß es nun einmal in bezug auf alle möglichen Dinge falsche und richtige Ansichten gibt. Ein Familienmitglied kann durchaus sagen: «Ich fände es schön, wenn wir Samstag mittag ein Picknick machen würden», aber die anderen werden erwidern: «Was für eine Schnapsidee! Am Samstag hat man im Haushalt zu tun.» In einer solchen Familie ist kein Raum für unterschiedliche Meinungen. Die einzelnen mögen zwar durchaus eigene Ansichten haben, aber es gilt das absolute Gebot, sich der einen richtigen Denkweise anzuschließen. Zwischenlösungen sind undenkbar.

Am gesündesten ist das Familienleben dort, wo individuelle Meinungen klar zum Ausdruck gebracht werden können. Sie stoßen dann zwar auf auf Widerspruch, aber dem einzelnen wird grundsätzlich eine eigene Meinung zugebilligt. Es wird auch nicht erwartet, daß sich alle auf eine Sicht einigen. Man geht davon aus, daß auch gegensätzliche Auffassungen gleichermaßen berechtigt sein können. Diese Achtung unterschiedlicher Standpunkte fördert die Entwicklung von Selbstwertgefühl und selbstbestimmtem Handeln bei den einzelnen.

Gefühlsäußerungen

Ein weiteres Zeichen dafür, daß die Familie die Autonomie des einzelnen anerkennt, ist die Selbstverständlichkeit von Gefühlsäußerungen. In manchen Familien unterbleibt die Kommunikation auf der Gefühlsebene fast völlig. Man tauscht Informationen aus, Tageserlebnisse und vielleicht auch noch Meinungen. Gefühle wie Trauer, Angst, Wut, ja selbst Freude und Zuneigung behält man hingegen für sich. Die Atmosphäre hat etwas Steriles. In anderen

Familien bleiben Gefühlsäußerungen auf ein bestimmtes Teilspektrum begrenzt. So mögen Freude, vielleicht auch noch Angst oder Traurigkeit zulässig sein, während Wut auf gar keinen Fall akzeptiert wird. Wenn ein Familienmitglied sich nicht an diese Grenzen hält und trotzdem Wut zum Ausdruck bringt, sind die anderen fassungslos, reagieren mit vorwurfsvollem Schmollen oder Rückzug. Wer seine Wut offen gezeigt hat, lernt seine Lektion rasch: Solche Gefühle behält er besser für sich. Auf der anderen Seite gibt es Familien, in denen negative Gefühlsäußerungen soviel Raum haben, daß die einzelnen fast ständig sauer aufeinander sind. Was hier allerdings meist ganz unter den Tisch fällt, sind liebevolle Gefühle. Sie gelten oft als zu «intim». So vermeiden es die Familienmitglieder, einander zu «nahe» zu kommen. Nicht selten ist in solchen Familien auch Angst unzulässig, was dazu führen kann, daß sie durch Wut maskiert wird. Jeder muß nach außen hin stark und unverletztlich auftreten und darf sich Angst oder zärtliche Gefühle kaum je zugestehen.

Die Reglementierung von Gefühlsäußerungen kann über viele verschiedene Mechanismen erfolgen. Am gesündesten ist natürlich ein Umfeld, in dem kein Gefühl unzulässig ist, wo Trauer, Freude, Angst, Wut und Liebe gleichermaßen offen und selbstverständlich ausgedrückt werden können.

Die Fähigkeit, Konflikte zu lösen

Intakte Familien tolerieren nicht nur unterschiedliche Meinungen, sondern sind darüber hinaus auch in der Lage, Konflikte zu einer Lösung zu bringen, wenn Entscheidungen gefällt werden müssen. Familien dagegen, deren emotionale Interaktionsfähigkeit eingeschränkt ist, können oft so schlecht mit Konflikten umgehen, daß gegensätzliche Meinungen gar nicht erst geäußert werden. So weiß etwa jeder, daß der Vater in einem bestimmten Punkt ganz feste Ansichten hat. Obgleich der Rest der Familie anderer Meinung ist, sagt niemand etwas, um keinen Streit heraufzubeschwören. In anderen Familien äußern alle ungehindert unumstößliche Überzeugungen, aber zugleich hat jeder das Gefühl: «*Meine* Sicht ist die einzig richtige, und wer anders denkt, der spinnt.» In diesem Fall werden Konflikte endlos weitergetrieben, indem jeder sagt: «Ihr liegt alle falsch, ich habe recht.» Alle sind außerstande, die subjektive Realität anderer zu sehen, und gehen davon aus, daß es einen absolut «richtigen Weg» gibt. Folglich wachsen sich Konflikte oft zu massivem Streit aus, der zu keiner produktiven Lösung führt, weil niemand bereit ist, von seinem Standpunkt abzurücken oder andere Meinungen gelten zu lassen.

In solchen zur Lösung von Konflikten unfähigen Familien werden also entweder überhaupt keine abweichenden Meinungen geäußert, oder jeder verficht seine Ansichten, ohne sich die der anderen überhaupt anzuhören. Dagegen ist es charakteristisch für intakte Familien, daß jeder seine Meinung äußern darf, auch wenn sie der anderer diametral entgegengesetzt ist. Außerdem werden in solchen Familien Äußerungen vermieden, die den Konflikt zuspitzen, also etwa: «Ich habe recht, und du liegst falsch!» Jeder hat das Recht, zu sagen: «So sehe *ich* die Sache. Ich mag mich irren, aber es ist meine Meinung. Du denkst offenbar anders darüber, und ich werde mir deine Meinung anhören.» Es ist zum Beispiel durchaus möglich, daß sich die Eltern für alle offensichtlich verschiedenen politischen Parteien zugehörig fühlen. Natürlich gehen ihre Ansichten auseinander, und sie diskutieren, aber jeder achtet das Recht des anderen auf eine eigene Meinung.

Die Fähigkeit zur produktiven Konfliktlösung kann in einer Familie, in der ein Mitglied an Krebs erkrankt ist, sehr wichtig werden. Ist die Familie intakt, werden beide Partner mehrere Ärzte konsultieren, um sich den besten herauszusuchen. Dabei kommt nicht selten heraus, daß der eine Teil für Dr. X ist, während der andere zu Dr. Y. das meiste Vertrauen hat. Obgleich beide ihrer Wahl ganz sicher sind, ist ihnen doch klar, daß sie davon abhängig ist, was jeder bei einem Arzt besonders wichtig findet. Der nicht krebskranke Partner wird im allgemeinen sein Argument darlegen, und es kann zu einer längeren Diskussion kommen, ohne daß ein Teil jemals sagen würde: «Ich habe recht. Du irrst dich. Du mußt es so sehen wie ich!» Schließlich wird in der Regel der Betroffene selbst den Arzt wählen, der ihm am besten erscheint, wobei es für beide keine Frage ist, daß die Entscheidung letztlich bei ihm liegt. Der Partner wird in seiner Reaktion erkennen lassen, daß er die Entscheidung des Betroffenen respektiert, indem er etwa sagt: «Gut, du weißt, ich hätte mich für Dr. Y entschieden, aber ich kann verstehen, daß für dich Dr. X besser ist, weil dir eben andere Dinge wichtig sind. Du kannst dich darauf verlassen, daß ich dich unterstütze, auch wenn ich anderer Meinung bin.»

Es gibt viele Bereiche, in denen es zu Konflikten zwischen dem Krebskranken und seinen Angehörigen kommen kann, so etwa in Fragen der Ernährung. Vielleicht entschließt sich der Krebspatient für eine strenge Diät, die eine Vielzahl von Ergänzungsstoffen beinhaltet. Ein anderes Familienmitglied mag dies für wenig sinnvoll halten. Dennoch wird es nicht sagen: «Das ist doch Quatsch mit diesen ganzen Vitaminen», sondern eher erklären: «Du weißt ja, daß ich anderer Meinung bin, was deine Ernährung anbelangt. Ich respektiere aber deine Sicht und deine Entscheidung, und wenn du das für wichtig hältst, mußt du es tun.»

Mitgefühl

Sehr wichtig ist es für den Krebskranken, daß die Angehörigen in der Lage sind, Gefühle zu verstehen und liebevoll mit ihnen umzugehen. Viele Familien akzeptieren zwar Gefühlsäußerungen, sind aber nicht in der Lage, mitfühlend zu reagieren. Vielleicht wird der Patient sagen: «Ich habe solche Angst.» Dann hilft es ihm wenig, wenn er zu hören bekommt: «Warum machst du dich verrückt? Du weißt doch, daß alles in bester Ordnung ist.» Möglicherweise wird der Kranke den Eindruck bekommen, mit dem Gefühl, das er auszudrücken versucht, abgelehnt zu werden. Oft werden Gefühle brüsk beiseite geschoben, indem etwa der Partner antwortet: «Angst hast du? Das ist doch völliger Quatsch.» In anderen Fällen weisen Angehörige Gefühle nicht direkt zurück, aber gehen andererseits auch nicht auf sie ein. Der Kranke sagt etwa: «Manchmal habe ich schreckliche Angst vor dem Sterben», und der Partner fährt nach einem kurzen «Ach ja?» in seiner Zeitungslektüre fort oder antwortet überhaupt nicht und geht leise aus dem Zimmer. Möglich ist auch, daß der Angesprochene etwas in der Art von «Das kann ich gut verstehen» antwortet, aber dabei jede warme emotionale Reaktion vermissen läßt.

In gesunden Familien werden emotionale Äußerungen mitfühlend angenommen. So könnte etwa in unserem Beispiel der Ehemann besorgt zuhören, wenn seine Frau von ihren Ängsten spricht, und antworten: «Ach Gott, das kann ich so gut verstehen. Das muß wirklich schlimm für dich sein. Ich wünschte, ich könnte das alles aus der Welt schaffen, damit du keine Angst mehr zu haben bräuchtest.» Eine weitere Form, sein Mitgefühl auszudrücken, wäre auch körperliche Zuwendung, indem er sich etwa zu ihr setzt und sie in den Arm nimmt.

Nähe

Mitgefühl ist eine wichtige Voraussetzung dafür, daß echte Nähe zwischen den Familienmitgliedern entstehen kann. In vielen Familien teilen die einzelnen einander kaum etwas über sich mit. Auch wenn sie es selbst anders sehen, entsteht zwischen ihnen keine wirkliche Nähe, weil sie ihre Gefühle nicht zeigen und nicht aufeinander eingehen. Oft haben die einzelnen Familienmitglieder enge und vertrauensvolle Beziehungen zu Freunden, aber zu Hause können sie solche Offenheit nicht zulassen – die Nähe wäre ihnen zu groß.

Im ungünstigsten Fall haben die Familienmitglieder überhaupt nichts, was sie verbindet, nicht einmal gemeinsame Werte. Sie leben, obwohl sie die Wohnung teilen, distanziert nebeneinander her. In anderen Familien gibt es gemeinsame Werte und Verhaltensregeln wie etwa eine ausgeprägte Leistungsmoral, aber keinen emotionalen Austausch.

In einer intakten Familie verbindet die einzelnen achtungsvolle emotionale Nähe. Sie geben zu erkennen, daß sie diese Nähe wollen, und bemühen sich darum, sie herzustellen. Gleichzeitig werden jedoch die Grenzen des anderen respektiert. So mag etwa der Krebskranke zu seiner Frau sagen: «Heute hatte ich ein trauriges Erlebnis», ohne daß sie sich verpflichtet fühlen muß, ihm zuzuhören. Sie kann erwidern: «Ich würde ja so gern mit dir darüber reden, aber ich habe gerade den Kopf so voll von meiner Arbeit, daß ich jetzt nichts anderes aufnehmen kann.» Da der Patient die Grenzen seiner Frau respektiert, wird er antworten: «Gut, dann geht es nicht», und sich jemand anderen suchen, mit dem er reden kann, vielleicht einen Freund. Diese Achtung den Bedürfnissen anderer gegenüber fördert langfristig die Entstehung echter Nähe. Wer meint, immer zuhören und auf den anderen eingehen zu müssen, wird mit der Zeit unterschwellige Aggressionen entwickeln, die es sehr schwer machen, noch emotionale Zuwendung zu geben.

In gleicher Weise wird in der gesunden Familie dem einzelnen Mitglied auch das Recht zugestanden, Dinge für sich zu behalten. Es kann vorkommen, daß der Patient sichtlich aufgewühlt von seiner Therapie nach Hause kommt, aber auf die Frage seiner Frau «Was ist denn mit dir?» antwortet: «Es beschäftigt mich, was in der Therapie passiert ist, aber ich will jetzt noch nicht darüber reden.» Statt ihn zu drängen, wird ihm seine Frau zeigen, daß sie für ihn da ist, und es dabei belassen.

Problematisch wird es natürlich dann, wenn jemand immer sagt: «Ich möchte darüber jetzt nicht sprechen.» Im allgemeinen hat jedoch in intakten Familien jeder das Recht, seine Gedanken und Gefühle den anderen mitzuteilen oder aber für sich zu behalten. Das Klima ist warm, herzlich und achtungsvoll und fördert so die Entstehung von Nähe. (Ich werde auf dieses Thema im Kapitel «Nähe und Zuwendung» noch nähereingehen.)

Ein Prüfstein für die
emotionale Gesundheit der Familie

Familientherapeuten, die zu einer Einschätzung der emotionalen Gesundheit einer Familie gelangen wollen, fordern oft alle Mitglieder auf, über einen bestimmten Zeitraum, also etwa eine Viertelstunde, gemeinsam eine bestimmte Aufgabe zu lösen. Währenddessen beobachten sie die Kommunikation. Die Aufgabe kann etwa darin bestehen, den nächsten gemeinsamen Urlaub zu planen. In einer gesunden Familie wird diese Diskussion etwa so beginnen:

«Na, ihr Lieben, was würdet ihr denn gern machen?»

«Weiß nich. Ich wollte schon immer mal in die Alpen fahren.»

«Ich nicht. Mir wäre Italien lieber – Strand und Sonne.»

«Nein, wenn ans Meer, dann lieber nach Griechenland.»

Zunächst wird jeder seine Wünsche äußern, aber dabei auch zuhören, was die anderen wollen. Wenn die Familie schließlich bei der Frage landet: «Wohin können wir fahren, damit jeder etwas von dem findet, was er sich wünscht?», ist sie auf dem richtigen Weg. Wie gut sie in der Lage ist, Konflikte zu verhandeln und zu einer Entscheidung zu führen, hängt davon ab, wieweit sie die Eigenständigkeit der einzelnen zu akzeptieren, ihre Gefühle zu achten und auf sie einzugehen vermag. Die Eigenständigkeit der Familienmitglieder drückt sich darin aus, daß jedes eigene Bedürfnisse hat. Diese Tatsache scheint auf den ersten Blick harmonische Team-Entscheidungen zu erschweren, ist aber in Wahrheit erst deren Grundlage. In jedem Team spielt der einzelne eine individuelle Rolle. Eine Fußballmannschaft, die nur aus Stürmern bestünde und in der niemand die restlichen Spielfunktionen übernähme, käme nicht weit. Eine intakte Familie ist ein funktionierendes Team, in dem jeder in seiner Individualität unangetastet bleibt.

Es ist mir wichtig, zum Schluß dieser Ausführungen noch einmal darauf hinzuweisen, daß die wenigsten von uns fruchtbare Kommunikationsformen in der Familie erlernt haben. Vielfach haben wir schon als Kinder ungünstige Verhaltensmuster übernommen, die wir, ohne es zu wissen, auch in unsere eigenen Familien hineintragen. Wenn Sie also Ihre Familie im Geiste an den genannten Kriterien gemessen haben und dabei feststellen mußten, daß sie nicht sehr gut abschneidet, dann seien Sie nicht zerknirscht – kaum eine Familie kommt diesem Ideal auch nur nahe, und keine entspricht ihm ganz. Die Krebserkrankung eines Familienmitglieds ist eine Situation, die Veränderungen begünstigt, wenn die Familie dazu entschlossen ist. Krisen werfen uns aus unseren eingefahrenen

Gleisen und geben uns die Möglichkeit, Dinge anders zu machen. Dennoch sollten Sie nie erwarten, daß Ihnen dies sofort perfekt gelingt. Wer sich als einzelner oder als Familie um Veränderungen bemüht, sollte sich stets vor Augen halten, daß dies immer ein Prozeß ist, der sich über lange Zeit erstreckt. Patienten, die zu uns ins Zentrum kommen, sagen wir gleich zu Beginn der Therapie, daß Veränderungen nicht von heute auf morgen möglich sind. Ebenso wird jede Familie, die sich auf einen Reifungs- und Gesundungsprozeß einläßt, feststellen müssen, daß dies ein langer Weg ist – aber auch einer, auf dem sie viele positive Erfahrungen erwarten.

Wie Sie besser
mit Stress umgehen können

Daß es Zusammenhänge zwischen Stress und Krankheit gibt, kann als gesichert gelten. Mittlerweile haben zahlreiche Untersuchungen bewiesen, daß seelische Stress-Reaktionen körperliche Prozesse in Gang setzen können, die ganz unmittelbar die Krankheitsanfälligkeit erhöhen. Wie ich bereits kurz angedeutet habe, sind diese Erkenntnisse für Krebskranke von großer Bedeutung. Da Stress zum Zusammenbruch des körpereigenen Abwehrsystems beitragen kann, muß es ein zentrales Moment aller Bemühungen um Gesundung sein, ihn besser bewältigen zu lernen.

Von den Wissenschaftlern T. H. Holmes und R. H. Rahe an der Universität Washington durchgeführte Untersuchungen zeigen, daß das Erkrankungsrisiko in besonders stressträchtigen Lebenssituationen oder unmittelbar danach besonders hoch ist. Nicht nur Krebs, sondern auch Bluthochdruck, Herzkrankheiten, Migräne, Infektionskrankheiten und Rückenschmerzen treten häufiger bei Personen auf, die in überdurchschnittlich großem Ausmaß Veränderungen oder Stress ausgesetzt sind. Jeder weiß, daß schmerzliche Ereignisse Stress bedeuten: etwa der Tod eines Angehörigen, Scheidung, Arbeitsplatzverlust. Holmes und Rahe konnten aber darüber hinaus aufzeigen, daß freudige Ereignisse – zum Beispiel Heirat, Schwangerschaft oder das Erreichen des Ruhestandes – ebenfalls mit beträchtlichem Stress einhergehen. Dieses Faktum läßt darauf schließen, daß *jede Veränderung*, sei sie positiv oder negativ, emotionale Konflikte in uns aufrührt, die sich körperlich auswirken können. Anders ausgedrückt: Wenn wir von Stress sprechen, meinen wir damit die Auswirkungen wichtiger Veränderungen unserer Lebensbedingungen ganz generell.

Stressträchtige Ereignisse können ganz unterschiedlich verarbeitet werden. Während der eine darauf gespannt ist und sich darauf freut, in den Ruhestand zu treten, ist es für den anderen eine Katastrophe. Viele Neurentner genießen ihre Muße, andere langweilen sich und fühlen sich nutzlos. Die meisten Leute glauben, daß sie den neuen Zustand gut finden werden, aber dennoch werden auch Sie vermutlich Fälle kennen, in denen auf das Ausscheiden aus dem Erwerbsleben bald eine Verschlechterung der Gesundheit folgte. Ebenso kann eine Scheidung, ein weiterer wichtiger Lebenseinschnitt, als bitter und vernichtend, aber auch als relativ friedliche und freundschaftliche Trennung erlebt werden. Kurz: Es läßt sich nur sehr schwer vorhersagen, wieviel Stress ein bestimmtes Ereignis für einen Menschen bedeuten wird.

Wir wissen, daß ein hohes Maß an Stress das Erkrankungsrisiko erhöht. Ferner wissen wir, daß eine Krebsdiagnose für den Patienten sehr einschneidende Veränderungen bedeutet – und somit erheblichen Stress. Vor diesem Hintergrund will ich Ihnen in diesem Kapitel Möglichkeiten an die Hand geben, in «Selbsthilfe» besser mit Stress umgehen zu lernen. Diese Verfahren spielen auch bei der Behandlung unserer Patienten im Zentrum eine große Rolle und haben schon vielen geholfen, extrem stressträchtige Lebensphasen besser zu überstehen.

Entspannung

Es versteht sich von selbst, daß eine Krebsdiagnose den Betroffenen in große Angst und Anspannung versetzt. Gewöhnlich stürzen Visionen auf ihn ein, in denen er sich einen langen, qualvollen Tod sterben und seinen Angehörigen schwer zur Last fallen sieht. Solche Ängste können zur Folge haben, daß er nicht schlafen kann und so seiner Gesundheit noch mehr schadet. Schlafmangel bewirkt körperliche Erschöpfung und einen Verschleiß der nervlichen Kräfte. Er zehrt Energien auf, die der Patient dringend gegen seine Krankheit aktivieren muß. Um diesem Stress entgegenzuwirken, kann der Kranke lernen, sich täglich einige Zeit zu entspannen und so sein ständiges ängstliches Kreisen um den

Krebs zu unterbrechen. Immer wieder berichten Patienten, die sich eine Entspannungstechnik angeeignet haben und sie regelmäßig anwenden, daß sie zu einer anderen Einstellung gefunden und wieder Kraft geschöpft haben. Sie fühlen sich, als wären ihre Batterien neu aufgeladen.

Ich möchte zunächst voranschicken, daß es sich hierbei nicht um Entspannung im herkömmlichen Sinne handelt, wie man sie findet, wenn man fernsieht, ein Gläschen mit Freunden trinkt oder Bridge spielt. Dieses Ausspannen ist etwas anderes als gezielte Entspannung. Die körperlichen Auswirkungen tiefer Entspannung hat Herbert Benson von der Harvard University in seinem Buch ‹The Relaxation Response› eingehend beschrieben. Wie aus seinen Ausführungen hervorgeht, haben bestimmte Entspannungstechniken spezifische positive körperliche Effekte, die durch Ausspannen im herkömmlichen Sinne in dieser Form nicht zu erzielen sind.

Zusammengefaßt legt Benson jedem Interessierten nahe, sich mindestens einmal, möglichst aber zweimal täglich zehn bis zwanzig Minuten Zeit zu nehmen, sich einen ruhigen Ort zu suchen, die Augen zu schließen und sich zu entspannen. So werden gewissermaßen alle Außenreize abgeschaltet. Manche Leute nicken dabei ein. Besser ist es allerdings, eine Art Meditationszustand zu erreichen. Ich empfehle hierfür Visualisierung als geeignetes Mittel. Wenn Sie die Augen schließen, sich entspannen und sich eine friedliche Situation vorstellen wie etwa ein Sonnenbad am Strand oder eine Ruhepause an einem kleinen Gebirgsbach, gleiten Sie langsam aus Ihrer Realität in eine Art «Grauzone» hinüber. Üben Sie, sich ganz in die vorgestellte Szene hineinzubegeben: Spüren Sie die Sonne warm auf Ihrer Haut, horchen Sie auf die Brandung oder das Plätschern des Baches, rufen Sie sich ins Gedächtnis, wie entspannt Sie in solchen Situationen waren und wie wohl Sie sich gefühlt haben. Wenn Sie das zehn bis zwanzig Minuten lang getan haben, hat Ihr Körper eine kleine Erholungspause genossen. Sie können aufstehen und sich wieder Ihren Alltagsbeschäftigungen zuwenden.*

* Eine genaue Anleitung zu dieser Übung finden Sie in dem Buch ‹Wieder gesund werden› von O. Carl Simonton und Stephanie Matthews Simonton und auf der ihm beigefügten Ton-Kassette.

Diese kurze und simple Übung hat tiefgreifende positive Auswirkungen auf Ihren Körper. Sie löst seine Überreaktion auf Stress auf. Wenn wir heute so häufig Stress-Probleme haben, so liegt das zu einem Teil an den primitiven Reaktionsmustern unseres Körpers. Das menschliche Nervensystem ist viele tausend Jahre alt, aber Zivilisationsstress ist erst eine relativ neue Erscheinung, mit der wir uns auseinandersetzen müssen. In der Urzeit hing das Leben der Menschen davon ab, daß sie bei Gefahr sofort körperlich in der Lage waren, zu kämpfen oder zu fliehen. Das menschliche Nervensystem trug dazu bei, indem es die Ausschüttung von Adrenalin und anderen Hormonen veranlaßte, um Energien zu mobilisieren. An dieser Körperreaktion hat sich bis heute nicht viel geändert, aber wir können diese Energien im allgemeinen nicht mehr abführen, indem wir kämpfen oder davonlaufen, sondern müssen bleiben, wo wir sind, und die Situation aushalten.

Da wir die unter Stress mobilisierten Energien nur so selten umsetzen, kann die Hormonausschüttung körperliche Schädigungen verschiedenster Art bewirken. Eine Möglichkeit ist, daß sich die Gefäße verengen und der Blutdruck erhöht – wir leiden unter Bluthochdruck. Übersäuerung des Magens kann Magengeschwüre zur Folge haben. Das sind noch längst nicht alle Gesundheitsstörungen, die wir zu befürchten haben, wenn sich die physischen Folgen von Stress über längere Zeit akkumulieren. Davor können wir uns jedoch schützen, indem wir diese körperlichen Stress-Erscheinungen regelmäßig abbauen. Eine solche Normalisierung tritt offenbar ein, wenn wir uns in einen tranceartigen Ruhezustand versetzen.

Obwohl in den östlichen Kulturen Meditationstechniken seit Jahrtausenden gepflegt werden, verstehen wir doch immer noch nicht völlig, auf welche Weise sie die Körpervorgänge regulieren. Offenbar hat dieser Effekt etwas damit zu tun, daß sich im Zustand innerer Entspannung die Hirnwellenaktivität verlangsamt. Der ganze Vorgang ähnelt dem körperlichen Erholungsprozeß, der stattfindet, während wir schlafen. Besonders interessant ist dabei, daß bei regelmäßiger Anwendung von Entspannungstechniken die Wirkung der einzelnen relativ kurzen Übung sehr lange anhalten kann. Das kommt daher, daß sich die gesamte Hormonproduktion und Drüsentätigkeit umstellt und auf ein normales Maß einpendelt. Aus diesem Grund empfehlen viele Gesundheitsexperten die tägliche Anwendung von Entspannungsverfahren als wichtige Vorbeugemaßnahme.

Im Zentrum legen wir allen unseren Patienten nahe, diese Möglichkeit zu nutzen. Entscheiden muß darüber natürlich letztlich der Betroffene selbst. Will er eine Entspannungstechnik praktizieren, kann die Familie ihn darin unterstützen. Zunächst ist es wichtig zu respektieren, daß er dazu einen richtigen Aufenthaltsort und eine gewisse Zeit zur Verfügung haben muß, in der er ungestört ist. Zweitens ist es gut, wenn der Patient dazu ermutigt wird, sich diese Zeit auch wirklich zu nehmen. Zum dritten ist es sehr hilfreich, wenn die Angehörigen den Patienten wissen lassen, daß sie seinen Entschluß für positiv halten: «Ich finde es wirklich gut, daß du auf diese Weise etwas für dich tun willst. Wie kann ich dich dabei unterstützen?» Eine ausgezeichnete Möglichkeit ist es, wenn der Ehepartner oder andere Familienmitglieder ebenfalls beginnen, Entspannungsübungen zu machen. Mit Sicherheit sind auch sie besonderem Stress ausgesetzt, und es wird auch ihnen guttun, wenn sie ihrem Körper Gelegenheit geben, sich zu erholen und zu regenerieren.

Obgleich Entspannung sehr angenehm ist, wird es nicht jedem leichtfallen, seinem Vorsatz treu zu bleiben und sie täglich zu praktizieren. Dazu gehört schon ein gewisses Maß an Selbstdisziplin, vor allem wenn man daran gewöhnt ist, die meiste Zeit aktiv und beschäftigt zu sein. Wenn die Angehörigen selbst auch wenigstens eine Zeitlang den Versuch machen, regelmäßig Entspannungstechniken anzuwenden, werden sie es besser verstehen, wenn es dem Patienten schwerfällt, die Übungen als selbstverständlichen Bestandteil in seinen Tagesplan einzubauen. Natürlich hilft es dem Kranken nicht, wenn man ihn behandelt wie ein Kind und ständig an ihm herumnörgelt, weil er es nicht schafft einzuhalten, was er sich vorgenommen hat. Besser ist es, wenn die Angehörigen sich mitfühlend zeigen und sich erkundigen, ob sie etwas dafür tun können, es ihm zu erleichtern. Wenn man Entspannungsübungen täglich praktiziert, werden sie schließlich zu einer selbstverständlichen Gewohnheit wie das Zähneputzen.

Körperliche Betätigung

Eine hervorragende Möglichkeit, Folgen von Stress abzubauen, ist auch körperliche Aktivität. Seit sich die Forschung überhaupt mit den Auswirkungen körperlicher Betätigung beschäftigt, hat sie immer wieder nachgewiesen, wie wichtig diese für die menschliche Gesundheit ist. Als 1921 die Wissenschaftler Silversten und Dahlstrom die Fallgeschichten von 86 000 Verstorbenen analysierten, fanden sie heraus, daß der Krebstod in Berufsgruppen am häufigsten war, die sich kaum körperlich betätigten, und daß umgekehrt Menschen, deren Arbeit ein hohes Maß an körperlicher Aktivität einschloß, am seltensten an Krebs starben. Diese Ergebnisse und andere wissenschaftliche Befunde, die besagen, daß Krebs bei weniger «zivilisierten» Völkern weit seltener auftritt, deuten darauf hin, daß wir es mit einer typischen Krankheit des Maschinenzeitalters zu tun haben.

Spätere Untersuchungen haben ergeben, daß die Korrelation von körperlicher Betätigung und niedriger Krebsrate mit großer Wahrscheinlichkeit damit zu tun hat, daß physische Aktivität Stress abzubauen und die Körpervorgänge zu normalisieren vermag. Bei Tierversuchen konnte festgestellt werden, daß hochgradigem Stress ausgesetzte Tiere weit seltener krank wurden, wenn sie die Möglichkeit hatten, diesen Stress körperlich abzureagieren. Viele derartige Befunde lassen darauf schließen, daß intensive körperliche Betätigung sowohl das Immunsystem anregt als auch eine Abfuhr körperlicher Stress-Effekte ermöglicht. Zwanzig bis dreißig Minuten Trimm-Training beschleunigen den Herzschlag und erhöhen die Sauerstoffaufnahme. Im Körper findet ein Prozeß statt, der sämtliche durch Stress bedingten hormonellen Folgen abbaut.

Worüber wir noch viel weniger wissen, ist der psychische «Reinigungsprozeß», der dabei gleichzeitig stattfindet. Wenn wir auch nicht genau sagen können, welcher Mechanismus diesem Effekt zugrunde liegt, ist doch eindeutig belegt, daß Menschen, die sich regelmäßig körperlich betätigen, weniger zu Ängsten und Depressionen neigen. Außerdem zeigen sie meist eine größere innere Ruhe und ein stabileres Selbstwertgefühl.

Es drängt sich also die Erkenntnis auf, daß auch körperliche

Aktivität ein wichtiges Moment der Genesungsbemühungen von Krebspatienten sein muß. Natürlich ist die körperliche Verfassung der Kranken sehr unterschiedlich, aber irgendeine Form physischer Aktivität ist fast immer möglich. Ich habe selbst beobachtet, wie Krebspatienten bereits wenige Tage nach schweren Operationen mit Hilfe ihrer Angehörigen einfache Bewegungsübungen für Arme und Beine durchführen konnten. Ein geeigneter Beginn sind oft auch kurze Spaziergänge, wobei Strecke und Tempo allmählich gesteigert werden. Andere Patienten, die ich selbst erlebt habe, fingen mit Jogging an und liefen schließlich Marathonstrecken. Ein Patient konnte es nach einer großen Operation kaum erwarten, wieder Tennis zu spielen. Er humpelte schließlich auf den Platz und begann, jeweils einige Minuten lang den Ball sachte gegen die Platzwand zu schlagen. Heute spielt er wieder täglich. Er freut sich sehr bei dem Gedanken, daß dies nicht nur eine Beschäftigung ist, die ihm Spaß macht, sondern daß sie ihm obendrein guttun.

Ausspannen

Wenn erholsame Freizeitaktivitäten auch nicht im gleichen Maße Stress abbauen wie tiefe Entspannung, haben sie doch zweifellos ihr Gutes. Ich empfehle meinen Patienten und ihren Partnern immer, sich konsequent jeden Tag eine bestimmte Zeit, am besten eine Stunde, dafür zu nehmen. Ob sie sie auf einen Sport wie etwa Tennis verwenden, Karten spielen, ins Kino oder essen gehen – wichtig ist allein, daß der normale Alltag für eine Beschäftigung unterbrochen wird, die einfach Spaß macht. Etwas ausschließlich für sich selbst zu tun, hat als solches schon einen therapeutischen Effekt. Es hat nichts mit «Egoismus» zu tun, wie noch immer viele Leute meinen, sondern ist eine Möglichkeit, für sich selbst zu sorgen.

Auch wenn der Patient möglicherweise angenehme Beschäftigungen braucht, denen er sich ganz allein widmen kann, tut es doch der ganzen Familie gut, wenn sie gemeinsame Formen erholsamer Freizeitgestaltung findet. Auf diese Weise können alle Familienmitglieder davon profitieren.

Gefühle ausdrücken

Gefühle frei ausdrücken zu können ist so wichtig für unsere Gesundheit, daß ich diesen Punkt schon mehrfach angesprochen und ihm das ganze siebte Kapitel gewidmet habe. Gefühle nach außen zu wenden ist aber auch etwas, das eindeutig unsere Reaktionen auf Stress beeinflußt. Deshalb will ich auch an dieser Stelle dieses Thema noch einmal aufgreifen.

Wie ich bereits erläutert habe, versetzt Stress unseren Körper in die Bereitschaft, zu kämpfen oder zu fliehen. Oft ist uns jedoch weder das eine noch das andere möglich. Auch wenn Sie bei einer Auseinandersetzung noch so wütend auf Ihren Chef sind, können Sie doch weder zuschlagen noch weggehen, noch ihm sagen, daß er Ihnen den Buckel runterrutschen soll. Sie müssen im Gegenteil ausharren und Ihre Gefühle zügeln. Gefühle herunterzuschlucken ist in unserer Gesellschaft überlebensnotwendig. Das Problem dabei ist, daß das Gefühl davon nicht verschwindet, sondern weiter in Ihnen rumort, bis Sie es schließlich irgendwie nach außen wenden. Wenn Sie es nun den ganzen Tag lang mit sich herumschleppen, ohne mit jemandem darüber zu reden, wird Ihnen vermutlich am Abend, wenn Sie sich in den Sessel setzen, um vor dem Essen noch die Zeitung zu lesen, die ganze Szene wieder hochkommen. Wenn Sie jetzt Ihre Gefühle noch immer nicht aus sich herauslassen, wird das Erlebnis Sie wahrscheinlich im Geiste weiter verfolgen, wobei Ihr Körper jedesmal beträchtlichem Stress ausgesetzt ist. Auf diese Weise durchleben Sie die gesamte körperliche Reaktion auf Stress, die mit einer solchen Konfrontation einhergeht, nicht einmal, sondern immer wieder.

Wenn Sie dagegen mit jemandem darüber reden können, was in Ihnen vorgeht, haben Sie die Möglichkeit, Ihre Gefühle zuzulassen. So kommt es eher zu einer Auflösung. Sie sagen vielleicht gleich beim Nachhausekommen zu Ihrer Frau oder Ihrem Mann: «Heute hatte ich vielleicht eine saublöde Auseinandersetzung mit dem Chef! Er sagt zu mir . . . dann sage ich zu ihm . . .» Indem Sie so Ihrem Ärger über den Vorfall Luft machen, können Sie wahrscheinlich verhindern, daß die Szene immer wieder zwanghaft vor Ihrem inneren Auge abläuft und Sie sich jedesmal innerlich aufregen. Entscheidend ist allerdings, *wie* Sie davon erzählen. Es macht einen großen Unterschied, ob Sie kühl und sachlich berichten oder ob Sie *zum Ausdruck bringen*, was Sie fühlen, sei es Wut, Angst oder was auch immer. Am meisten hilft es in der Regel, ganz direkt auszusprechen, was in einem vorgeht. Wenn ein Krebspatient sagt: «Ich habe solche Angst» und dabei auch wirklich die Angst spürt, dann wird am ehesten ein Teil seiner Gefühle «abgelassen». Das hat zur Folge, daß sich der hormonelle Aufruhr, den dieser seelische Stress bewirkt hat, wieder legen kann.

Angst ist ein Gefühl, das besonders viel Stress erzeugt, wenn man es unterdrückt. Gleichzeitig ist es aber nur normal, daß sich die Angehörigen eines Krebskranken ängstigen. Die Ehefrau, die sich bemüht, «tapfer zu sein» und niemandem etwas von ihren Ängsten zu zeigen, setzt sich also selbst nur noch mehr unter Stress. Besser wäre es, wenn sie einem guten Freund anvertrauen könnte: «Zu wissen, daß Jack Krebs hat, ist einfach schrecklich für mich. Ich habe solche Angst, daß er sterben könnte. Ich weiß nicht, was dann aus uns werden soll. Ich muß immer wieder daran denken, wie ich dann die ganzen Rechnungen bezahlen soll, und das macht mich völlig fertig.» Wenn sie ihre Angst auf diese Weise aus sich herausläßt, heißt das nicht, daß sie nicht gleichzeitig tapfer sein kann. Sie trägt aber dadurch viel dazu bei, den Stress, dem sie in dieser Situation ausgesetzt ist, zu mildern.

Wenn die Rede von «Wut ablassen» ist, denken die meisten Leute gleich an einen totalen Wutausbruch. Ich meine nicht, daß Wut nur auf diese Weise Ausdruck finden kann. Wenn sie nicht heruntergeschluckt und aufgestaut wird, läßt sie sich in der jeweiligen Situation meist relativ ruhig und ohne ein großes Donnerwetter äußern. Man kann etwa sagen: «Was du gerade gesagt hast, ärgert mich sehr . . .» Wer explodiert, hat meist seine Gefühle zu lange unterdrückt. Oft tragen Menschen, die generell jähzornig sind, eine gewaltige aufgestaute Wut mit sich herum, die auf ihre Kindheit zurückgeht. Wenn ihnen jemand in die Quere kommt, der sie reizt, nehmen sie es zum Anlaß, die Wut zu entladen, die eigentlich ihrem Vater gilt und die sie in sich hineingefressen haben, seit sie zehn waren. Ausbrüche dieser Art sind oft ein Zeichen dafür, daß eine Psychotherapie ratsam wäre.

Allgemein möchte ich jedoch Patienten und Angehörigen, die merken, daß ihnen Ängste und Stress zu schaffen machen, sagen: Denken Sie daran, daß es in dieser Krisenzeit wichtig ist, Ihre Gefühle auszudrücken, weil es die Folgen von Stress mildert und Nähe und Zusammenhalt in der Familie fördert.

Wenn die Bewältigung von Stress lebenswichtig wird, wie es bei einer Krebsdiagnose der Fall ist, sind Entspannung, körperliche Aktivität, Erholung und der offene Umgang mit Gefühlen die wichtigsten Entlastungsmomente. Aber auch viele weitere Ratschläge, die ich Ihnen in diesem Buch gebe, wirken in die gleiche Richtung, so etwa der Aufbau eines größeren Netzes von Personen, denen Sie sich anvertrauen können und die Sie unterstützen. Wenn Sie es dennoch nicht schaffen, mit dem Stress fertig zu werden, und vor allem, wenn Sie das Gefühl haben, daß ausgerechnet in dieser Situation aufgestaute Gefühle aufbrechen, sollten Sie in Erwägung ziehen, einen Therapeuten aufzusuchen. Er ist darin geschult, Klienten zu helfen, problematische Gefühle in den Griff zu bekommen und produktiv mit Stress umgehen zu lernen.

Bei allem, was ich über den Umgang mit Stress ausgeführt habe, bleibt doch als wichtigster Punkt, daß Sie zunächst einmal erkennen müssen, inwiefern Sie unter Stress stehen. Erst dann können Sie sich Gedanken darüber machen, wie Sie ihn am besten abbauen. Wenn bei einem Familienmitglied Krebs diagnostiziert wird, heißt das zwangsläufig, daß die ganze Familie einem erhöhten Maß an Stress ausgesetzt ist – einer Belastung, die noch zu all den normalen Alltagsproblemen hinzukommt. Auch wenn Sie vielleicht das Gefühl haben, gut damit fertig zu werden, wird es Ihnen doch helfen, einmal genau hinzusehen, was Sie zu Ihrer Entlastung tun und wie Sie sich auf die neuen Aufgaben und Prioritäten einstellen. Vor allem aber gilt: Vermeiden Sie in dieser Zeit alle unnötigen Belastungen – worum es in dieser Krisensituation geht, ist, Stress zu mildern, und nicht, sich zusätzlichen Stress zu schaffen.

Vom Umgang mit der Angst

Krebs, der ja auch manchmal als der Aussatz unserer Zeit bezeichnet wird, ist eine der gefürchtetsten Krankheiten unserer Kultur. Ein Hauptgrund dafür ist wohl, daß Krebs eng mit Tod assoziiert wird. Krebskranke leiden oft zusätzlich unter der Vorstellung, langsam und qualvoll dahinsiechen zu müssen und in dieser Zeit für ihre Angehörigen und Freunde zu einer schweren seelischen und finanziellen Bürde zu werden. Viele Patienten werden von solchen Ängsten geplagt, behalten sie aber für sich. Wenn sie versuchen, sie zu äußern, schieben ihre Angehörigen nicht selten diese Gefühle beiseite, indem sie sagen: «Hör auf mit dem Quatsch! Du wirst nicht sterben.»

Letztlich müssen wir alle sterben, die Frage ist nur, wann und wie. Damit will ich nicht sagen, daß der Krebskranke nicht in einer schlimmen und beängstigenden Situation ist. Ich möchte nur noch einmal darauf hinweisen, daß wir alle nie wissen, wie lange wir noch zu leben haben. Ein Teil des psychischen Schocks Krebskranker führt oft daher, daß sie sich zum erstenmal mit ihrer eigenen Sterblichkeit konfrontiert sehen. Patienten, die mit ihren Angehörigen über diese Gefühle sprechen können, werden meist leichter damit fertig, daß ihre Zukunft ungewiß ist.

Wenn die Patienten und ihre Angehörigen ihre anfängliche Angst vor dem nun plötzlich bewußt in den Bereich des Möglichen gerückten Tod überwunden haben, beginnen sie sich meist von dem weiteren Verlauf der Krankheit selbst zu fürchten. Die meisten Krebskranken haben Angst vor bestimmten Krankheitserscheinungen. «Werde ich Schmerzen haben? Werde ich abmagern? Wie wird sich mein Äußeres verändern? Werde ich zum Schluß dahindämmern und keine Kontrolle mehr über mich haben?» Die Ängste der Angehörigen kreisen meist um die schmerzliche Vorstellung, zusehen zu müssen, wie der geliebte Mensch leidet, und nichts dagegen tun zu können. Schon oft haben mir Ehepartner von Patienten gesagt, sie hätten Angst, diese Situation nicht durchstehen zu können. Sie trauten sich schlicht nicht die seelische Kraft zu, einfach nur dazusein un dem anderen beizustehen, wenn es nicht in ihrer Macht liegt, Abhilfe zu schaffen.

Unser Schreckensbild vom Krebs

Alle diese Ängste sind zwar natürlich und normal, aber oft nehmen sie übertriebene Ausmaße an. Schuld daran ist das Schreckensbild, das wir immer noch vom Krebs haben. Viele Leute halten Krebs grundsätzlich für unheilbar. Anderen jagen die immer wieder auftauchenden Gerüchte, Krebs werde möglicherweise durch ein Virus hervorgerufen, Panik ein. Solche ungesicherten Behauptungen führen im Verein mit alten abergläubischen Weisheiten immer wieder dazu, daß Angehörige jeden körperlichen Kontakt mit dem Kranken meiden und das Eßgeschirr nach jeder Benutzung auskochen. Das ist deshalb besonders schlimm, weil der Patient in besonders hohem Maße die Zuwendung braucht, die liebevolles Umarmen, Berührungen und körperliche Nähe bedeuten.

Die Angehörigen quält meist noch eine weitere Angst. Sobald bei einem Familienmitglied Krebs diagnostiziert worden ist, beginnen die anderen in der Regel, die Familiengeschichte auf weitere Krebsfälle zu durchforsten. Nun ist aber Krebs eine so häufige Krankheit, daß es wohl kaum eine Familie gibt, in der nicht schon einmal jemand an Krebs gestorben ist. In großen Familien mögen sogar mehrere solcher Fälle eingetreten sein. Obgleich solche Feststellungen also nicht anomal sind, führen sie doch oft dazu, daß die Angehörigen sich Sorgen um ihre eigene Gesundheit machen und ständig darüber grübeln, ob sie nicht selbst auch Krebs haben.

Der Hauptgrund für unsere Angst vor Krebst ist wahrscheinlich die Tatsache, daß wir die Krankheit noch immer nicht ganz durchschauen und ihren Verlauf nicht vorhersagen können. Auch eine schwere Krankheit ist weniger beängstigend, wenn man das Gefühl hat, sie verstehen und in gewissem Umfang kontrollieren zu können. Herzkrankheiten etwa sind mechanische Funktionsstörungen eines Muskels, der ähnlich funktioniert wie eine Pumpe, ein Mechanismus, der uns bekannt ist. Die Diabetes, die ebenfalls lebensbedrohlich werden kann, durchschauen wir nicht völlig (da wir nicht wissen, warum die Bauchspeicheldrüse des Diabetikers kein Insulin produziert), aber wir haben Mittel, mit denen wir sie in den Griff bekommen können. Krebs ist dagegen weit weniger gut erforscht, viel unberechenbarer und schwerer zu kontrollieren. Auch wenn der Patient sich erholt, muß er doch damit rechnen, daß die Krankheit möglicherweise in ihm weiterschlummert und irgendwann plötzlich wieder aufflammt. Ein so mysteriöses Phänomen erzeugt natürlich Unsicherheit. Wir wollen es gern aus der Welt schaffen. Da wir das nicht können, sind wir ratlos und frustriert. Diese Unfähigkeit, die Krankheit «abzustellen», setzt den Angehörigen oft so sehr zu, daß sie den Patienten meiden. Manche Leute sind durch eine Krebsdiagnose zum erstenmal überhaupt gezwungen, sich mit einem der fundamentalsten Elemente unseres Lebens auseinanderzusetzen: der Tatsache, daß es Dinge gibt, die wir nicht unter Kontrolle haben. Es ist nur natürlich, daß eine Welle von Unsicherheit und Angst in uns aufsteigt, wenn uns diese Erkenntnis so plötzlich trifft.

Wegen dieser Angst vor allem, was mit Krebs zu tun hat, war es bis vor kurzem üblich, daß Krebspatienten ihre Krankheit möglichst verheimlichten. In den letzten Jahren haben zahlreiche Veröffentlichungen, Diskussionen in den Massenmedien und die Aktivitäten von medizinischen Helfern und Selbsthilfegruppen einen Meinungswandel herbeigeführt. Auch prominente Krebspatienten haben dazu beigetragen, dieses Denken zu verändern, indem sie die Öffentlichkeit von ihren Krebsoperationen in Kenntnis setzten. Ihre Offenheit im Hinblick auf diese Krankheit, die bisher als etwas ganz Privates gegolten hatte, half vielen anderen Kranken, ebenfalls ihr Versteckspiel aufzugeben. Diese Entwicklung hat die Angst vor Krebs doch immerhin etwas verringern können. Krebskranke brauchen sich heute nicht mehr so isoliert zu fühlen wie früher.

Doch davon abgesehen ist das absolute Schreckensbild, das wir vom Krebs haben, zweifellos unangemessen. Es gibt Hunderte verschiedener Formen von Krebs, darunter viele mit günstiger Prognose. Viele Krebserkrankungen sind weniger schmerzhaft und machen uns weniger hilflos als andere schwere Krankheiten. Die Schmerzforschung hat uns Mittel und Wege an die Hand gegeben, mit diesem Aspekt der Krankheit fertig zu werden. Kurz: Krebs ist zwar zweifellos eine ernste Krankheit, die wir nicht verharmlosen dürfen, aber ihn generell als unerbittlichen Mörder zu betrachten ist nicht mehr gerechtfertigt.

Wer seine Angst unterdrückt, begibt sich in Gefahr

Bei alldem werden Krebspatienten und ihre Angehörigen immer mit einem gewissen Maß an Angst auf die Diagnose reagieren, und das ist nur natürlich. Fatal wird es erst dann, wenn sie dieser Angst nicht ins Auge sehen wollen. Je mehr wir uns bemühen, Angst zu vermeiden, desto größer wird diese Angst. Wer Angst nicht nur vermeidet, sondern ganz und gar verleugnet, läuft Gefahr, sich schließlich völlig irrational zu verhalten, weil die Angst in ihm so gewaltige Ausmaße angenommen hat. Außerdem erzeugt der Versuch, ein so reales und mächtiges Gefühl wie Angst zu verbergen, ein Gefühl der Entfremdung von anderen Menschen.

Angst zu verleugnen, kostet aber auch ein hohes Maß an Energie. Wer ständig damit zu tun hat, seine Angst nicht hochkommen zu lassen, ist irgendwann so erschöpft, daß er seine Alltagsaufgaben kaum noch bewältigen vermag. Die unterdrückte Angst denkt aber nicht daran, sich aufzulösen. Sie wird zum chronischen inneren Zustand, der ständig an den Kräften zehrt. Dieser Dauerstress wird schließlich zur Gefahr für die Gesundheit, indem er einen physischen Alarmzustand erzeugt: eine vermehrte Adrenalinausschüttung, die unser gesamtes endokrines (die innere Sekretion regelndes) Drüsensystem aus dem Gleichgewicht bringt. Obgleich wir noch immer längst nicht alles über die Tätigkeit der endokrinen

Drüsen wissen, steht doch fest, daß Störungen dieses Regulations-systems ein gesundes Zusammenspiel der körperlichen Abläufe immer schwerer machen. Es gibt Indizien dafür, daß solche Regulationsstörungen das Fortschreiten von Krankheiten beschleunigen.

Die körperliche und seelische Gesundheit leidet außerdem oft darunter, daß unterdrückte Angst schlafstörend wirkt. Sie kann entweder das Einschlafen erschweren oder dazu führen, daß der Betreffende, nachdem er eingeschlafen ist, mitten in der Nacht plötzlich mit Angstgefühlen aufwacht. Solche Schlafstörungen dürfen nicht auf die leichte Schulter genommen werden. Wer tage- oder gar wochenlang zu wenig schläft, wird schließlich mit körperlichen und seelischen Störungen reagieren. Das kommt vor allem daher, daß wir genügend REM(Rapid Eye Movement)-Schlaf brauchen. Die REM-Schlafphase ist die letzte unseres Schlafzyklus. Sie ist für die psychischen und physischen Abläufe gleichermaßen wichtig. Erste Mangelsymptome sind Reizbarkeit und schlechte Laune. Anhaltende Schlaflosigkeit kann sogar eine Psychose hervorrufen. Jeder Mensch, der nicht genügend schlafen kann, reagiert mit ernsthaften psychischen Störungen.

Außer schlechtem Schlaf gibt es noch weitere Anzeichen dafür, daß Patienten oder Angehörigen verleugnete Angst zu schaffen macht. Gewöhnlich kommt es zu übersteigerten Wutausbrüchen, die dem, was faktisch passiert ist, nicht angemessen sind. Manche Menschen werden übertrieben aktiv und arbeiten pausenlos. Auffällig sind auch zwanghafte Verhaltensweisen oder Grübeleien über alle möglichen Dinge. Zuweilen zieht sich der Betreffende zurück und ist für die übrige Familie emotional nicht ansprechbar. Alle diese Zustände tun niemandem gut, aber besonders schädlich sind sie für den Patienten, der seine gesamten Kräfte und Reserven für seine Genesung braucht.

Ein gutes Gegenmittel ist es, seine Angst zu zeigen und sich Unterstützung zu holen. Oft unternehmen Patienten oder Familienmitglieder einen solchen Versuch – und stoßen dann bei anderen ebenfalls auf Verleugnung: «Ach, mach dir keine Sorgen, es wird schon alles wieder gut.» Natürlich kann niemand wissen, wie es mit einem Krebskranken weitergehen wird, aber wenn dieser gedrängt wird, seine Ängste zu verleugnen, wird ihm das mit Sicherheit nicht guttun.

Die Familienmitglieder sollen offen sein für die Ängste, die der Erkrankte äußert. Wenn der Patient seine Angst überhaupt nicht zeigt, können vielleicht die im siebten Kapitel beschriebenen Hilfestellungen von Nutzen sein. Auch körperliche Berührungen erleichtern es oft, die eigenen Gefühle zuzulassen. Sie können den Patienten in den Arm nehmen und ihm sagen: «Das muß ja sehr beängstigend für dich sein.» Vielleicht macht ihm der körperliche Kontakt so viel Mut, daß er sich leichter seiner Angst stellen kann.

Angst ist eine ganz normale Reaktion auf eine lebensbedrohliche Krankheit. Unglücklicherweise impft uns jedoch unsere Kultur ein, *Angst vor der Angst* zu haben. Wir sind so darauf gedrillt, «positiv zu denken», daß viele Leute insgeheim befürchten, von der Angst überschwemmt zu werden und in ihr untergehen zu müssen, sobald sie sie zulassen und offen eingestehen. Das stimmt aber nicht: Wenn Angst erst einmal zugelassen und ausgedrückt worden ist, löst sie sich auf. Es ist hilfreich, sich vor Augen zu halten, daß Angst eine natürliche Reaktion auf Ungewißheit ist. Das Unbekannte ängstigt uns immer, und es gibt viele Schritte im Leben, von denen wir nicht wissen, wohin sie uns führen werden: der Studienbeginn ebenso wie die Geschäftsgründung oder die Eheschließung. In allen diesen Situationen ist ein bestimmtes Maß an Angst ganz normal und natürlich. Sie schadet uns nicht. Und ebenso natürlich ist es, daß Krebs als eine Krankheit mit ungewissem Ausgang im Patienten und seinen Angehörigen Angst hervorruft. Auch diese Angst ist als solche nicht gefährlich. Ich habe Patienten erlebt, die nach ihrer Diagnose beinahe von Ängsten aufgefressen wurden, die diese Gefühle zuließen und ausdrückten und denen es heute gutgeht. Angst wird nur dann gefährlich, wenn wir sie verleugnen.

Ein Mittel gegen die Angst: Wissen

Wenn Angst einmal zugelassen und ausgedrückt wurde, kann man ihr oft durch mehr Wissen wirksam begegnen. Wissen baut Unsicherheit ab. Dies ist der Kerngedanke, der viele kommunale Organisationen in den USA bewog, spezielle telefonische Auskunftstellen einzurichten, bei denen Patienten Informationen über ihre Erkrankungsform erhalten. Andere Organisationen sind in erster Linie bemüht, Betroffenen die Möglichkeit zu geben, andere Krebspatienten kennenzulernen, mit ihnen Informationen auszutauschen und über ihre seelischen Reaktionen zu sprechen. Häufig besteht der wichtigste Beitrag zu dem Mehr an Wissen und Mut, das diese Gruppen vermitteln wollen, darin, daß sie Betroffene vorstellen und berichten lassen, die selbst weit genug genesen sind, um wieder ein erfülltes Leben führen zu können. Die Gelegenheit, mit anderen Patienten zusammenzusein, wirkt ungewöhnlich angstmildernd. Oft genug haben die Betroffenen bis dahin noch nie jemanden gekannt, der Krebs hatte und nicht daran gestorben ist.

Kontakt zu anderen Krebspatienten kann sich in vielerlei Hinsicht positiv auswirken. Viele Kranke haben mir erzählt, daß sie sich trotz der Unterstützung, die ihre Angehörigen ihnen boten, unsäglich allein mit ihrer Situation fühlten. Letztlich läßt sich das, was sie erleben, nur mit anderen teilen, die selbst Krebs haben oder hatten. Bob Gilley drückte diese Erfahrung seiner Frau gegenüber so aus: «Ich weiß, du liebst mich, aber du bist da draußen, und ich bin hier in meinem Körper mit dem Krebs.» Für einen Patienten, den die Nebenwirkungen der Chemotherapie sehr deprimieren, kann es überaus tröstlich sein, wenn er einen anderen Patienten sagen hört: «Es war einfach schrecklich für mich, als mir die Haare ausgingen» oder «Meine Güte, war ich schwach und fertig, als sie mir dieses Mittel gegeben haben». Genesene Patienten können ihre Freude miteinander teilen und deprimierten Kranken, die ängstlich ihrem weiteren Schicksal entgegensehen, Auftrieb geben. Die Mitglieder der Selbsthilfeorganisation *Reach to Recovery* achten sehr darauf, möglichst wohl auszusehen und innerlich in guter Verfassung zu sein, wenn sie Frauen nach Brustamputationen besuchen. Sehr oft geht es der Patientin besser, wenn sie eine Zeitlang mit einer gesunden, vitalen Frau voller Lebensfreude zusammensein konnte, die sie tröstete: «Ich weiß gut, wie Ihnen zumute ist. Nach meiner Operation hatte ich riesige Angst.» Wenn die Besucherin dann geht, hat sie der Patientin in einer Weise neuen Mut und neue Kraft geben können, wie dies einem «Außenstehenden» wohl nicht möglich gewesen wäre. Nicht minder wichtig für die Frischoperierte ist aber auch die Entdeckung, daß sie mit ihren Gefühlen keineswegs allein ist.

Angstlindernd ist es auch, über die medizinischen Maßnahmen Bescheid zu wissen. Viele Leute haben, oft aufgrund von Kindheitserlebnissen, geradezu phobische Angst vor ärztlicher Behandlung überhaupt. Es kommt vor, daß wir uns vor speziellen Maßnahmen aus Gründen fürchten, die uns selbst nicht bewußt sind. Ich habe das vor einigen Jahren am eigenen Leib erlebt, als ich nach einer Niereninfektion nachuntersucht werden sollte. Für die Röntgenaufnahmen war die Injektion eines Kontrastmittels nötig, von dem ich wußte, daß es in extrem seltenen Fällen eine anaphylaktische Schockreaktion in Form von Benommenheit, Ohnmacht, Übelkeit und Herzrhythmusstörungen auslösen kann. Obgleich diese Reaktion so selten vorkommt, hatte ich solche Angst, daß ich in der Nacht vor meinem Untersuchungstermin nicht schlafen konnte. Ich bestand darauf, den Arzt noch vor der Untersuchung sprechen zu dürfen, und bat ihn, mir ganz genau zu erklären, was geschehen würde. Dann verlor ich vor lauter Angst völlig die Fassung und fing an zu weinen.

«Was ist denn?» fragte er mich. «Sie haben ja solche Angst.» Plötzlich ging mir auf, was hinter meiner Panik steckte. Einige Jahre vorher hatte ich in einer Klinik an einem Krebsprojekt mitgearbeitet. Eine Patientin hatte bei dieser Untersuchung einen schweren anaphylaktischen Schock erlitten und war gestorben. Diese Komplikation ist aber wirklich extrem selten, und ich hatte bis dahin keine Ahnung gehabt, daß dieses Erlebnis meiner Angst zugrunde lag.

Der Arzt war sehr einfühlsam. Er erklärte mir ausführlich, daß mir so etwas nicht passieren könne, zeigte mir sämtliche Wiederbelebungsgeräte im Raum und sagte, er würde nicht von meiner Seite weichen. «Auf gar keinen Fall kann Ihnen so etwas zustoßen», beruhigte er mich. «Ich will Ihnen sagen, was ich täte, wenn ich auch nur die geringste Reaktion bemerken würde.» Er erklärte mir seine gesamten Notfallmaßnahmen. Sobald ich ganz genau über das Verfahren Bescheid wußte, vor dem ich mich so gefürchtet hatte, konnte ich mich entspannen und es ohne Probleme über mich ergehen lassen.

Sehr häufig beruht die Angst vor ärztlichen Maßnahmen wie in meinem Fall auf einer in dieser Form nicht begründeten Voreingenommenheit. Diese Ängste lassen sich auch durch Informationen oft nur mühsam abbauen. So haben manche Patienten schlimme Geschichten über die Chemotherapie gehört. Ich habe selbst erlebt, wie Patienten schon so ängstlich in die Klinik kamen, daß sie in Ohnmacht fielen oder ihnen übel wurde, ehe die Behandlung überhaupt begonnen hatte. Auch Routinemaßnahmen wie Blutabnehmen oder Tropfernährung können sehr angstbesetzt sein. Häufig beruht diese Angst auf Kindheitserinnerungen oder ungenauen Vorstellungen von dem, was einem bevorsteht. In allen diesen Fällen ist es am besten, vorher mit dem Arzt zu sprechen und sich möglichst genau über den jeweiligen Vorgang informieren zu lassen.

Hilfreich ist es auch, die eigene Angst näher zu hinterfragen. Was genau fürchte ich an diesem Medikament? Ist es die Vorstellung, keine Kontrolle mehr zu haben? Ist es Mißtrauen gegen Ärzte generell? Hat es in meiner Familie negative Erfahrungen gegeben? Angst hat fast immer eine konkrete Grundlage. Einer meiner Patienten hatte einen Bruder verloren, weil dieser vom Arzt falsch behandelt worden war. Hätte er das richtige Medikament erhalten, wäre er vermutlich nicht gestorben. Nachdem wir darüber geredet hatten, beschloß der Betreffende, mit dem Arzt über seine Angst zu sprechen. Er erklärte ihm: «Ich habe einmal schlechte Erfahrungen mit Ärzten gemacht, und ich brauche besonders viel Sicherheit und Unterstützung. Mein Bruder bekam ein verkehrtes Medikament und ist daran gestorben. Ich muß ganz sichergehen, daß Sie mir nichts geben, ohne vorher mit mir darüber zu sprechen.» Es stellte sich heraus, daß der Arzt gern bereit war, mit ihm alle Therapiemaßnahmen zu erörtern. In solchen Fällen versetzen erst die Erkenntnis und das Verständnis seiner eigenen Ängste den Patienten in die Lage, sich die notwendige Unterstützung zu holen.

Wer nachdrücklich seine Ärzte um Informationen bittet, wird oft feststellen, daß er sich vor etwas gefürchtet hat, was wahrscheinlich nicht eintreten wird. Ein gutes Beispiel hierfür sind die Nebenwirkungen der Chemotherapie. Viele Patienten haben Angst vor möglichen Folgeerscheinungen und glauben, daß bei allen Behandelten das gesamte Spektrum an Nebenwirkungen auftritt. Das stimmt aber ganz und gar nicht: Zehn Menschen können auf dasselbe Medikament zehn verschiedene Reaktionen zeigen. Manchen Patienten wird von der Chemotherapie übel, anderen überhaupt nicht. Ebenso ist die Schmerzschwelle von Patient zu Patient verschieden. Wer sich vor extremen Nebenwirkungen fürchtet, hat vielleicht etwas vor Augen, was gar nicht auf ihn zukommt. Wegen dieser verbreiteten Ängste halte ich es für gut, wenn der Patient vor Beginn der Behandlung mit dem Arzt spricht. So kann er versuchen, in Erfahrung zu bringen, welche Nebenwirkungen möglich sind und was der Arzt tun kann, um sie zu mildern.

Schließlich ist es im Hinblick auf die Angst sehr wichtig, über den eigenen Körper Bescheid zu wissen. Patienten, die sich gut erholen und immer weiter genesen, leben ständig in der Angst vor einem Rückfall. Leider ist diese Angst nicht unbegründet. Vor diesem Hintergrund lösen alltägliche Beschwerden wie ein Tennisarm, Rückenschmerzen oder eine Grippe sofort den Alarm aus: «Da ist der Krebs wieder!» Wir, die wir täglich mit Krebskranken arbeiten, kennen dieses Phänomen nur zu gut: Wir neigen selbst dazu. Wer ständig mit solchen Ängsten beschäftigt ist, sollte einen Arzt aufsuchen. Die Mühe lohnt sich, wenn sie einen von diesen ständigen Befürchtungen entlasten kann.

Wege, mit Angst fertig zu werden

Während der Weltwirtschaftskrise mahnte Franklin D. Roosevelt die amerikanische Nation: «Das einzige, was wir zu fürchten haben, ist die Angst selbst.» Diese Worte mögen geeignet gewesen sein, Panik im Bereich der Wirtschaft zu verhüten, aber einem Krebskranken würde ich davon abraten, sie zu beherzigen. Angst vor der

Angst zu haben, heißt, sie zu verleugnen. Angst kann aber nur der überwinden, der sie zuläßt. Sobald wir uns der Angst stellen, können wir Wege finden, sie zu lindern oder zumindest mit ihr leben zu lernen.

Eine der bewährtesten modernen Techniken der Angstüberwindung ist die Desensibilisierung. Der Betreffende versetzt sich dabei zunächst in einen Entspannungszustand und stellt sich dann die beängstigende Situation so detailliert wie möglich vor. Durch diese Visualisierung läßt er die Angst zu, anstatt sie zu leugnen. Dieser Prozeß allein bewirkt bereits eine Reduzierung der Angst. Der Patient kann sich etwa vorstellen, wie er zur Behandlung kommt, und sich dabei jede nur mögliche Unterstützung zuteil werden lassen: Angehörige sind bei ihm, das Klinikpersonal ist verständnisvoll und hilfsbereit usw. Er kann auch noch die Behandlung selbst visualisieren, wobei er sie im Geiste so angenehm wie irgend möglich erlebt. Schließlich sollte er sich vorstellen, wie er aus der Behandlung hervorgeht, ohne irgendwelche Nebenwirkungen zu spüren.

Die Angst, ihre Krankheit könne sich verschlimmern, führt bei vielen Patienten zu einer Art «negativer Visualisierung». Der Patient, dessen Hals schmerzt, denkt sofort: «Wenn sich mein Krebs nun ausbreitet?» Er stellt sich vor, was mit ihm los sein könnte, und entwirft ein negatives Bild, das oft erschreckend ist. Ich möchte jedem Kranken, der merkt, daß er zu solcher Schwarzmalerei neigt, raten, jedesmal sofort innezuhalten und sich dreißig Sekunden Zeit dafür zu nehmen, sich ein positives Gegenbild vorzustellen. Auch wenn er nicht weiß, ob es wirklich Krebs ist oder ob er sich nur einen steifen Hals geholt hat, kann er sich vorstellen, wie seine gesunden weißen Blutkörperchen an die betreffende Stelle strömen, um den Feind aufzuspüren und unschädlich zu machen. Es hilft, wenn er sich dabei sagt: «Gut, ich habe Angst, und ich habe dieses Bild im Kopf. Aber es gibt auch eine andere Möglichkeit.» Viele Patienten haben mir berichtet, daß diese Technik ihnen geholfen hat, ihre Angst vor einem Rückfall zu überwinden. Sie läßt sich aber auch erfolgreich bei anderen Ängsten anwenden.

Intensive und detaillierte Vorstellungsbilder helfen nicht nur gegen Angst, sondern können auch dazu dienen, Nebenwirkungen in den Griff zu bekommen. Wenn sich das körpereigene Abwehrsystem auf geistigem Wege beeinflussen läßt, gilt dies oft auch für andere Vorgänge im Körper wie etwa Übelkeit. Einer meiner Patienten reagierte zunächst mit starker Übelkeit auf die Medikamente, die er einnehmen mußte. Mit Hilfe von Vorstellungsbildern gelang es ihm, diesen Nebeneffekt weitgehend zu lindern. Er stellte sich vor, wie das Medikament durch die Speiseröhre in seinen Magen gelangte. Im Magen selbst dachte er sich einen kleinen Kreis, den er das «Übelkeitszentrum» nannte. Er malte sich nun aus, wie das Medikament den Kreis passierte, ohne ihn zu berühren, so daß ihm nicht schlecht zu werden brauchte. Tatsächlich wurde ihm wesentlich weniger übel. Andere Patienten setzten Visualisierung erfolgreich gegen andere Nebenwirkungen ein. Wer Angst vor dem Kräfteverlust durch die Chemotherapie hat, kann sich etwa vorstellen, wie die Wirkstoffe das gesunde Gewebe unangetastet lassen. So kann man gut der verbreiteten Vorstellung begegnen, daß die chemotherapeutischen Mittel, die ja als eine Art Gift fungieren, alle Zellen angreifen, die ihnen in den Weg kommen. Tatsächlich vertreten heute viele Zellbiologen die Auffassung, daß normale Zellen diese Chemikalien weit weniger gut aufnehmen als entartete.

Die Möglichkeiten, Visualisierung zur Überwindung von Angst einzusetzen, sind praktisch unbegrenzt. Weitere Beispiele finden Sie in den Kapiteln «Wie Sie besser mit Stress umgehen können» (S. 168 ff) und «Was tun bei Schmerzen?» (S. 267 ff). Entscheidet sich der Patient für solche Visualisierungstechniken als Mittel der Angstbewältigung, können ihm die Angehörigen dabei eine große Hilfe sein, indem sie ihn in seinem Vorhaben unterstützen und bereit sind, mit ihm über seine Gefühle zu reden.

Viele Menschen finden in religiösen oder spirituellen Überzeugungen eine wichtige Entlastung. Natürlich wird man sich in lebensbedrohlichen Situationen immer eher fragen: Worin besteht der Sinn des Lebens? Gibt es nach dem Tod noch etwas anderes? Diese Fragen sind schon so alt wie die Menschheit. Es gibt darauf keine letztgültigen Antworten. Viele Leute halten sich jedoch an ein System von Glaubenssätzen, das ihnen eine Antwort gibt. Da der Tod etwas so Ungewisses ist, kann es seelisch sehr erleichternd sein, sich mit solchen überlieferten Überzeugungen zu beschäftigen oder selbst neue zu entwickeln. Genau wie in bezug auf den Krebs, haben wir auch hier die Möglichkeit, das Beste zu hoffen oder das Schlimmste zu befürchten.

Die Auseinandersetzung mit dem Tod vermag oft dem Leben einen ganz neuen Sinn zu geben. Manche Patienten finden Trost in der Religion, der sie bereits angehören. Andere haben zum erstenmal im Leben den Wunsch, zu einem Verständnis davon zu finden, was unser Universum bestimmt und welche Rolle sie selbst darin spielen. Ich habe selbst erlebt, wie Menschen dadurch zu innerem Frieden gelangten, daß sie zu einem eigenen Begriff von Unsterblichkeit fanden: dem Glauben, daß sie im Gedächtnis derjenigen, die ihnen nahestanden, weiterleben würden. Woran auch immer wir angesichts des Todes glauben mögen, es verleiht dem Leben offenbar einen Sinn, wenn man sagen kann: «Es war wichtig, daß ich gelebt habe, und etwas von mir wird weiterleben.» Die Überzeugung, daß das eigene Leben einen Sinn gehabt hat, vermag in vielen Fällen sichtlich die Angst vor dem Tod zu mildern.

Entscheidend für unsere Fähigkeit, mit Angst umzugehen, ist auch die Qualität unseres täglichen Lebens. Ein Patient, der aktiv ist und Dinge tut, die ihm Freude machen, hat viel weniger Zeit, über seinen Zustand zu grübeln und so möglicherweise durch negative Vorstellungsbilder seine Angst noch größer zu machen. So betrachtet ist Ablenkung durch die Konzentration auf die angenehmen Dinge des Lebens eine Hilfe. Erst in übersteigerter Form wird sie zur Verleugnung. Gewöhnlich ist es unser Körper selbst, der uns sagt, ob wir das eine oder das andere tun. Ein Patient, der für seine eigenen Gefühle offen ist, wird vielleicht feststellen, daß er sich kräftiger fühlt und sich mehr Kontrolle über seinen Körper zutraut, wenn er sich physisch verausgabt. Wer dagegen vor seinen Ängsten davonläuft, wird meist bald keine Kraft mehr haben. Ein Patient, der Angst vor einer bevorstehenden Therapiemaßnahme hat, mag beschließen, ins Kino zu gehen und abzuschalten. Das kann eine gute Idee sein. Wenn er aber in Wahrheit versucht, seine Gefühle zu meiden und zu leugnen, wird er im Kino sitzen und immer unruhiger und ängstlicher werden. Jeder kann selbst feststellen, wie gesund oder ungesund eine bestimmte Tätigkeit ist, indem er darauf achtet, ob sie ihn ruhiger macht und entlastet. Wenn Angst die Konzentration und das Vergnügen hemmt, hilft es oft, sich zunächst auf sie einzulassen und sie zu durchleben.

Es gibt Menschen, die ständig und in fast allen Lebensbereichen von Angst gelähmt sind. Eine meiner Patientinnen meinte, es würde für sie doppelt schwer werden, mit ihrer Krebsdiagnose fertig zu werden, da sie schon ihr Leben lang ein extrem ängstlicher Mensch gewesen sei. Ausgerechnet ihre Krankheit sollte ihr aber den Ansporn geben, diese Angst zu überwinden. Sie und ihr Mann planten einen Urlaub auf Hawaii, wo sie unbedingt tauchen wollte. Doch dann fing sie an, sich Sorgen wegen eines Ohrenleidens zu machen, von dem sie befürchtete, daß es sich verschlimmern könnte. Der Arzt versicherte ihr, daß das Tauchen mit dem Atemgerät ihren Ohren nicht schaden würde. Nun war sie immer ein Mensch gewesen, der sich wegen körperlicher Beschwerden leicht aufregte und sich durch diese Angst von allen möglichen Dingen abhalten ließ. Die Auseinandersetzung mit ihrer Krebserkrankung hatte jedoch ihre Art und Weise, mit Angst umzugehen, verändert. Nach langem Hin und Her beschloß sie: «Wenn ich an dieser Krankheit sterben sollte – was ich nicht glaube –, dann will ich wenigstens erlebt haben, wie es ist, zu tauchen. Der Arzt sagt, es schadet nichts, und ich tue für mein Ohr, was möglich ist. Verflixt, ich will noch so vieles erleben! Und wenn das Schlimmste eintritt und ich am Krebs sterbe, dann will ich wenigstens diesen Spaß gehabt haben.»

Sich wie diese Patientin von der Angst zu befreien ist ein schrittweiser Prozeß. Der erste Schritt ist, sich der eigenen Angst bewußt zu werden. Der zweite besteht darin, sie zum Ausdruck zu bringen und bei anderen Unterstützung zu suchen. Im dritten Schritt schließlich gilt es, sich jede nur mögliche Information zu verschaffen, die einem helfen kann, die Krankheit besser zu verstehen und in den Griff zu bekommen. Fragen Sie Ihren Arzt! Viertens und letztens schließlich muß man an den Punkt gelangen, wo man sagen kann: «Gut, nun ist es genug. Jetzt will ich mein Leben weiterleben und es genießen, so gut ich kann.» Wer sich mit allen seinen Gefühlen auseinandergesetzt hat, ist gewöhnlich in diesem Stadium tatsächlich dazu fähig.

Wenn ein Patient mit seiner Angst zu kämpfen hat, versuchen die

Angehörigen oft, ihm zu helfen, indem sie alles von ihm fernhalten, was in ihren Augen beunruhigend ist. Dazu gehören meist bestimmte Zeitungs- und Zeitschriftenartikel über Krebs, Fernsehsendungen, die als «ergreifend» angekündigt werden, und Krankenbesuche von notorischen Schwarzsehern. Natürlich möchte die Familie dem Patienten helfen, wenn er sagt: «Sally hat solche Angst vor Krebs – immer, wenn sie da ist, werde ich selbst wieder ganz panisch. Wenn sie geht, fühle ich mich jedesmal total ausgelaugt.» Die verzweifelten Angehörigen reagieren oft damit, die kritischen Artikel auszuschneiden, den Patienten geschickt von dem traurigen Fernsehspiel über Krebs abzulenken und dafür zu sorgen, daß Sally nicht mehr kommt.

Alle diese gutgemeinten Bemühungen bergen jedoch eine ernste Gefahr – sie können leicht dazu führen, daß der Patient den Glauben an seine eigenen Kräfte verliert. Stellen Sie sich nur einmal vor, wie es ist, die Zeitung aufzuschlagen und zu sehen, daß ein Stück herausgeschnitten worden ist. Der Patient wird erkennen: «Mein Gott, meine Familie hält mich ja für sehr schwach. Jetzt glauben sie schon, ich kann es nicht mehr vertragen zu lesen, was in der Zeitung steht. Da muß doch irgend etwas Schreckliches mit mir los sein, wovon ich gar nichts weiß.»

Die größte Unterstützung für den Patienten im Umgang mit seiner Angst ist es, ihm Hilfe anzubieten und ihn selbst entscheiden zu lassen, was er braucht. Wenn er sagt: «Dieser Artikel macht mir aber wirklich angst», kann beispielsweise die Ehefrau antworten: «Immer wenn ich solche Sachen lese, wo sie schreiben, wie Leute an Krebs sterben, frage ich mich, wie das wohl auf dich wirkt. Soll ich dafür sorgen, daß dir solche Artikel nicht unter die Augen kommen?» Fragen wie diese belassen dem Patienten die Entscheidung. Ähnliches gilt auch für Fernsehsendungen. So kann etwa ein Ehemann geradeheraus zu seiner Frau sagen: «Ich habe die Vorankündigung zu diesem Fernsehspiel gelesen. Es geht um einen jungen Mann, der an Krebs stirbt. Willst du so etwas sehen?» Wie auch immer die Frau sich entscheidet, kann er sie darin unterstützen und ihr auf diese Weise helfen. Zusammengefaßt: Die Angehörigen sollten nur dann versuchen, den Patienten vor beängstigenden Dingen zu bewahren, wenn er sie ausdrücklich darum gebeten hat.

Wichtig ist es dagegen, daß die Angehörigen sich bemühen, in beängstigenden Situationen wie etwa bei Arztbesuchen oder Behandlungsterminen bei dem Patienten zu sein und ihm emotionalen Beistand zu leisten. Zu wissen, daß jemand bei einem ist, der einen gern hat, mildert die Angst und ist eines der besten Mittel gegen die Nervosität vor ärztlichen Maßnahmen. Wenn der Patient wegen eines nahenden Behandlungs- oder Operationstermins unruhig ist, bedeutet es auch eine große Hilfe, wenn die Angehörigen seine Angst akzeptieren. «Natürlich hast du Angst. Ich werde bei dir sein. Was kann ich für dich tun?» Oft ist es fruchtbar zu fragen: «Was brauchst du gegen deine Angst?» Angst ist nämlich oft ein Signal, daß der Patient etwas braucht – sei es mehr Kommunikation mit dem Arzt, mehr Information über den Eingriff selbst oder auch nur jemanden, der ihn in den Arm nimmt.

Alles in allem gibt es für die Angehörigen vor allem zwei Möglichkeiten, dem Patienten bei der Bewältigung seiner Angst zu helfen: Sie sollten ihn ermutigen, seine Angst zuzulassen und auszudrücken, und ihn fragen, wie man ihm helfen kann. Wenn die Angst unvermindert anhält, hilft oft erneutes Nachfragen: «Kannst du sagen, ob du sonst noch etwas brauchst – vielleicht nicht von mir, aber von jemand anderem?» Nur der Patient selbst kann seine Ängste wirklich lösen. Wenn die Angehörigen von dieser Einstellung ausgehen, belassen sie die Verantwortung bei ihm, während sie ihn gleichzeitig liebevoll unterstützen.

Angst wird immer ein Gefühl sein, mit dem wir nicht so leicht fertig werden, denn sie macht uns unsere Verletzlichkeit bewußt. Wir neigen dazu, in Situationen der Unsicherheit eine Vorwärtsstrategie zu ergreifen und so zu tun, als wären wir stark und unverletzlich. In Wirklichkeit sind wir alle verletzlich, ob wir nun Krebs haben oder nicht. Das bedeutet, daß wir uns unser ganzes Leben lang immer wieder mit Angst auseinandersetzen müssen. Nur dann, wenn wir unsere Ängste zulassen und uns ihnen stellen, können wir mutig und entschieden daran gehen, sie zu überwinden. Wer seine Angst als etwas Natürliches zu akzeptieren gelernt hat, wird auch mit ihr leben können.

Ambivalente Gefühle

Alle Menschen reagieren auf fast alles, was ihnen widerfährt, mit gegensätzlichen Empfindungen. Unser Fühlen ist offenbar von Natur aus ambivalent und neigt in allen Bereichen zu zwiespältigen Impulsen. Zeitweise lieben wir unseren Lebenspartner innig, während wir ihn zu anderen Zeiten nicht ertragen können. Wenn unsere Kinder heiraten, sind wir glücklich, aber zugleich auch traurig. Auch wenn wir unsere Arbeit gern tun, gibt es doch Tage, an denen wir sie so satt haben, daß wir sie am liebsten hinschmeißen würden. Solche gegensätzlichen Empfindungen im Hinblick auf eine Person oder ein bestimmtes Ereignis nennen wir *Ambivalenzen*.

Obgleich natürlicher Bestandteil unseres Wesens, ist die Ambivalenz für uns nicht immer leicht zu handhaben. Bestimmte Ansätze in der Psychologie definieren seelische Gesundheit als die Fähigkeit, widersprüchliche Gefühle zuzulassen und diese Konflikte erfolgreich lösen zu können. Das kann sehr schwer sein, aber oft ist es schon der entscheidende Schritt, sich solcher Ambivalenzen überhaupt bewußt zu werden.

Die Aufspaltung von Ambivalenzen

Wie gut wir lernen, mit widersprüchlichen Gefühlen umzugehen, hängt zu einem großen Teil davon ab, wie Konflikte in unserem Elternhaus gehandhabt werden. Wer bei seinen Eltern nie erlebt hat, wie Konflikte fruchtbar gelöst wurden, hat es wahrscheinlich auch nicht gelernt, mit eigenen ambivalenten Gefühlen zurechtzukommen. In unserer Kultur ist dieses Problem weitverbreitet.

Viele Leute versuchen, ihre inneren Konflikte dadurch zu bewältigen, daß sie die eine Seite der Ambivalenz ganz verleugnen. Wie ich bereits ausgeführt habe, kann eine solche Verleugnungsstrategie schwerwiegende Auswirkungen in Gestalt von Depressionen oder Ängsten haben. Darüber hinaus kann sie sich jedoch auch überaus zerstörerisch auf das Verhältnis der Partner auswirken.

Nehmen wir zum Beispiel eine Frau, die in einer im Umgang mit Konflikten schwachen Familie groß geworden ist und nun als Erwachsene noch immer Probleme auf diesem Gebiet hat. Sagen wir, sie hat widersprüchliche Gefühle hinsichtlich der emotionalen Nähe zu ihrem Mann: Sie will diese Nähe, aber gleichzeitig hat sie Angst, die Beziehung könnte zu eng werden. Sie befürchtet, sich dann selbst zu verlieren, keine Grenzen mehr setzen zu können. Ihr innerer Zustand ist ambivalent: Ein Teil ihrer Person wünscht sich Nähe, ein anderer Distanz. Da es ihr schwerfällt, mit widersprüchlichen Gefühlen umzugehen, beginnt sie, die eine Seite zu leugnen, in diesem Falle ihre Distanzbedürfnisse. Bewußt ist sie sich nur noch ihres Wunsches nach Nähe, den sie ausdrückt, indem sie zu ihrem Mann sagt: «Ich wünsche mir mehr Nähe zwischen uns. Ich brauche keine Distanz.»

Der Ehemann wird nun womöglich etwas tun, was auf den ersten Blick seltsam erscheinen mag, in Wahrheit aber eine sehr häufige Reaktion ist: Er übernimmt die verleugnete Seite. Um in unserem Beispiel zu bleiben, wird er also antworten: «Ich brauche aber Raum für mich. Dieses ganze enge Zusammensein bedeutet mir nichts.» Er leugnet jetzt seinerseits die eine Seite seiner ambivalenten Gefühle und sieht selbst nur noch die andere. Es ist, als hätten beide Partei ergriffen, anstatt zu stehen, daß jeder von ihnen beide Gefühle hat und daß nur zeitweise das eine oder das andere überwiegt. Dieses Phänomen wird als *Aufspaltung von Ambivalenzen* bezeichnet.

Natürlich wird diese Aufspaltung für die Beziehung problematisch. Die Frau, die nun ganz allein für die in beiden vorhandenen Wünsche nach Nähe zuständig ist, wird wahrscheinlich diese Nähe so nachdrücklich fordern, daß ihr Mann ärgerlich noch weiter von ihr abrückt. Da er die Distanzwünsche für beide vertritt, wird er natürlich ohnehin schon sehr zurückgenommen sein. Wenn er nun gar noch weiter abrückt, provoziert er seine Frau geradezu, ihm mit ihren Wünschen nach Nähe nachzusetzen und auf den Leib zu rücken. Wenn das Paar an diesem Punkt einen Therapeuten aufsucht, ist es bereits in einer ständigen Kampfsituation festgefahren, für die beide Teile sich gegenseitig die Schuld in die Schuhe schieben. In einer solchen Sitzung bekomme ich dann etwa zu hören: «Sie will einfach zuviel Nähe» und «Er will immer nur Distanz». Der Schlüssel zur Lösung des Konflikts liegt darin, daß beide ihre verleugneten Gefühl und damit ihre innere Ambivalenz zulassen. Wenn auch nur einer von beiden damit beginnt, ist der entscheidende Schritt getan. So ist der Teufelskreis bereits durchbrochen, wenn beispielsweise die Frau sagen kann: «Ja, ich wünsche mir wirklich mehr Nähe, aber ich habe auch immer Angst davor gehabt, mich zu verlieren, wenn wir uns zu nahe kommen.» In diesem Fall vertritt sie wieder selbst beide Seiten des Ambivalenzkonflikts, was meist sehr rasch sehr viel bewirkt. Kann sie ihr eigenes Distanzbedürfnis jetzt tatsächlich ausdrücken, wird ihr Mann mit großer Wahrscheinlichkeit beginnen, von sich aus mehr Nähe zu suchen und anzubieten. Er braucht nun nicht mehr für beide die Herstellung von Distanz zu übernehmen.

Muß das Individuum beide Seiten seiner Gefühle zulassen und erfahren, daß damit Ambivalenzkonflikte lösbar werden, so gilt in einer Beziehung, daß beide Partner erkennen müssen, daß es ganz natürlich ist, widersprüchliche Wünsche zu haben. Sobald sie sehen, daß jeder von ihnen eine ganze Reihe solcher ambivalenter Gefühle hat, wird es ihnen meist möglich, Lösungen zu finden, mit denen sich beide wohl fühlen. Gewöhnlich liegen sie irgendwo in der Mitte. So gilt es, für die Partner in unserem Beispiel ein Verhältnis von Nähe und Für-sich-Sein herzustellen, das sie beide befriedigt.

Gerade durch eine Krise wie eine Krebserkrankung werden viele widersprüchliche Gefühle angerührt, die zwischen den Ehepartnern leicht zur Aufspaltung von Ambivalenzen führen können. Ein verbreitetes Beispiel ist jene Konstellation, die ich *Hoffnung/ Hoffnungslosigkeit* nenne. Dieser Konflikt erwächst unmittelbar aus der Unsicherheit und Ungewißheit, die eine lebensbedrohliche Krankheit bedeutet. Für einen Krebskranken ist es nur realistisch, auf die Ungewißheit, ob er sterben oder weiterleben wird, mit schwankenden Gefühlen zu reagieren. Eben noch ganz zuversichtlich, daß er genesen wird, ist er im nächsten Moment genauso absolut verzweifelt und wird von Sterbevisionen überschwemmt. Diese Ambivalenz ist nur natürlich. Der Patient selbst wird aber oft mit dieser Hoffnungslosigkeit nicht fertig und hat Angst, sobald er sie zuläßt, ganz in ihr zu versinken und sich nie wieder fangen zu können. Er beginnt den pessimistischen Teil seiner selbst zu verleugnen und sich immer wieder einzureden: «Ich werde wieder gesund. Natürlich werde ich wieder gesund.» In dieser Situation kann es passieren, daß seine Frau die von ihm verleugnete Hoffnungslosigkeit übernimmt und sich nur noch pessimistisch verhält. Oft sagt dann ein solcher Patient wütend zu mir: «Sie will mich einfach nicht darin unterstützen, alles zu tun, um wieder gesund zu werden. Ich weiß, sie glaubt nicht daran. Ich habe das Gefühl, sie will, daß ich sterbe.»

In Wahrheit verleugnet der Patient seine eigene Hoffnungslosigkeit, und seine Frau übernimmt den pessimistischen Part für beide. Wenn ich mit einem solchen Patienten zu tun habe, versuche ich, ihn zu bewegen, sich selbst gegenüber ehrlicher zu sein, was seine Gefühle betrifft. Im Grunde gebe ich ihm gewissermaßen die Erlaubnis, beide Seiten zuzulassen. Das führt meist dazu, daß er irgendwann sagt: «Ich habe zwar immer noch die Hoffnung, wieder gesund zu werden, aber manchmal wache ich mitten in der Nacht mit dem Gedanken auf, daß ich es nicht schaffen werde.» Sobald er seiner Frau gegenüber solche Gefühle äußern kann, wird sie nicht selten ihre Haltung ändern und ihm Mut und Hoffnung machen. Erst vor kurzem habe ich erlebt, wie sich ein solcher Wandel innerhalb einer Therapiesitzung vollzog. Nachdem der Patient zugegeben hatte, daß er gelegentlich selbst pessimistisch war, sagte seine Frau zu ihm: «Wenn wir alles tun, was wir können, werden wir es vielleicht schaffen. Laß uns beide unser Bestes tun.» Ich beobachte immer wieder mit Staunen, wie das Eingeständnis der eigenen ambivalenten Gefühle durch einen der Partner bewirkt, daß der andere ebenfalls seine einseitige Position aufgibt.

Weitere Beispiele
für aufgespaltene Ambivalenzen

Die Aufspaltung von Ambivalenzen kann vielfältige Formen annehmen. Manche treten besonders häufig zwischen Krebspatienten und ihren Partnern auf, so etwa die Aufspaltung *wütend/brav*. Daran ist häufig ein Partner beteiligt, der in einer Familie aufwuchs, in der Wut als unzulässig galt. Folglich fällt es dem Betreffenden schwer, Wut zu zeigen. Er geht vielleicht unbewußt immer noch davon aus, daß Wut etwas Schlimmes ist, wofür andere ihn ablehnen würden. Um das zu verhindern, verleugnet er seine Wut. Der andere Partner, sagen wir die Frau, agiert dagegen die Wut für beide aus. Nur zu oft ist es schon vorgekommen, daß ein solcher Patient mit einer schweren Depression als Folge seiner unterdrückten Wut zu mir kam, begleitet von einer Frau, die in auffälliger und unangemessener Weise wütend agierte. Mit jedem ihrer zornigen Ausbrüche bestätigt die Frau den Patienten natürlich in seiner Einstellung: «Sehen Sie, wie schrecklich es ist, wenn jemand wütend ist. Ich werde nie so sein.»

Der Patient entwickelt anstelle seiner aufgestauten Wut versteckte Haßgefühle oder Depressionen und wird sich in der Regel zurückziehen. Dadurch wird er natürlich für seine Frau noch unerreichbarer, und sie wird oft erst recht wütend werden und ihm zusetzen, um zu ihm durchzudringen. Häufig leugnet der Patient zunächst, daß er selbst überhaupt je wütend ist. Ich stelle ihm Fragen wie: «Was machen Sie mit Ihrer Wut, wenn Sie merken, daß sie in Ihnen hochsteigt?» Sobald er sich selbst genauer beobachtet, wird er erkennen, daß seine untergründigen Haßgefühle oder seine Depressionen auch eine Form von Wut sind – er drückt sie nur nicht so direkt aus. Wenn der Patient schließlich anfängt, seine Wut unmittelbar zu zeigen, wird seine Frau zunehmend umgänglicher. Auch in diesem Fall pendelt sich der Ambivalenzkonflikt, anstatt wild nach der einen oder anderen Seite auszuschlagen, langsam in der Mitte ein.

Ganz ähnlich strukturiert ist die Aufspaltung *positiv/negativ*, die sich auf die Grundhaltung der beiden Partner bezieht. Sie betrifft sehr häufig die Genesungsbemühungen des Patienten. Es kommt vor, daß ein Patient zu uns ins Zentrum kommt und sagt: «Ich habe von Ihrem Verfahren gelesen. Ich bin hundertprozentig sicher, daß es bei mir Erfolg haben würde, aber meine Familie denkt, ich spinne, wenn ich glaube, daß ich selbst etwas für meine Heilung tun kann.» Tatsächlich bin ich mir aber ganz sicher, daß so gut wie jeder Patient mit gemischten Gefühlen hierherkommt – optimistisch, was unser Verfahren anbelangt, aber nicht recht sicher, ob es wirklich funktionieren wird. Genau wie bei der Verleugnung der Hoffnungslosigkeit sind auch diese Patienten oft fest entschlossen, sich selbst zu überzeugen, indem sie sich immer wieder vorsagen: «Ich *weiß*, daß es bei mir anschlagen wird. Ich bin felsenfest davon überzeugt.» Da der Patient die andere – pessimistische – Seite seiner Gefühle leugnet, liegt es nahe, daß die Ehefrau diese Kehrseite übernimmt: «Du bist ein Dummkopf, wenn du an so etwas glaubst.»

Diese ungünstige Konstellation löst sich oft auf, sobald der Patient Zugang zu seinen eigenen pessimistischen Gefühlen gefunden hat und bereit ist, sich mit seiner Unsicherheit auseinanderzusetzen. Er sagt in diesem Fall vielleicht: «Diese ganze Sache ist mir fremd, weil sie allen meinen bisherigen Ansichten über den Körper widerspricht. Andererseits klingt es ja irgendwo auch ganz plausibel. Ich bin bereit, es zu versuchen. Ich glaube nicht, daß es irgendwie schaden kann.» Wenn er seine widersprüchlichen Gefühle eingesteht, wird seine Frau wahrscheinlich das gleiche tun und sich seinen Bemühungen gegenüber künftig positiver und solidarischer verhalten.

Eine Positiv/negativ-Aufspaltung kann umgekehrt auch mit daran schuld sein, wenn der Patient pessimistisch und deprimiert ist. Er hat vielleicht Tage, an denen er so niedergeschlagen ist, daß er zu seiner Frau sagt: «Heute ist mir so mies zumute, daß ich gar nicht aufstehen mag.» Die Ehefrau, die den positiven Part übernommen hat, fängt an, Munterkeit zu verbreiten: «Was, du willst nicht aufstehen? Du sollst doch positiv denken! Hopp, steh auf!» Durch dieses Verhalten kann sie allerdings die Depressionen des Patienten noch verstärken, weil sie sichtlich alle positiven, optimistischen Gefühle für sich gepachtet hat. Das macht ihn unter Umständen nur noch passiver und läßt seine Stimmung weiter absinken. Er denkt: «Nie werde ich so optimistisch sein wie sie! Was ist nur mit mir los?» Auf diese Weise wächst seine negative Einstellung immer mehr, bis sie ihn schließlich ganz niederzieht.

Mit ähnlichen Folgen werden zuweilen auch Mut und Angst aufgespalten. Der eine Partner legt zuviel Tapferkeit an den Tag, während der andere eine auffällig heftige Angst zeigt. Eine Patientin kommt vor Angst zitternd, unfähig, ein Auge zuzutun, und seelisch völlig aus dem Gleichgewicht zu mir. Der Ehemann sagt: «Ich weiß nicht, was mit ihr los ist. Warum hat sie nur solche Angst? Sie sollte doch positiv denken – natürlich wird sie wieder gesund.» Er leugnet seine Angst, sie ihre Zuversicht. Gelingt es mir, den Ehemann dahin zu bewegen, daß er eingesteht: «Es stimmt, ich bin optimistisch und zuversichtlich – aber manchmal habe ich natürlich auch Angst», dann wird die Frau in der Regel rasch nachziehen und sagen: «Natürlich, Schatz. Ich weiß, du hast Angst. Aber ich glaube trotz allem, daß ich es schaffen werde.» Hat er seine Angst zugelassen, kann sie ihre Zuversicht zeigen. Auch in diesem Beispiel ist es egal, wer den ersten Schritt tut und seine eigene innere Ambivalenz ausdrückt.

Ein weiterer häufiger Fall ist die Aufspaltung *aktiv/passiv*. Nehmen wir an, der Ehemann ist pausenlos aktiv und damit beschäftigt, Informationen über Krebs zusammenzutragen, um alles Erdenkliche für seine Frau zu tun. Obwohl sie die Patientin ist, tut sie selbst wenig für sich. Er übernimmt nahezu die gesamte Verantwortung für ihr körperliches Befinden, sie selbst scheint sich kaum zuständig zu fühlen. Sie macht ihre Entspannungs- und Visualisierungsübungen nicht. Sie achtet nicht auf ihre Ernährung, bewegt sich nicht genug und trinkt vielleicht zuviel. Er ist ständig hinter ihr her, damit sie dieses oder jenes tut. Solange er die volle Zuständigkeit für all das übernimmt, was sie eigentlich selbst für sich tun müßte, wird sie kaum je selbstverantwortlich handeln. Wenn er sich nicht ein Stück zurückzieht und Verantwortung an sie abgibt, wird sie immer passiver werden.

Gerade bei Krebserkrankungen kommt es zwischen den Partnern auch sehr häufig zur Aufspaltung *krank/gesund*. Der Patient sagt: «Ich bin eben krank», während der Partner versichert: «Ich bin nun mal gesund, und ich verstehe nicht, was mit dir ist. Warum kannst du nicht auch gesund sein?» In Wahrheit ist es mit der Gesundheit des Partners meist gar nicht so weit her. Oft leidet dieser sowohl unter körperlichen Beschwerden wie etwa zu hohem Blutdruck oder Magengeschwüren als auch unter ungelösten seelischen Konflikten. Im Grunde haben beide Probleme, auch wenn äußerlich die Rollen verteilt werden: «Er ist derjenige, der die Probleme hat – ich habe keine.» Wenn in diesem Fall die Ehefrau immer wieder hervorhebt, wie kerngesund sie ist, trägt sie dazu bei, die Kluft zwischen dem Patienten und ihr selbst weiter zu vertiefen. Er wird sich zerknirscht fragen: «Warum kann ich nicht auch so gesund sein wie sie?» oder «Warum habe ich so viele Probleme und sie hat keine?» Weniger isoliert und niedergeschlagen wird er sich erst fühlen können, wenn sie eingesteht: «Er hat Krebs, aber natürlich habe ich auch meine Probleme.»

Da jedes Gefühl eine Kehrseite hat, gibt es unzählige Möglichkeiten, Ambivalenzen aufzuspalten. Es gibt den fröhlichen und den traurigen, den introvertierten und den extrovertierten Part und zahllose weitere Variationen. Oft findet die Aufspaltung auch in mehreren Dimensionen gleichzeitig statt. Solche Konstellationen sind zwar eindeutig nicht erstrebenswert, aber sehr weit verbreitet. Keiner von uns geht perfekt mit seinen Gefühlen um. Aufspaltung kommt in den besten Familien vor.

Woran erkennt man aufgespaltene Ambivalenzen?

In fast allen Paarbeziehungen gibt es aufgespaltene Ambivalenzen. Da diese jedoch nicht immer kraß genug zutage treten, um durchschaubar zu werden, können sie leicht unentdeckt andauern. Für keine Beziehung ist eine solche Konstellation gut, aber wenn ein Partner an Krebs erkrankt ist, können sie zu einer besonderen Gefahr werden. So mag etwa der Patient ein netter, selbstloser Mensch sein, der wenig Selbstwertgefühl besitzt und nie Wut nach außen hin zeigt, weil er Angst hat, andere damit zu verärgern. Wahrscheinlich verleugnet er außerdem ständig seine eigenen

Wünsche und Bedürfnisse: «Ach, macht euch nur um mich keine Gedanken. Ich brauche nichts.» Da er so selbstlos ist und sich so wenig Bedeutung beimißt, hat es sich seine Frau angewöhnt, unsensibel und achtlos mit ihm umzugehen. Der Patient hat durchaus das Bedürfnis nach liebevoller Zuwendung, aber seine Frau spürt dies nicht von sich aus und gibt ihm wenig Zärtlichkeit und Nähe. Die Aufspaltung hat dazu geführt, daß eins der wichtigsten Bedürfnisse des Patienten nicht befriedigt wird. Wie ich im Kapitel «Nähe und Zuwendung» noch eingehend erläutern werde, brauchen wir alle liebevolle Zuwendung, um möglichst gesund zu werden und zu bleiben.

Nun wird das betreffende Paar aber nur selten ein Bewußtsein von dieser Aufspaltung haben. Woran können wir erkennen, daß wir innere Ambivalenzen aufspalten? Eine Möglichkeit ist es zu prüfen, ob in der Familie extrem unterschiedliche Haltungen existieren. Ist ein Mitglied immer extrem fröhlich und ein anderes extrem traurig? Ist einer in der Familie immer pessimistisch und ein anderer immer nur optimistisch? Gibt es einen, der ständig wütend wird und zu Jähzorn neigt, während der Gegenpart immer nett und umgänglich ist und kaum je die Beherrschung verliert? Solche Extreme sind oft wichtige Anzeichen für eine tieferliegende Aufspaltung.

Ein weiteres Indiz sind bestimmte Redewendungen. Wer häufig Worte wie *absolut, niemals* und *immer* benutzt, leugnet oft seine eigentlichen Gefühle. Niemand empfindet *immer* gleich, und es ist sehr selten, daß jemand ein bestimmtes Gefühl *niemals* hat. Dennoch gibt es viele Patienten, die ständig betonen, wie optimistisch sie *immer* sind, und im gleichen Atemzug hinzufügen, daß ihre Frau oder ihr Mann *immer* nur schwarzsieht. Neben solchen absoluten Äußerungen fällt an diesen Patienten auf, daß ihnen ungeheuer viel daran liegt, mich davon zu überzeugen, wie optimistisch sie sind. Auch das ist oft ein Zeichen für die Verleugnung von Ambivalenzen.

Eigenen Ambivalenzen können wir auch auf die Spur kommen, indem wir uns selbst befragen, was wir fühlen. Wer niemals wütend wird, kann sich die Frage stellen: «Gibt es Gefühle in mir, die ich nicht wahrhaben will?» Wer nie Angst hat, kann nachforschen:

«Warum bin ich mitten in der Nacht aufgewacht? Beschäftigt mich etwas Beängstigendes?» Mit anderen Worten: Habe ich Angst, die ich leugne? Ein immer nur optimistischer Ehemann kann prüfen: «Kommt es mir je in den Sinn, daß meine Frau sterben könnte? Wenn ja, wie reagiere ich darauf? Dränge ich diese Gedanken zurück, indem ich besonders emsig arbeite?» Ich habe die Erfahrung gemacht, daß Menschen, die sich solche auf ihr Innerstes gerichteten Fragen stellen, mit der Zeit ihre Gefühle wahrnehmen lernen. Gleichzeitig fangen sie auch an, mehr auf die andere Seite zu achten – darauf, was ihr Partner fühlt.

Die Aufspaltung von Gefühlen ist deshalb ein so wichtiger Punkt, weil ja, wie ich immer wieder in den bisherigen Kapiteln betont habe, Gefühlsverleugnung zur Depression führen kann und diese wiederum potentiell die Abwehrkräfte des Körpers schwächt. Diesen Aufspaltungsvorgang kann man jedoch erkennen, und wenn er einmal durchschaut ist, lassen sich die festgefahrenen Beziehungsstrukturen auch auflösen. Auf diese Weise können die Partner einander näherkommen und sich mehr Unterstützung geben.

Helfen und Retten
ist zweierlei

Um es noch einmal zu sagen: Ich weiß, daß Sie das Beste wollen, daß Sie dem Krebspatienten helfen möchten. Wäre es nicht so, würden Sie dieses Buch nicht lesen. Einem Menschen zu helfen, der an einer lebensbedrohlichen Krankheit leidet, ist aber etwas, womit viele Leute keinerlei Erfahrung haben. Es ist auch nicht ratsam, sich dabei einzig auf das zu verlassen, was einem spontan in den Sinn kommt. Es gibt wirksamere und unwirksamere Formen der Hilfe, und der gesunde Menschenverstand findet – bei aller guten Absicht – längst nicht immer den besten Weg. Einem Krebskranken zu helfen ist keine einfache Angelegenheit, man muß schon wissen, *wie* man es am besten macht.

Helfen ist etwas ganz anderes als Retten. Wer einen anderen retten will, geht davon aus, daß dieser ein passives und hilfloses Opfer ist, das selbst keinen Einfluß auf seine Situation hat. Da wir den Verlauf einer Krebserkrankung nicht völlig unter Kontrolle haben, unterstellen viele Leute, daß der Kranke selbst seinem Schicksal passiv ausgeliefert ist. Das ist jedoch so nicht der Fall. Wenn auch nicht alles in unserem Leben in unserer Hand liegt, so haben wir doch die Möglichkeit, aktiv zu beeinflussen, was mit uns geschieht. Demgegenüber behandelt der «Retter» den Patienten, als hätte dieser gar keinen Einfluß auf sein Geschick. Wer meint, keinen Einfluß darauf zu haben, was mit ihm passiert, fühlt sich hilflos, und dieses Gefühl leistet Angst und Depressionen Vorschub. Wer sich als wehrloses Opfer fühlt, verliert sich oft in Selbstmitleid und sagt sich: «Was soll das alles noch? Ich kann doch sowieso nichts machen. Das Leben hat mir übel mitgespielt.» Nicht selten hört man solche «Opfer» klagen, daß jemand oder etwas «schuld an der ganzen Sache ist». In seinem Ohnmachtsgefühl entwickelt das «Opfer» einen inneren Groll auf den Arzt, die ganze Welt oder auch auf Gott. Da ihm das Gefühl fehlt, sein Leben selbst in der Hand zu haben, fällt es ihm sehr schwer, so etwas wie Kampfgeist aufzubieten, und oft genug wird es sogar jeden Lebenswillen verlieren.

Opfer wie Retter entwickeln ihre Haltung nicht zuletzt vor dem Hintergrund des in unserer Kultur üblichen Bildes vom Krebs als einer heimtückischen Krankheit, die einen hinterrücks überfällt und ganz und gar in ihrem mörderischen Griff hält. Außerdem neigen wir ohnehin dazu, Menschen, die krank sind, plötzlich wie Kinder zu behandeln. Wenn ein Familienmitglied mit Grippe im Bett liegt, werden die anderen in der Regel auf Zehenspitzen durchs Haus schleichen, damit es nicht gestört wird. Man bringt ihm das Essen ans Bett, meist auch das fast schon sprichwörtliche kräftigende Süppchen. Der Partner ist oft übertrieben fürsorglich: «Kann ich dir irgend etwas bringen, Schatz?» – «Nein, nein, steh nicht auf, ich hol es dir.» So wird der Patient, auch wenn es sich nur um eine relativ leichte Krankheit handelt, oft in die Rolle des Hilflosen gedrängt. Die anderen werden zu Rettern. Diese Haltung ist in unserer Kultur so weit verbreitet, daß es sehr schwierig ist, einem Kranken nicht als Retter gegenüberzutreten. Dies gilt erst recht für unser Verhalten gegenüber einem Krebspatienten. Wir sind alle so konditioniert, daß wir dazu neigen, kranke Menschen als Opfer zu betrachten. Wenn wir jedoch mit jemandem zu tun haben, der an einer langwierigen Krankheit leidet, wird es ganz besonders wichtig, daß wir diese Haltung ändern.

Bei alledem gilt es, daran zu denken, daß wohl jeder Patient sich *gelegentlich* als hilfloses Opfer fühlen wird. Das ist nur verständlich. Umgekehrt werden ihn auch die Angehörigen manchmal so wahrnehmen. Jeder Krebskranke fühlt sich zeitweise hilflos und deprimiert. Worauf es jedoch ankommt, ist der gewaltige Unterschied, den es ausmacht, ob man sich phasenweise als hilfloses Opfer fühlt oder ob man dieses Grundgefühl fast immer hat. Befindet sich der Patient dauernd in dieser Opferposition, ist das ein schwerwiegendes Problem. In diesem Falle können die Angehörigen helfen, indem sie lernen, keine Rettungsversuche zu unternehmen.

Warum wir die Retterrolle einnehmen

Natürlich ist es sehr schwer, zusehen zu müssen, wie ein geliebter Mensch sich mit einer Krebserkrankung auseinandersetzen muß. Oft fühlen sich die Angehörigen in dieser Situation so hilflos, daß sie sie kaum aushalten. Sie möchten sie gern «abstellen», können es aber nicht und schlagen sich deshalb mit Gefühlen des Scheiterns und der Ohnmacht herum. Um diesen Gefühlen zu entgehen, verfallen sie darauf, das arme, bedauernswerte Opfer retten zu wollen. Sie tun alles Erdenkliche, um dem Patienten zu helfen und ihn gesund zu machen, und kämpfen so gegen ihr Gefühl der Hilflosigkeit an. Leider helfen diese Rettungsversuche dem Patienten oft nicht, weil sie ihn immer weiter in die Opferrolle hineindrängen.

Der Patient, der ständig von Rettern umgeben ist, verliert das Gefühl der Eigenverantwortung und oft genug auch die Fähigkeit, aktiv zu reagieren und mitzuwirken. Retterverhalten fördert darüber hinaus die Aufspaltung von ambivalenten Gefühlen, was dazu führt, daß der Patient ganz in seiner Hoffnungslosigkeit versinkt. Natürlich wollen die Retter nicht, daß es so kommt, aber dieses Ergebnis ist die logische Folge ihres Bemühens, dem Patienten seine Eigenverantwortung abzunehmen. So wird sich vielleicht die Ehefrau für die Stimmung ihres krebskranken Mannes verantwortlich fühlen. Wenn sie von der Arbeit kommt und ihn offensichtlich deprimiert im dunklen Wohnzimmer sitzen sieht, wird ihr erster Gedanke sein: «Mein Gott, der Arme, es geht ihm schlecht. Mal sehen, ob ich ihn aufheitern kann.» Sie knipst das Licht an, strahlt ihn an und sagt: «Was hältst du davon, wenn wir heute ins Kino und anschließend essen gehen?» Oder aber sie fängt an, ihm zu erzählen, was sie heute alles Lustiges erlebt hat. Sie versucht sofort, dem Patienten zu «helfen», indem sie ihn von dem ablenkt, was er offensichtlich empfindet. Leider führt dieser Versuch oft nur dazu, daß er noch tiefer in seine Depression hineingetrieben wird, weil sie alle positiven, fröhlichen Gefühle für sich «pachtet». Rettungsversuche zeichnen sich oft dadurch aus, daß der Retter den entgegengesetzten Pol verkörpert. Wenn der Patient Angst hat, versucht der Retter, die Bedrohung herunterzuspielen. Der Mann, dessen Ehefrau eine ungünstige Prognose in Panik versetzt hat, will sie trösten: «Weißt du, irgendwann müssen wir alle gehen. Ich weiß gar nicht, warum du glaubst, daß es bei dir so anders ist als für alle anderen.» Mitgefühl hilft uns, unsere Gefühle auszudrücken und aus uns herauszulassen. Aufspaltungen wie diese dagegen verschlimmern die Situation nur.

Sehr häufig zeigt sich das Retterverhalten von Angehörigen gerade bei Krebs darin, daß sie den Patienten wie ein Kind behandeln. Er wird als hilfloses Wesen betrachtet, das ganz von anderen abhängig ist – wie ein Kind. Die Folge ist, daß die Angehörigen die väterliche oder mütterliche Rolle einnehmen: Sie werden überbehütend, kontrollieren den Patienten und nörgeln an ihm herum. Überbehütung findet oft ihren Ausdruck in der peniblen Überwachung der Medikamenteneinnahme. Auf die Sekunde pünktlich stürmt die Ehefrau ins Zimmer und sagt: «Neun Uhr, Liebling, Zeit für deine Pillen!» Dieses Verhalten fordert den Patienten geradezu heraus, sich wie ein Kind zu verhalten und sich nicht mehr selbst um seine Behandlung zu kümmern. Die Ehefrau ihrerseits fühlt die ganze Last der Verantwortung auf sich ruhen. Sie muß ständig darauf achten, wie spät es ist und ob ihr Mann die Medikamente genommen hat oder nicht.

Schließlich wird der Retter, der über eine lange Zeit in dieser Weise die Verantwortung für den Patienten auf sich genommen hat, zunehmend Aggressionen gegen diesen entwickeln und ihnen irgendwann auch Luft machen. Plötzlich hat die Ehefrau genug davon, dieses Riesenbaby zu bemuttern. Jeder Erwachsene, der einen anderen Erwachsenen zu lange als unmündiges Kind betrachtet, kommt irgendwann an den Punkt, sich einfach überlastet zu fühlen. Ist es soweit gekommen, tauscht der Retter nicht selten seine Rolle gegen die des nörgelnden Aufpassers. Statt wie bisher dem Opfer durch elterliche Fürsorge zu «helfen», kritisiert er an ihm herum: «Warum nimmst du denn nicht endlich deine Pillen? Ich begreife nicht, was mit dir los ist! Das ist doch wirklich die simpelste Sache der Welt!» Wenn er den Patienten traurig im dunklen Wohnzimmer findet, fährt er ihn an: «Wie das hier wieder aussieht – wie im Leichenhaus!» Gleichzeitig knipst er jäh alle Lampen an. Der Retter hat vielleicht zunächst seine Frau jeden

Abend beim Nachhausekommen gefragt: «Hast du heute dreimal deine Übungen gemacht?» Ist er erst zum nörgelnden Aufpasser geworden, wird er auf die Antwort «Nein, nur zweimal» zu schimpfen beginnen. Alle diese Verhaltensweisen sind oft nur eigenen Ohnmachtsgefühlen entwachsen.

Diese Gefühle der Ohnmacht und des Versagens können bei Angehörigen von Krebskranken zu einer weiteren Extremreaktion führen: Sie wenden sich von dem Patienten ab. In unserer Kultur lernen wir in der Regel, daß Liebe dadurch bewiesen werden muß, daß wir etwas für den anderen tun. Folglich hält sich der Mann, der seine kranke Frau nicht gesund machen kann, oft für einen schlechten Ehemann. Dieses schlimme Versagensgefühl versucht er zu vermeiden, indem er seiner Frau entweder selbst die Schuld gibt oder aber sich von ihr abwendet und sie vielleicht sogar ganz allein läßt. Das muß nicht unbedingt heißen, daß er tatsächlich seine Sachen packt und auszieht. Vielleicht kehrt er zu seiner alten Gewohnheit zurück, viel zu trinken. Oder er sitzt ewig im Büro und arbeitet. Die Ehefrau eines Patienten mag sich plötzlich einem Dutzend verschiedener karitativer Aktivitäten zuwenden – allem, was ihre Zeit ausfüllt und ihr einen Grund gibt, nicht zu Hause bei ihrem kranken Mann sein zu müssen. In diesen Fällen lebt der Partner zwar mit dem Patienten weiterhin unter einem Dach, wendet sich aber innerlich von ihm ab.

Arzt und Klinik in der Retterrolle

Wie ich bereits im Kapitel «Der richtige Umgang mit dem Arzt» (S. 98 ff) erörtert habe, haben die Ärzte traditionell eine ausgesprochen autoritäre Position innegehabt. Das Arzt-Patient-Verhältnis ähnelte dem von Vater und Kind oder Lehrer und Schüler. Der Arzt war dazu da, dem Patienten zu sagen, was er zu tun hatte. Auch wenn die Ärzte heute keine Rezepte in lateinischer Sprache mehr schreiben, existieren doch immer noch Relikte dieser alten Rollenverteilung. Noch immer werden Patienten in vieler Hinsicht wie Kinder behandelt. Umgekehrt sehen viele Patienten in ihrem

Arzt eine Art Vaterfigur und nicht einen Berater, der für seine Dienstleistungen bezahlt wird. In meinen Augen ist es für den Patienten sehr wichtig, daß er seine Autonomie so weit wie möglich behält, auch im Verhältnis zu seinem Arzt.

Oft provoziert die Klinikumgebung den Patienten geradezu, sich infantil und passiv zu verhalten und ganz in die Rolle des Opfers zu schlüpfen. Die sterile und unpersönliche Atmosphäre vieler Krankenhäuser erzeugt leicht den Anschein, als hätte der Patient überhaupt nichts mehr zu sagen und sich nur noch den institutionellen Regeln und Bestimmungen zu beugen. Schließlich müssen viele Patienten im Krankenhaus wirklich das Gefühl haben, nicht einmal mehr bestimmen zu können, wann sie schlafen gehen und wann sie aufwachen. Auch die Essenszeiten sind ihnen vorgegeben. Für viele Patienten trägt es darüber hinaus zum allgemeinen Gefühl der Entmündigung bei, völlig dem Zeitplan anderer Leute untergeordnet zu sein. Meist wird über ihren Kopf hinweg festgesetzt, wann untersucht, Blut abgenommen, gebadet wird.

Gerade weil die Situation in der Klinik vielfach Passivität züchtet, die nicht selten zu Depressionen führt, halte ich es für ungeheuer wichtig, daß der Patient alles daran setzt, seine Eigenständigkeit so weit wie möglich zu wahren. Eine Möglichkeit ist es, sich zu erkundigen, wie der Zeitplan genau aussieht. Man kann beispielsweise die Schwester fragen: «Wann bekomme ich meine Medikamente?» – «Wann finden die Mahlzeiten statt?» – «Wann wird Blut abgenommen?» Der Patient kann überdies versuchen, seine eigenen Bedürfnisse geltend zu machen. Wenn die Laborantin zum Blutabnehmen kommt, während gerade der Geistliche dem Patienten einen Besuch abstattet, kann dieser sagen: «Hören Sie, ich habe gerade Besuch von meinem Pfarrer, und es ist mir sehr wichtig, mit ihm zu sprechen. Könnten Sie vielleicht später noch einmal vorbeikommen?» Wenn sich der Patient gerade in einem wichtigen Gespräch mit Angehörigen befindet und die Schwester Fieber messen will, ist es ebenfalls angemessen, sie zu bitten, später noch einmal wiederzukommen. In vielen Kliniken wird der Patient ganz und gar nicht unterstützt, solche Bitten zu äußern. Oft reagiert das Pflegepersonal erstaunt und auch verärgert auf solche Ansinnen. Wir haben jedoch festgestellt, daß es dem Patienten, der sich besser durchsetzen kann, meist auch besser geht. Meiner Meinung nach liegt das daran, daß er sich weniger als passives Opfer fühlt, hilflos und ganz der Institution ausgeliefert. Vielmehr begreift er diese und ihre Routine als Hilfsmittel – als einen Komplex von Dienstleistungen, die er nutzen kann und die für ihn da sind. Vor diesem Hintergrund ist er mit sich selbst im reinen, wenn er das Pflegepersonal bittet, auf seine Bedürfnisse Rücksicht zu nehmen.

Ich habe oft erlebt, wie Patienten sich, um während ihres Klinikaufenthalts ihre Autonomie zu wahren, ihr Zimmer persönlicher einrichteten. So brachte etwa eine Patientin grundsätzlich ihre eigene buntgeblümte Bettwäsche mit. Andere Patienten trafen mit dem Arzt Absprachen, die es ihren Angehörigen gestatteten, ihnen ihr eigenes Essen zu bringen. Eine Frau dekorierte ihr Zimmer mit Familienfotos. Auch Bob Gilley half sich während seines Klinikaufenthalts mit Fotos – vergrößerten Bildern von ihm selbst in gesunden Zeiten. Auf diese Weise führte er sich bildlich vor Augen, wie es für ihn gewesen war, gesund zu sein.

Obwohl es sicher sehr hilfreich ist, eigene Bettwäsche zu haben und Fotos aufzuhängen, ist dieser Luxus leider nicht allen Patienten vergönnt. Selbst auf Privatstationen gilt häufig, daß die Hausordnung der Klinik eingehalten werden muß, und in überbelegten Mehrbettzimmern wird sie meist zum unumstößlichen Gesetz. Doch selbst hier hat der Patient die Möglichkeit, ein Fotoalbum oder zumindest ein paar Schnappschüsse im Brieftaschenformat aufzubewahren, die ihn an glückliche Zeiten erinnern.

Manchen Patienten tut es gut, Aktivitäten, die ihnen außerhalb der Klinik wichtig waren, so weit wie möglich beizubehalten. So kann etwa die private Masseuse der Patientin diese auch in der Klinik weiterhin regelmäßig massieren. Patienten, die sonst regelmäßig Sport treiben, wird es guttun, wenn sie jeden Tag Spaziergänge auf den Fluren unternehmen. Eine Frau, der ich begegnete, hatte die Gewohnheit, jeden Morgen mit ihrer Nachbarin bei einer Tasse Kaffee zu plauschen. Obwohl die Nachbarin nicht jeden Tag zu Besuch kommen konnte, hielten beide ihr Ritual aufrecht, indem sie jeden Morgen um die gleiche Zeit telefonierten. Einige Patienten haben ihr Krankenhauszimmer in ein Minibüro verwandelt, wo sie vom Bett aus ihre Schreibarbeiten erledigen und geschäftliche Telefonate führen.

Oft ist zu beobachten, daß es Patienten, die im Krankenhaus einen Teil ihrer normalen Aktivitäten beibehalten, besser geht als solchen, die nur passiv im Bett liegen. Allerdings besteht ein sehr wichtiger Unterschied zwischen dem Impuls, den Kranken zum Kind zu machen, auf der einen und liebevoller Fürsorge auf der anderen Seite. Der Patient, der im Krankenhaus liegt und sich nicht gut fühlt, will vielleicht gar nicht für alles selbst verantwortlich sein und seinen normalen Aktivitäten nachgehen – und sollte in diesem Fall auch gar nicht den Versuch machen. Jeder Mensch hat Zeiten, in denen er nichts weiter will als sich ausruhen, sich umsorgen lassen und alles andere aus der Hand geben. Wenn die Klinik diesem Wunsch gerecht wird, ist es zweifellos gut. Vielleicht möchte der Patient auch andere wissen lassen, daß sie unter diesen Umständen für ihn sorgen sollen. Er kann beispielsweise seine Frau bitten: «Hör mal, ich fühle mich wirklich mies. Kannst du bitte für mich mit den Schwestern reden?» Er kann dem Arzt sagen: «Mir ist so elend. Ich möchte keine Anrufe aus dem Geschäft. Solange ich hier im Krankenhaus bin, will ich weiter nichts als daliegen und mich ausruhen, meine Medizin nehmen und mich erholen. Können Sie bitte dafür sorgen, daß Anrufe für mich nur zwischen elf und drei Uhr durchgestellt werden?» Wer in dieser Weise darum bittet, in seiner Schwäche und Verletzlichkeit akzeptiert und berücksichtigt zu werden, übernimmt immer noch selbst die Verantwortung für sich und wahrt so seine Eigenständigkeit.

Helfen, ohne den Retter zu spielen

Ich möchte Ihnen zunächst vier Fragen stellen, die Ihnen helfen können, zu erkennen, ob Sie sich bereits – möglicherweise ohne sich dessen bewußt zu sein – in der Retterrolle befinden. Erstens: Glauben Sie zu wissen, was mit dem Patienten los ist, anstatt es sich *von ihm* erklären zu lassen? Zweitens: Glauben Sie zu wissen, wie Sie den Patienten am besten aus bestimmten Stimmungen herausholen können? Sagen sie ihm, was er zu tun hat, anstatt ihm Hilfe anzubieten und ihn selbst entscheiden zu lassen, was er braucht?

Drittens: Glauben Sie, daß Ihre Art, mit den Dingen umzugehen, die einzig richtige ist? Sind Sie sich dessen so sicher, daß Sie sie dem anderen aufzwingen? Viertens: Prüfen Sie Ihre Motive: Kann es sein, daß Ihr Verhalten gegenüber dem Patienten dazu dient, Ihre eigenen Gefühle zu vermeiden? (Das kann etwa der Fall sein, wenn Sie häufig wütend auf den Patienten sind. Wut ist für viele Menschen leichter zu handhaben als Hilflosigkeit, Angst oder Trauer.)

Ich habe diese vier Punkte aufgeführt, weil es so oft vorkommt, daß Angehörige nur das Beste wollen, aber in ihrem Bemühen, dem Patienten zu helfen, unversehens in die Retterposition geraten. Ihr Verhalten hilft dann dem Patienten nicht, ja es kann sogar ausgesprochen schädlich für ihn sein. Wer meint, gelegentlich in die Retterrolle zu rutschen, kann daran am ehesten etwas ändern, indem er seine eigenen Gefühle und Bedürfnisse genau prüft. Oft genug kümmert sich der Retter überhaupt nicht um sich selbst, sondern verwendet seine ganze Energie auf die Sorge für den Kranken. Nachdem er sich wochenlang selbst völlig vernachlässigt hat, ist seine eigene Bedürftigkeit schließlich so groß geworden, daß er wütend auf den Patienten wird. Eines der wichtigsten Mittel, um nicht in die Retterposition zu geraten, ist es, bewußt auf die eigenen Bedürfnisse zu achten und sich dafür einzusetzen, daß sie auch befriedigt werden.

Die Bezugspersonen des Kranken scheuen sich oft, diesen ihrerseits um Hilfe zu bitten. Das ist deshalb fatal, weil der Patient wie jeder Mensch das Gefühl nötig hat, gebraucht und gewollt zu werden. So beeinträchtigt der Patient auch in seinen Möglichkeiten sein mag, gibt es doch fast immer noch Dinge, die er für andere tun kann. Die Ehefrau könnte ihn bitten: «Nimm mich in den Arm, ich bin heute in schlechter Verfassung.» Der Ehemann, der seine Frau im Krankenhaus besucht, kann sie fragen: «Heute war ein ganz schlimmer Tag im Büro! Kannst du mir ein paar Minuten zuhören? Geht es dir gut genug, daß ich dir erzählen kann, was los war?» Ich möchte ausdrücklich betonen, wie wichtig solche Bitten für die meisten Patienten sind. Ein Faktor, der viel dazu beitragen kann, daß sich der Patient wie ein Kind behandelt fühlt, ist das schlechte Gewissen, nichts mehr für die Familie tun zu können. Es veranlaßt ihn, sich allmählich immer weiter zurückzunehmen und seine Bedürfnisse nicht mehr zu äußern. So provoziert er aber wiederum verstärktes Retterverhalten seitens der Angehörigen. Dieser Teufelskreis läßt sich durchbrechen, indem die Familienmitglieder sich auch mit ihren Bedürfnissen an den Kranken wenden. Sie geben ihm dadurch den Anstoß, seinerseits um das zu bitten, was er braucht. Wenn die anderen zu sich stehen, ist er aufgefordert, ebenfalls die Verantwortung für sich zu übernehmen. Er fühlt sich gebraucht, und es fällt ihm leichter, seine Bedürfnisse zu äußern.

Bei dem Gedanken, den geliebten Menschen durch seine Krankheit so großen Schmerz zu bereiten, packen den Krebspatienten nicht selten massive Schuldgefühle. Sie können verschiedene Ausdrucksformen finden: «Ich bin das gar nicht wert, daß ihr euch so um mich sorgt und so traurig seid» oder direkter: «Es macht mir schwer zu schaffen, daß das alles für euch so schlimm ist. Es tut mir so weh, daß dieser Krebs euch das Leben so schwer gemacht hat.» Der Patient, der so etwas sagt, vergißt, daß einen Menschen zu lieben, immer heißt, sich auf gute wie auf schlechte Zeiten einzulassen. Niemand von uns kann garantieren, daß er immer körperlich und seelisch wohl und gesund bleiben wird. Wenn der Patient solche Schuldgefühle äußert, kann der Angesprochene etwa antworten: «Ja, im Moment ist es hart für uns. Aber ich bin auch schon krank gewesen. Weißt du noch, wie du dich vor drei Jahren um mich gekümmert hast, als ich den Bandscheibenvorfall hatte? Du sollst wissen, daß du mir das sehr wohl auch wert bist.»

Zuweilen glaubt der Patient, daß seine Krankheit für die Familie viel schwerer zu verkraften ist, als es in Wirklichkeit der Fall ist. Dann hilft es, wenn etwa die Ehefrau sagt: «Es ist nicht leicht und ein Problem für uns – aber schließlich bin es ja nicht ich, die Krebs hat und im Krankenhaus liegt. So schlimm, wie du glaubst, ist es nicht. Die Kinder und ich, wir kommen ganz gut zurecht. Wir schaffen es schon.»

Teil der Rettungsbemühungen der Angehörigen ist es oft, daß dem Patienten seine normalen Tätigkeiten nicht mehr zugemutet werden. Helfen bedeutet, daß man es dem Patienten überläßt zu sagen: «Nein, danach ist mir nicht», anstatt für ihn zu sprechen und anderen mitzuteilen: «Mein Mann wird zu diesem Treffen nicht kommen können» oder «John kann diese Saison nicht Fußball spielen, also ruft ihn gar nicht erst an». Nur zu oft beginnen die Angehörigen, den Patienten in seinen Aktivitäten zu beschneiden, sobald sie von der Diagnose Kenntnis haben. Sie gehen davon aus, daß er ab sofort nichts mehr tun kann. Dieses Verhalten fördert ebenfalls die Verkindlichung, da es das Gefühl der Hilflosigkeit verschlimmert. Der Patient muß selbst entscheiden dürfen, was er kann und was nicht. Sehr wahrscheinlich ist er zu viel mehr Dingen in der Lage, als die Familie denkt.

Eine große Versuchung, in die Retterrolle zu schlüpfen, ist es auch, wenn der Patient deprimiert ist. Vielleicht hat er die letzten Tage seine Angst verdrängt und ist dabei immer passiver und depressiver geworden. Der Angehörige, der helfen möchte, wünscht sich oft verzweifelt, den geliebten Menschen aus seiner Depression herausholen zu können, und bekommt selbst Angst. Wenn sich diese Angst in Form von Wut gegen den Patienten kehrt, hat der Helfer wahrscheinlich die Retterrolle eingenommen. Für den Patienten ist es besser, wenn Sie ihm mitteilen, wie Sie ihn wahrnehmen. Sie können etwa sagen: «Ich empfinde dich als so passiv und deprimiert, und wenn du längere Zeit so bist, kriege ich eine Heidenangst.» Am besten ist es, es dabei zu belassen. Sie haben ausgedrückt, was Sie empfinden, und das ist als solches schon eine Hilfe.

Einem deprimierten Menschen hilft es oft auch, wenn er in seinen Gefühlen angenommen wird. Mitgefühl zeigen heißt zunächst einmal dazusein. Wenn der Patient düster aus dem Fenster starrt, kann sich seine Frau zu ihm setzen, seine Hand nehmen und sanft zu ihm sagen: «Heute war wohl ein schlimmer Tag?» Sie ist da und nimmt zur Kenntnis, daß es ihm gerade schlechtgeht. Das gibt ihm die Möglichkeit, sich zu öffnen und über seine Gefühle zu sprechen. «Weißt du, ich war heute beim Arzt, und es geht einfach nicht so vorwärts, wie ich es mir wünsche. Es macht mich so wütend, daß ich nicht besser vorankomme!» Seine Frau kann diese Gefühle annehmen und unterstützen, indem sie zuhört und sagt, daß sie verstehen kann, wie schlimm es für ihn sein muß. Diese mitfühlende Haltung ermutigt den Patienten, seine Enttäuschung und seine ganzen aufgestauten Gefühle aus sich herauszulassen. Wenn er dazu lange genug Gelegenheit hat, wird er irgendwann wieder aus dieser Stimmung herausfinden.

Es kann vorkommen, daß der Partner dem Patienten gern helfen und seine Gefühle annehmen möchte, dieser aber tagelang in seiner deprimierten Stimmung verharrt. Natürlich ist es sehr schwer, zusehen zu müssen, wie ein geliebter Mensch so elend und niedergeschlagen ist, und der Partner mag in seiner Besorgnis den Drang empfinden, etwas zu tun. Aber auch hier ist es ungeheuer wichtig, die Eigenständigkeit des Patienten zu achten. Statt für sich zu beschließen, etwas für den Erkrankten zu tun, sollte der Partner *fragen*: «Kann ich etwas für dich tun?» So beläßt er dem Patienten die Entscheidung, ob er Hilfe möchte und, wenn ja, welche. Er behält die Verantwortung und wahrt so seine Eigenständigkeit.

Vielleicht entscheidet sich der Patient an diesem Punkt, daß er keine Hilfe möchte – und diese Ablehnung ist sein Recht, das es unbedingt zu achten gilt. Zugegeben, es ist ungeheuer schwer, dazustehen und nichts für einen geliebten Menschen tun zu können, der seelisch leidet. Dennoch muß der Helfer unbedingt der Versuchung widerstehen, zuzupacken und den Patienten zu «retten». Es ist ein ganz verständlicher Wunsch, die Depression des Patienten «wegmachen» zu wollen, indem man ihm seine Gefühle ausredet, ihn mit einem Schwall von Informationen überschüttet, um die er nicht gebeten hat, und ihm sagt, was er tun muß, um sich wieder besser zu fühlen. Oft ist der Drang, in dieser Weise «rettend» einzugreifen, geradezu überwältigend. Ihm nachzugeben ist aber wenig hilfreich, da es den Patienten entmündigt. Wenn die Zeit vergeht, ohne daß sich etwas ändert, und der Helfer das Gefühl hat, etwas tun zu müssen, ist es wieder am besten, er teilt mit, was er empfindet: «Ich habe den Eindruck, daß du nun seit längerer Zeit deprimiert bist. Ich mache mir Sorgen um dich.» Es mag sehr schwer sein, an diesem Punkt dem Patienten nicht zu sagen, was er tun soll, aber dies nützt ihm mit Sicherheit mehr als jeder Rettungsversuch.

Manchmal besitzt der Helfer Informationen, die seiner Ansicht nach dem Patienten helfen könnten, mit seinen Gefühlen ins reine zu kommen. Anstatt diese Informationen dem Patienten aufzudrängen, sollte er ihn fragen, ob er sie hören möchte oder nicht. Dieser hat das Recht, das Angebot abzulehnen. Selbst wenn er so reagiert und vielleicht obendrein ärgerlich davongeht, hat er doch das Anerbieten zur Kenntnis nehmen können. Nicht selten lehnt es ein Patient zunächst wütend ab, sich die Meinung oder die Information des Angehörigen anzuhören, kommt dann aber einige Zeit später darauf zurück: «Ich habe noch mal darüber nachgedacht. Ich will doch hören, was du mir sagen wolltest.»

Um es noch einmal zusammenzufassen: Ich halte es für sehr wichtig, daß jede Bezugsperson eines Krebspatienten sich den Unterschied zwischen Helfen und Retten ganz klarmacht. Gewiß ist es nur natürlich, mit allen Mitteln helfen zu wollen. Wenn dieses Bestreben aber in die Retterhaltung umschlägt, wird es dem Patienten sehr wahrscheinlich nichts nützen. Es besteht im Gegenteil die Gefahr, daß diese Hoffnung seine eigenen Bemühungen um Gesundung sabotiert. Angehörige, die dagegen dem Patienten echte Unterstützung anbieten und seine Autonomie achten, spielen eine überaus wichtige und positive Rolle für den Genesungsprozeß.

Wie Sie deprimierten
Patienten helfen können

Depression ist in mehr als einer Hinsicht sehr eng mit Krebs
verknüpft. Wie ich bereits erörtert habe, zeigt das Persönlichkeitsprofil von Menschen, die an Krebs erkranken, schon vor dem
Zeitpunkt dieser Erkrankung die Tendenz, Gefühle zurückzuhal-
ten. Das Anstauen von Wut, Traurigkeit und Angst begünstigt
wiederum die Entwicklung einer Depression. Nicht selten wird
also der Krebspatient bereits vor der Diagnose zu Depressionen
geneigt haben. Außerdem löst natürlich die Diagnose selbst sehr
häufig bei dem Betroffenen selbst und seinen Angehörigen Depressionen aus. Sowohl die Krankheit selbst als auch die Nebenwirkungen der Therapie bedeuten für den Patienten meist einen Zustand
körperlicher Schwächung und seelischer Belastung, der zusätzlich
die Depressionsneigung erhöht. Zu berücksichtigen ist ferner, daß
eine körperliche Erkrankung möglicherweise bestimmte physiologische und hormonelle Reaktionen bewirken kann, die Depression
verursachen. In jedem Fall ist jedoch damit zu rechnen, daß der
Krebs von seiner Natur her – dem Auf und Ab seines Verlaufs, der
Ungewißheit seines Ausgangs und der Möglichkeit des Todes, die
er einschließt, zumindest zeitweilig mit Depression einhergehen
wird.

In den letzten Jahren haben viele Wissenschaftler Krebs und
Depression im Zusammenhang erforscht. Zu besonders bedeutsamen Ergebnissen gelangte dabei R. W. Bartrop in New South
Wales, Australien. Er ging von der Hypothese aus, daß auf der
Grundlage verdrängter Trauer entstandene Depressionen gesund-
heitsschädigend wirken können. Es ließ sich nachweisen, daß Wit-
wen und Witwer im ersten Jahr nach dem Tod des Lebenspartners
eine deutlich höhere Anfälligkeit für Krebs und die meisten ande-

ren schweren Krankheiten aufweisen als der Bevölkerungsdurchschnitt. Bartrop ging es nun darum, eine physiologische Erklärung für diese Daten zu liefern. Zu diesem Zweck untersuchte er eine Versuchsgruppe frisch verwitweter Personen auf die Abwehrkraft ihres Immunsystems. Er begann seine Blutuntersuchungen unmittelbar nach dem Todesfall und setzte sie dann in regelmäßigen Abständen fort. Dabei ergab sich, daß die Immunaktivität im Körper der Versuchspersonen deutlich geringer war als bei den Angehörigen der Kontrollgruppe, die während der zurückliegenden zwei Jahre keinen Todesfall in der Familie erlebt hatten. Wichtig ist dabei, daß nicht der Verlust selbst die Immunaktivität reduzierte, sondern daß der auslösende Faktor offenbar die Depression war, die sich durch die Verdrängung der mit dem Tod des Lebensgefährten verbundenen Trauer entwickelt hatte. Obgleich Depressionen mehrere Ursachen haben können, ist doch die Verleugnung von Gefühlen eine der häufigsten und vielleicht sogar die wichtigste.

Worin zeigt sich Depression?

Es ist nicht selten, daß ein Patient über lange Zeit unter Depressionen leidet, ohne daß ihm oder seinen Angehörigen dies bewußt wäre. Da sich dieser Zustand jedoch so negativ auf die körperlichen Abwehrkräfte – von der Lebensqualität ganz zu schweigen – auswirken kann, ist es ungeheuer wichtig, ihn zu erkennen. Außerdem ist es sehr viel schwerer, mit Depressionen umzugehen, wenn man gar nicht weiß, womit man es zu tun hat.

Die meisten von uns machen ab und zu leichtere Depressionen durch, die sich aus aufgestauten Gefühlen entwickeln. Das ist der Tribut, den wir dafür bezahlen müssen, daß wir jahrhundertelang gelernt haben, zugunsten eines zivilisierten Lebens unsere natürlichen Triebe und Regungen zu unterdrücken. In unserer modernen Zivilisation müssen wir den Drang bezähmen, einen Menschen anzugreifen, der uns geärgert hat. Ebenso wie diesen Reflex unterdrücken wir Tag für Tag viele weitere spontane Reaktionen aus

Einsicht in die Notwendigkeit. Zum Problem wird dies jedoch erst dann, wenn wir auch die begleitenden Emotionen zensieren und zurückhalten. Oft gelingt uns dies so perfekt, daß wir gar nicht mehr merken, daß wir Gefühle leugnen.

Die Leugnung von Gefühlen in einer konkreten Situation kann eine kurzfristige, akute Depression zur Folge haben. Das passiert uns allen ab und zu. So kann es sein, daß ein Handelsvertreter an einem Tag drei wichtige Kunden sein Angebot präsentiert und dreimal erfolglos bleibt. Am Abend kommt er deprimiert und verbittert nach Hause. Aber schon am nächsten Tag sind seine Energien zurückgekehrt, und er sagt sich: «Zum Teufel damit, ich gehe jetzt los und versuche es weiter.»

Akute Depressionen gehören zum Alltag und verschonen niemanden. Chronische Depression löst sich dagegen nicht über Nacht auf, sondern hält an und wird oft sogar immer schlimmer. Diese andauernde Form ist es, die dem Krebspatienten und seinen Angehörigen schaden kann. Der Patient selbst wird sich ihrer oft gar nicht bewußt. Ein Grund dafür ist die Tabuisierung von Depressionen, wie sie in unserer Kultur weit verbreitet ist. Sie führt dazu, daß viele Menschen nicht nur Angst vor der Depression selbst haben, sondern auch davor, was andere über sie denken könnten. Das kann so weit gehen, daß sie ihren inneren Zustand leugnen. Vielfach spielt auch die Besorgnis eine Rolle, wie wohl die Angehörigen auf eine zum Ausdruck gebrachte Depression reagieren würden. Oft können die Familienmitglieder auf Depressionen bei anderen nicht offen emotional reagieren und ziehen sich statt dessen zurück. Wenn jemand seine Depression so weitgehend leugnet, daß er sich ihrer selbst nicht mehr bewußt ist, läßt sich dieser Zustand nur noch sehr schwer auflösen. Die verleugnete Depression ist in ihren Auswirkungen meist besonders schlimm, weil sie ständig an den physischen und psychischen Energien des Betroffenen zehrt.

Wer seinen deprimierten Zustand leugnet, kann sich meist selbst nicht mehr richtig wahrnehmen. Daher wird es oft einer Bezugsperson überlassen bleiben, das Problem zu erkennen. Ich möchte Ihnen aus diesem Grund einige Symptome nennen, die darauf hindeuten, daß ein Mensch, möglicherweise ohne es selbst zu wissen, deprimiert ist. Erstens: Der Betreffende zeigt eine pessimistische, hoffnungslose Haltung gegenüber allem, was vor sich geht. Er sagt häufig sinngemäß: «Ach, das hat ja alles doch keinen Sinn.» Zweitens: Er verliert die Zukunftsperspektive. Über ihm scheint eine schwarze Wolke zu schweben, die ihm jeden Ausblick nimmt. Er wird unfähig, Urlaubspläne für den nächsten Sommer zu machen oder sich mit der nächstes Jahr in Aussicht stehenden Hochzeit seiner Tochter zu beschäftigen. Da er sich von den Tagesereignissen überrollt und überfordert fühlt, kann er keine langfristigen Pläne machen. Drittens: Er scheint seine emotionalen Reaktionen völlig abgestellt zu haben und zeigt kaum Gefühle. Bei Krebspatienten kommt dies oft daher, daß sie ihre Gefühlswahrnehmung ausgeschaltet haben, um nicht mit ihrer Todesangst konfrontiert zu sein. Viertens: Der Betreffende zeigt ein «Abflachen der Affekte». Er läßt kaum Gefühlsschwankungen erkennen und wirkt in allen seinen Gefühlen seicht. Seine äußere Erscheinung ist «farblos», grau, stumpf, seine Augen leuchten nicht, und sein Gesicht zeigt kaum Ausdruck und Farbe. Seine Aktivitätspegel ist sehr niedrig, er scheint sich langsam zu bewegen und wirkt die meiste Zeit müde. Fünftens: Sein Schlafrhythmus hat sich verändert. Er schläft wesentlich mehr als sonst, bis zu zehn, zwölf oder gar vierzehn Stunden, oder aber er wacht mitten in der Nacht auf und kann nicht wieder einschlafen. Sechstens: Sein sexuelles Interesse läßt nach.

Diese Symptome sind charakteristisch für die chronische Depression. Es gibt jedoch noch eine weitere Form der Depression mit einer anderen Symptomatik, die zu erkennen wichtig sein kann: die sogenannte agitierte Depression. Während der typisch depressive Patient lethargisch ist, verbirgt der agitiert Depressive seine Gefühle hinter ständiger Hyperaktivität. Um seiner Depression nicht ins Auge sehen zu müssen, sorgt er dafür, daß er immer beschäftigt ist. Typisch für ihn ist, daß er ständig in Bewegung ist, immer etwas zu tun und immer Menschen um sich hat. Er gönnt sich kaum je Ruhe. Er wirkt meist überhaupt nicht deprimiert, sondern im Gegenteil übertrieben fröhlich und optimistisch. Wenn der Patient diesem Bild entspricht, ist es möglich, daß sich dahinter eine verleugnete Depression verbirgt, die sich schädlich auf ihn auswirken kann. Die Verleugnung ist allerdings oft so perfekt, daß er auf die Bemerkung «Du wirkst so deprimiert» überzeugt antwortet: «Ich? Deprimiert? Das soll wohl ein Witz sein!»

Die chronische wie die agitierte Depression lassen vermuten, daß der Patient seine Gefühle leugnet. Damit ist jedoch die Gefahr gegeben, daß die Depression anhält und die Abwehrkräfte des Körpers schwächt. Außerdem droht dem Patienten die Entfremdung von seinen Angehörigen, da er sehr zurückgenommen ist und keinen emotionalen Kontakt eingeht. Meist wird nicht er selbst, sondern ein Familienmitglied diesen Zustand als Depression identifizieren.

Zum Umgang mit Depressionen

Wenn Sie das Gefühl haben, daß der Patient in einer Depression steckt, sollten Sie ihn veranlassen, sich zu äußern. So werden Sie leichter etwas bewirken, als wenn Sie seinen Zustand benennen. Wer seine Gefühle leugnet, wird die Bemerkung «Du kommst mir so deprimiert vor» möglicherweise zurückweisen. Besser ist es, wenn man die eigenen Empfindungen ausspricht, indem man beispielsweise sagt: «Du scheinst mir gar nicht mehr du selbst zu sein.» So gibt man dem Erkrankten eher die Möglichkeit, auszudrücken, was er fühlt. «Ich mache mir Sorgen um dich. Hast du etwas? Möchtest du darüber sprechen?» Solche Äußerungen geben wieder, was man selbst wahrnimmt, aber sie versuchen nicht, dem Patienten zu erklären, was er fühlt. Dagegen wird eine Bemerkung wie «Ich finde, du bist deprimiert» leicht als Übergriff empfunden. In diesem Fall verstärkt sie die Depression nur noch.

Sie müssen sich unbedingt vor Augen halten, daß der Erkrankte die Gelegenheit haben muß, selbst seinen Zustand als Depression zu erkennen. Dadurch tut er bereits den ersten Schritt aus seiner Opferposition heraus. Der Prozeß, der aus der Depression herausführt, beginnt in dem Moment, da der Betroffene selbst – nicht der Helfer – erkennt, was mit ihm los ist. Der Helfer kann diese Einsicht nur fördern, indem er Fragen stellt: «Ich mache mir Sorgen – du kommst mir so müde und antriebslos vor. Gibt es

etwas, worüber du sprechen möchtest? Was geht denn in dir vor?»
Im Kern laufen alle Äußerungen dieser Art darauf hinaus, daß man
den Erkrankten *fragt*, was er fühlt, statt seine Gefühle für ihn zu
definieren.

Sehr wahrscheinlich wird der Patient trotzdem zunächst antworten: «Nein, es ist nichts. Es ist alles bestens.» Dann sollten Sie diese
Erklärung respektieren. Vielleicht läßt der Erkrankte Ihre Frage
deshalb von sich abprallen, weil er meint, andere nicht mit seinen
wirklichen Gefühlen belasten zu dürfen. Wenn er aus irgendeinem
Grund seine Depression leugnet, braucht er vielleicht Zeit, um
über Ihre Frage nachzudenken und seine Gefühle an sich heranzu-
lassen. Dazu geben Sie ihm Gelegenheit, wenn Sie nicht auf eine
Antwort drängen. Denken Sie immer daran, daß er sehr wahrscheinlich in sich aufgenommen hat, was Sie gesagt haben, auch
wenn er nicht sofort antwortet. Schon allein das Wissen, daß Sie
sich Gedanken um ihn machen und ihm helfen wollen, kann ihm
ein Anstoß sein, sich seiner Gefühle bewußt zu werden.

Auf der anderen Seite kann es sein, daß der Patient Ihnen prompt
antwortet, vielleicht sogar sehr emphatisch: «Mir geht es total
dreckig! Mir ist danach, einfach das Handtuch zu werfen und
Schluß!» Das ist für den Angehörigen oft so schlimm und erschreckend, daß er darauf mit einem energischen Aufmunterungs-
versuch reagiert: «Aber, aber, wir wollen doch optimistisch sein»
oder «So schlimm ist es doch nun auch wieder nicht». Solche
tröstlich gemeinten Äußerungen geben dem Erkrankten in Wahrheit zu verstehen: «Du solltest diese Gefühle nicht haben.» Sie
vermitteln, daß es falsch ist, deprimiert zu sein. Das wird nicht
selten zur Folge haben, daß der Patient seine Depression nur um so
gründlicher leugnet.

Wenn der Erkrankte also reagiert, indem er seine ganze Traurigkeit und Deprimiertheit aus sich herausläßt, ist es am besten,
einfach nur Mitgefühl zu zeigen. «Es tut mir leid, daß du so
deprimiert bist – ich kann es gut verstehen.» Hilfreich ist es auch,
wenn der Kranke sich darin unterstützt fühlt, seine Gefühle auszudrücken: «Ich bin sehr froh, daß du das sagst, weil ich mir Sorgen
um dich gemacht habe.» Solche Reaktionen nehmen die geäußerten
Gefühle an, ohne den Patienten durch plumpe Aufmunterung zum

Kind abzustempeln. Der Angehörige kann darüber hinaus seine Hilfe anbieten, ohne die Autonomie des Patienten anzutasten: «Kann ich irgend etwas für dich tun?» Wenn der Patient dies verneint, kann man ihm noch einmal sagen: «Gut, aber wenn dir etwas einfällt, bin ich für dich da.»

Natürlich kommt es vor, daß der Erkrankte selbst keinen Wunsch äußert, der Angehörige aber Möglichkeiten im Kopf hat, wie er ihm helfen könnte. Das ist ein sehr problematischer Bereich. Die Grenze zwischen Helfen und Retten ist sehr fein. Es ist wahrscheinlich ratsam, den Patienten selbst darüber nachdenken zu lassen, was er braucht und wie Sie ihm helfen könnten. Findet er nichts, können Sie ihm behutsam Vorschläge machen: «Möchtest du, daß ich dich in den Arm nehme?» oder «Wenn ich dir diese Arbeit abnehmen soll, will ich es gern tun».

Einen Patienten mit einer agitierten Depression kann man oft besser von einer etwas anderen Seite her ansprechen. Da er immer hyperaktiv ist, ist es wichtig, ihn darauf anzusprechen: «Ich frage mich oft, was eigentlich mit dir passiert, wenn du mal kürzer trittst oder wenn du allein bist.» Sehr wahrscheinlich wird der Betreffende kaum je allein sein, da er dann stärker mit seinen Gefühlen konfrontiert wäre. Irgendwann wird dies aber doch einmal der Fall sein: Niemand kann ständig etwas tun und andere Menschen um sich haben. Dann kann die Frage des Helfers für ihn Bedeutung gewinnen und ihm helfen, seinen Gefühlen auf den Grund zu gehen.

Ich habe bisher beschrieben, wie Sie dem Patienten Gelegenheit geben können, seine Depression zuzulassen, und dies ist gewiß eine wirksame Form der Hilfe. Ein anderer Weg ist es zu äußern, was *Sie selbst* bewegt. In vielen Fällen ist dies die größte Hilfe überhaupt, da es dem Patienten das Gefühl gibt, gebraucht zu werden und etwas tun zu können. Außerdem integriert es ihn in die Familie, was ebenso wichtig ist. Wenn Angehörige nicht mehr die positiven und negativen Ereignisse ihres Lebens mit dem Erkrankten teilen, schließen sie ihn unwillkürlich aus der Familiengemeinschaft aus und fördern bei ihm das Gefühl der Isolation und Entfremdung. Vielen Menschen fällt es schwer, einem Kranken gegenüber von ihren eigenen Problemen zu sprechen: «Ach, ich kann doch meinen

Mann nicht noch zusätzlich damit belasten, wie mir meine Angst im Moment zu schaffen macht. Er hat doch schon mehr als genug mit seinen eigenen Depressionen wegen seiner Krankheit zu tun.» Tatsächlich heißt sich mitteilen aber nicht unbedingt, den anderen zu belasten. In unserem Beispiel würde es dem Mann im Gegenteil das Gefühl geben, gebraucht zu werden, wenn seine Frau zu ihm sagen könnte: «Ich fühle mich so mies. Mit der Arbeit klappt es im Moment überhaupt nicht recht. Ich bin so verzweifelt und entnervt, weil ich so gern mehr für dich tun möchte, und ich habe oft das Gefühl, völlig nutzlos zu sei.» Solch ehrliches Sichmitteilen gibt dem Erkrankten die Möglichkeit, einem geliebten Menschen zu helfen, und macht es ihm leichter, seinerseits mitzuteilen, was in ihm vorgeht.

In bestimmten Situationen zögern die Angehörigen oft, mit dem Kranken über unerfreuliche Dinge zu reden, weil sie sich nicht sicher sind, ob er die psychische Energie hat, sich damit auseinanderzusetzen. Aber auch in diesem Fall ist es besser, ihm selbst die Entscheidung zu überlassen. Sie können ihn beispielsweise fragen: «Ich bin irgendwie traurig und deprimiert – hast du im Moment die Kraft, mir zuzuhören?» Der Patient hat die Möglichkeit, daraufhin zu sagen: «Nein, mir ist gar nicht gut, und ich habe Schmerzen. Ich will nichts Deprimierendes hören.» Wenn das seine Antwort ist: akzeptiert. Fragen schadet nicht. Viel schädlicher ist es, wenn die Familie beschließt, in Gegenwart des Patienten immer nur optimistisch und fröhlich zu sein. Auf diese Weise erzeugt sie eine unwirkliche Atmosphäre, die nur dazu beiträgt, daß sich der Patient noch isolierter fühlt. Er muß denken, daß er der einzige ist, der andere Gefühle hat. Er allein ist anders – also muß bei ihm etwas nicht stimmen.

Nonverbale Hilfe bei Depressionen

Ich habe bisher beschrieben, wie man einem deprimierten Kranken mit verbalen Mitteln helfen kann. Es gibt jedoch auch mehrere Möglichkeiten, nonverbal mit Depressionen umzugehen. Eine davon ist körperliche Aktivität. Wenn der Erkrankte deprimiert ist, wird es doppelt wichtig, sich körperlich zu betätigen. Die Angehörigen können ihn darin unterstützen, indem sie sich daran beteiligen – wenn der Patient es möchte. Vielleicht wird er sagen: «Heute bin ich so deprimiert, mir ist gar nicht nach Spazierengehen. Ich weiß aber, daß es mir danach besser gehen wird. Könntest du mich nicht begleiten?» Viele Patienten setzen Spaziergänge gezielt als Mittel gegen Depressionen ein. Marge Deacon sagt: «Für mich ist Bewegung mit die beste Medizin gegen Depressionen überhaupt. Wenn es mir schlechtgeht, gehe ich dagegen an, indem ich drei, vier Kilometer laufe. Nach den ersten Minuten habe ich schon gründlich Sauerstoff getankt, mir ausgiebig die Bäume und Blumen angeschaut, den Vögeln zugehört, und es geht mir viel besser. Wenn ich drei Kilometer hinter mir habe, ist meine deprimierte Stimmung weg.»

Ein weiteres ausgezeichnetes Mittel gegen Depressionen ist Körperkontakt. Viele Menschen entziehen sich körperlichen Berührungen, wenn sie deprimiert sind. Heilsam ist es aber gerade in solchen Stimmungen, Körperkontakt zu suchen. Manche Patienten bitten von sich aus ein Familienmitglied, einen Freund oder eine Freundin, sie in den Arm zu nehmen. Aber auch wenn der Erkrankte selbst nicht die Initiative ergreift, kann man ihm körperliche Zuwendung anbieten. In den Arm genommen zu werden ist etwas sehr Tröstliches. Es vermittelt Zuwendung in einer Weise, wie sie sich in Worten nicht ausdrücken läßt. Meist läßt eine Depression nach, sobald zurückgehaltene Gefühle zum Ausdruck kommen. Der körperliche Kontakt erleichtert es aber, die eigenen Gefühle wahrzunehmen. Oft führt er sogar dazu, daß der Betreffende anfängt zu weinen. Ich werde im nächsten Kapitel «Nähe und Zuwendung» noch einmal eingehend auf dieses Thema zu sprechen kommen.

Es gibt viele kleine Gelegenheiten, Liebe und Zuneigung auszudrücken und einem anderen Menschen das Gefühl zu geben, daß er gebraucht wird. Es kann bereits genügen, die Stimmung eines deprimierten Patienten zu heben, wenn man ihm eine Rose mitbringt. «Die habe ich im Garten gesehen, und da habe ich an dich gedacht.» Oder man kann dem Kranken sagen: «Ich konnte es kaum erwarten, nach Hause zu kommen und dich in den Arm zu nehmen.» Sanfte Musik kann ebenfalls sehr tröstlich sein. Lassen Sie Ihre Phantasie walten. Vor einem möchte ich Sie aber warnen: Verwechseln Sie nicht kleine, liebevolle Aufmerksamkeiten mit der Erzeugung einer betont heiteren Atmosphäre, um den Erkrankten «aus seinen finsteren Gedanken zu reißen». Einem deprimierten Patienten fröhliche Musik vorzuspielen, ein Fest zu arrangieren oder darauf zu dringen, eine alberne Fernsehsendung zu sehen kann leicht als Forderung aufgefaßt werden, die eigenen Gefühle beiseite zu schieben. Es ist sehr wichtig, daß der Kranke sich seiner Depression stellt. Übertriebene Munterkeit trägt nur dazu bei, daß er sie leugnet.

Es gibt Medikamente, die Depressionen auslösen oder verstärken können. Auch wenn die Nebenwirkungen einer Chemotherapie ganz unterschiedlich sind, werden viele Patienten von bestimmten Medikamenten depressiv, besonders wenn sie diese in zu hohen Dosen erhalten. Wenn der Verdacht besteht, daß Depressionen medikamentös bedingt sind, sollten der Erkrankte und Sie mit dem Arzt sprechen. Vielleicht hat dieser bisher die Schwere der depressiven Folgeerscheinungen nicht wahrgenommen. Wenn das Lebensgefühl des Patienten ernstlich durch solche psychischen Auswirkungen medikamentöser Behandlung beeinträchtigt ist, wird der Arzt sehr wahrscheinlich den Therapieplan modifizieren.

Natürlich werden verschiedene Menschen auch unterschiedlich gut mit depressiven Zuständen fertig. Wenn die Depression jedoch sehr lange anhält, wird der Kranke in jedem Fall irgendwo so darunter leiden, daß sein gesamtes Lebensgefühl davon betroffen ist. In diesem Fall ist es angezeigt, Hilfe zu suchen. Oft sind alle Familienmitglieder durch die Krankheit so verunsichert und betroffen, daß sie ein allgemeines Gefühl der Hilflosigkeit lähmt. Dann ist es sehr unwahrscheinlich, daß sie aus eigener Kraft, ohne professionelle Hilfe, aus dieser Situation herausfinden. Dazu stecken sie alle zu tief in ihr.

Viele Menschen haben so große Angst vor Depressionen, daß sie deren Existenz einfach leugnen. Sie gehen offenbar davon aus, daß eine Depression, die offen zugelassen wird, sich automatisch verschlimmert. In Wahrheit ist genau das Gegenteil der Fall. Wer seine Depression wahrnimmt, sie anderen eingesteht und in seinen Gefühlen angenommen wird, hat schon den ersten Schritt zur Überwindung dieses Zustands getan. Es ist keineswegs so, wie viele Leute glauben: daß man in seiner Depression versackt und untergeht, wenn man ihr keinen Widerstand entgegensetzt. Indem wir akzeptieren, daß wir deprimiert sind, gewinnen wir die Kraft, wieder Boden unter die Füße zu bekommen. Außerdem sind Depression und Verzweiflung während einer Krankheit bis zu einem gewissen Grad ganz normale Reaktionen. Erst wenn der deprimierte Zustand eine sehr schwere Form annimmt oder sehr lange anhält, kann er das gesamte Leben ernstlich beeinträchtigen und sollte deshalb gezielt behandelt werden. Wenn der Patient seine Gefühle zulassen kann und ihn seine Angehörigen darin unterstützen, wird dies in der Regel seine Depressionen deutlich mildern.

Nähe und Zuwendung

Jeder Mensch hat, unabhängig von seinem Gesundheitszustand, das Bedürfnis nach Liebe und Zuwendung. Wenn wir allerdings krank und deshalb besonders verletzlich sind, brauchen wir beides um so mehr. Ja, liebevoller Nähe und Zuwendung kommt eine wesentliche Rolle im Heilungsprozeß zu, weshalb ich meinen Patienten diese Medizin in hoher Dosis zu empfehlen pflege.

Neuere wissenschaftliche Untersuchungen belegen eindringlich, wie wichtig emotionale Faktoren für den Genesungsprozeß sind. So fanden Forscher an der University of California in San Francisco heraus, daß Herzpatienten sich besser erholten, wenn sie ein Haustier besaßen. Im Rahmen einer anderen Untersuchung wurden Herzinfarkt-Rekonvaleszenten, die sich stationär in der Klinik aufhielten, in drei Gruppen unterteilt. Den Patienten der ersten Gruppe wurden Pflanzen ins Krankenzimmer gestellt und zur Pflege anvertraut. Die Patienten der zweiten Gruppe erhielten ebenfalls Zimmerpflanzen, waren jedoch nicht selbst für ihre Betreuung zuständig. Sie hatten lediglich dem Pflegepersonal mitzuteilen, wann ihre Pflanze versorgt werden mußte. Die Patienten der dritten Gruppe schließlich bekamen keine Pflanzen. Es stellte sich heraus, daß im Hinblick auf die Dauer des Klinikaufenthalts und auf die Höhe der Medikamentengabe Gruppe eins am besten, Gruppe zwei weniger gut und Gruppe drei am schlechtesten abschnitt.

Dieses Experiment und viele ähnliche Untersuchungen deuten darauf hin, daß Patienten, die etwas haben, was ihnen am Herzen liegt, ihr Leben offenbar als wichtiger und sinnvoller empfinden, was meiner Überzeugung nach den Lebenswillen stärkt. Wenn nun aber bereits ein Tier oder eine Pflanze einem Patienten dieses

Gefühl eines sinnvollen Daseins zu geben vermögen, um wieviel entscheidender für die Stärkung des Lebenswillens müssen dann erst wichtige Beziehungen – Nähe und Zuwendung zu anderen Menschen – sein.

So wichtig es ist, Liebe zu geben, so dringend sind wir doch alle auch darauf angewiesen, sie von anderen zu empfangen. Wie unverzichtbar dies ist, bewiesen vor einigen Jahren an Säuglingen in Waisenhäusern durchgeführte Untersuchungen sehr eindringlich. Babies, die liebevoll auf den Arm genommen und gestreichelt wurden, entwickelten sich gut. Andere hingegen, denen kaum Körperkontakt und Zärtlichkeit zuteil wurde, waren bald körperlich wie seelisch in einem weit schlechteren Zustand. Diese Fakten demonstrieren, wie lebenswichtig liebevolle Zuwendung sein kann.

In unserer Kultur haben die chronischen degenerativen Krankheiten in den letzten hundert Jahren beträchtlich zugenommen. Dem entsprechen auf der anderen Seite gesellschaftliche Veränderungen, die zum Verschwinden wohl der wichtigsten Quelle emotionaler Zuwendung – der Großfamilie – geführt haben. Einst war es üblich, innerhalb eines kleinen Umkreises vom Geburtsort aufzuwachsen und dort bis zum Tod zu leben. Während seiner gesamten Lebensspanne war der einzelne gewöhnlich in ein weites Netz von alten und vertrauten Verwandtschafts- und Freundschaftsbeziehungen eingebunden. Diese Menschen waren da, wenn man sie brauchte, man konnte sich an sie wenden, oder sie kamen von selbst, um ihre Hilfe anzubieten. Ihnen durfte man sich ungeschminkt zeigen, auf sie konnte man sich stützen. In unserer urbanen und mobilen Gesellschaft leben dagegen viele Menschen Hunderttausende von Kilometern von ihrem Geburtsort entfernt, und nur wenige haben sich einen echten Ersatz für die Großfamilie von einst schaffen können. Die fortschreitende Entfremdung und Isolation, der wir ausgesetzt sind, fordert zweifellos ihren Preis, und vieles deutet darauf hin, daß die Zunahme bestimmter Krankheiten in diesem Zusammenhang zu sehen ist.

Der Mangel an emotionalem Kontakt in unserer modernen städtischen Gesellschaft ist augenfällig. Wir brauchen uns nur vorzustellen, wie unsere Urgroßeltern durch die Straßen ihrer kleinen Ortschaft gingen. Mit großer Wahrscheinlichkeit trafen sie unterwegs Verwandte, den Pfarrer, alte Spielgefährten und andere Menschen, die sie schon ihr Leben lang kannten. Da alle diese Beziehungen so tief verwurzelt waren, gehörten zur Begrüßung meist ein von Herzen kommendes warmes Lächeln, ein Händedruck, eine Umarmung. Heute wissen wir, daß das allgemeine Grundgefühl der Geborgenheit, wie es solche Gemeinschaften vermitteln, die Gesundheit positiv beeinflußt. Unser heutiges Leben ist dagegen meist so hektisch, daß wir viel zu beschäftigt sind, um den Mangel an emotionaler Nähe, der in unserer Umwelt herrscht, auch nur wahrzunehmen. Aber dieser Mangel existiert und bedeutet, daß die meisten von uns ihre Bedürfnisse nach Nähe und Zuwendung nicht ausreichend befriedigen können. Dennoch gibt es Möglichkeiten, diesem Problem zu begegnen. Zum einen läßt sich ein Netz von stützenden Außenbeziehungen aufbauen, wie ich es im Kapitel über die erweiterte Familie beschrieben habe. Zum anderen kann man sich vertrauensvoll auf das stützen, was Angehörige und Freunde einem an Liebe und Zuwendung geben.

Körperkontakt

Wie wichtig körperliche Berührung ist, beweist folgendes an Kaninchen durchgeführtes Experiment. Eine Gruppe von Versuchskaninchen wurde von einem Doktoranden aufgenommen und gestreichelt, die Tiere in der Kontrollgruppe dagegen nicht. Die Kaninchen, denen liebevolle Berührungen zuteil wurden, wiesen kaum Anzeichen für Erkrankungen der Herzkranzgefäße auf, bei den anderen hingegen war die Erkrankungshäufigkeit signifikant. Berührungen vermitteln offenbar eine besondere Form der Zuwendung, die wir zur Unterstützung unseres Heilungsprozesses brauchen.

Ich habe mich in diesem Buch bisher vor allem auf den verbalen Ausdruck von Gefühlen konzentriert. Natürlich ist diese Ausdrucksebene wichtig. Manchmal ist nonverbale Kommunikation jedoch wesentlich wirksamer und geeigneter, Dinge in Bewegung zu setzen. Ich habe das selbst schon oft erlebt, wenn ich Patienten in der Klinik besuchte. Nicht selten war der Betreffende emotional verschlossen, weil er sich bemühte, den um sein Bett versammelten Angehörigen nicht zu zeigen, wie er litt. In vielen Fällen habe ich mich dann einfach neben das Bett gesetzt, die Hand des Patienten genommen, sie dabei vielleicht sanft gestreichelt und geschwiegen. Das hatte zur Folge, daß selbst einige meiner «härtesten» Patienten in Tränen ausbrachen. Die Zuwendung, die in der Berührung zum Ausdruck kam, brach den Damm, und die aufgestauten Gefühle konnten herauskommen.

Dieselben Patienten sprechen auf verbale Kommunikation oft nicht positiv an. Im Gegenteil: Sie verschließen sich, sobald jemand, der ihnen nahesteht, mit ihnen über Gefühle zu sprechen versucht. So kann es sein, daß ein Patient so lange unfähig ist, sich mit seiner Angst vor dem Sterben auseinanderzusetzen oder darüber zu sprechen, bis ihn seine Frau oder Freundin fest in den Arm nimmt. Tut sie es, fängt er sofort an, zu weinen und ihr seine Angst einzugestehen. Oft können wir uns schmerzlichen Gefühlen besser stellen, wenn uns ein geliebter Mensch dabei körperlich hält.

Jemanden fest im Arm zu halten ist in mehrerlei Hinsicht die beste und reinste Form, seine Liebe zu dem betreffenden Menschen auszudrücken. Es ist eine warme und ehrliche Berührung, die dem anderen die eigenen Gefühle direkt und unzensiert übermittelt. Nicht jeder versteht sich auf Worte, und Worte drücken oft nicht das aus, was wir wirklich empfinden, aber eine Umarmung, die von Herzen kommt, ist eine eindeutige Botschaft. Auch wenn wir uns noch so gut ausdrücken können, haben unsere Worte doch oft nicht die gleiche bewegende Wirkung wie eine Berührung. «Ich mag dich» zu hören ist etwas ganz anderes, als fest und mit Wärme umarmt zu werden. Es ist traurig, daß es uns in unserer Kultur nicht gestattet ist, uns häufiger zu berühren: Die meisten von uns könnten diese besondere Form der Wärme und Unterstützung weit öfter gebrauchen.

Wer krank ist, hat ein besonders großes Bedürfnis danach, in den Arm genommen zu werden und sich geliebt zu fühlen. Im Hinblick auf dieses Bedürfnis ist es sogar angemessen, den schwerkranken Patienten mit einem kleinen Kind zu vergleichen: Beide fühlen sich gleich verletzlich und hilflos. Beide haben Angst, weil sie nicht wissen, was mit ihnen geschehen wird. Und beide brauchen ein hohes Maß an Zuwendung. In gewissem Umfang teilen wir alle dieses Bedürfnis, auch wenn wir es gern leugnen. In jedem von uns gibt es eine kindliche Seite, die Verständnis und Zuwendung sucht und die will, daß wir als die akzeptiert werden, die wir sind, und nicht um der Dinge willen, die wir täglich tun, um in der Welt zu bestehen. Im Idealfall bringt die Mutter ihrem Kind diese bedingungslose Liebe entgegen und ermöglicht es ihm so, sich in der Welt sicher zu fühlen und ein gesundes Selbstwertgefühl zu entwickeln. Für jeden von uns wäre es herrlich, in dieser Weise geliebt zu werden – einfach nur deshalb, weil wir da sind. Bei dem Patienten, der sich in einer schweren Belastungssituation befindet, ist dieses Bedürfnis nach bedingungslosem Angenommenwerden noch gesteigert. Gerade gegenüber dem Kranken, der sich nicht wohl fühlt und sich äußerlich nicht von seiner attraktivsten Seite zeigen kann, ist körperliche Zuwendung eines der besten Mittel, ihn spüren zu lassen, daß er angenommen und geliebt wird. Sie kann in Zeiten, in denen es dem Patienten nicht gutgeht, in seelischer Hinsicht Wunder wirken.

Allerdings wird nicht jeder Patient körperliche Zuwendung ohne weiteres zulassen. Wenn der Kranke Berührungen zurückweist, ist es wichtig, dies zu respektieren. Er wird seine Gründe dafür haben. Körperkontakt ist etwas so Intimes, daß jeder Mensch das Recht haben muß, ihn zu verweigern und seine Grenzen dort zu ziehen, wo es für ihn richtig ist. Für viele Menschen sind Berührungen deshalb problematisch, weil sie in ihnen Assoziationen mit schlechen Kindheitserfahrungen wie Mißbrauch oder Mißhandlungen wecken. Andere empfinden vielleicht, wenn es ihnen schlechtgeht oder wenn sie Schmerzen haben, körperliche Berührungen nicht als angenehm.

Manche Menschen sträuben sich gegen Zuwendung, weil ihr Selbstwertgefühl sehr gering ist und sie glauben, nicht das Recht auf Liebe zu haben. Es kann sein, daß sie als Kinder gelernt haben, sich Liebe durch Leistung verdienen zu müssen. Da die Liebe der Eltern an Bedingungen gebunden war, sind sie in dem Glauben aufgewachsen, daß Liebe immer mit Forderungen verknüpft ist. Jeder in der Familie – der Patient ebenso wie der Partner oder ein

Kind – kann diese Überzeugung verinnerlicht haben. Wenn der Betreffende – nehmen wir an, der Kranke – Berührungen ablehnt, ist es wichtig, ihm Unterstützung anzubieten und ihm zu versichern, daß er in jedem Fall geliebt und gebraucht wird. Man kann etwa zu ihm sagen: «Ich glaube, ich verstehe, daß du jetzt gerade nicht in den Arm genommen werden willst, aber du sollst trotzdem wissen, daß ich dich lieb habe und für dich da bin, auch wenn es dir schlechtgeht. Du brauchst dir meine Liebe nicht zu verdienen.» Bei manchen Leuten dauert es lange, bis sie diese bedingungslose Liebe akzeptieren können, aber irgendwann werden sie es lernen, der Zuwendung, die ihnen angeboten wird, zu trauen und sie anzunehmen.

Natürlich wird es immer auch Zeiten geben, in denen wir als Bezugspersonen des Erkrankten selbst das Bedürfnis nach körperlicher Zuwendung haben. Jedes Familienmitglied, das diesen Wunsch verspürt, sollte es dem Patienten unbedingt zeigen. So mag die Ehefrau vielleicht sagen: «Mir ist sehr danach, in den Arm genommen zu werden.» Wenn man solche Bitten auch an den Kranken richtet, wird er das Gefühl haben, gebraucht zu werden, was wiederum sein Selbstwertgefühl stärkt. Denken Sie immer daran, daß die mit der Krankheit einhergehenden Gefühle der Schwäche und Verletzlichkeit auch das stärkste Selbstbewußtsein untergraben können.

Ebenso wie verbale Äußerungen zuweilen mißverständlich sind, können auch Berührungen falsche Botschaften übermitteln. Es ist wichtig, daß die Person, die sich dem Kranken zuwendet, ihre eigenen Gefühle kennt und sich dessen bewußt ist, was zum jeweiligen Zeitpunkt von ihr ausgeht. Ist sie beispielsweise innerlich wütend darüber, daß der Patient traurig ist, wird sie mit Sicherheit durch ihre Umarmung untergründig auch diese Wut vermitteln. Ich würde in diesem Fall dringend dazu raten, sich zuerst mit der eigenen wütenden Reaktion auf Traurigkeit auseinanderzusetzen und *dann* zu trösten. Manchmal löst die Traurigkeit des anderen auch den Impuls aus, körperliche Zuwendung als Mittel einzusetzen, diese Gefühle «abzustellen» oder auf nonverbale Art zu leugnen. Weint der Erkrankte, sollte man sich davor hüten, ihm mütterlich den Rücken zu tätscheln, weil diese Geste gewöhnlich besagt:

«Hab keine Angst, ich mach es ja alles wieder gut.» Der Patient mag zwar körperliche Zuwendung brauchen, aber es ist mit Sicherheit nicht in seinem Interesse, wenn er zum Kind gemacht und wie ein hilfloses Opfer behandelt wird.

Oft werde ich von Angehörigen gefragt, wie man denn am besten einem Patienten körperliche Zuwendung zukommen läßt. Ich pflege in solchen Fällen immer die gleiche Antwort zu geben: Es gibt kein Rezept, und es muß dem Patienten überlassen bleiben, darüber zu befinden, was ihm angenehm ist und was nicht. Manche Menschen genießen es, umarmt zu werden, andere freuen sich mehr über einen Kuß auf die Wange, und wieder andere finden es am schönsten, wenn man ihnen übers Haar streicht. Was uns als Erwachsenen angenehm ist, hängt gewöhnlich damit zusammen, wie wir als Kinder Zärtlichkeit erlebt haben. Das Beste ist, immer davon auszugehen, daß unsere eigenen Vorlieben nicht unbedingt auch die des Erkrankten sind. So können es zwei Menschen sehr gern mögen, wenn man ihnen den Rücken massiert, aber während der eine sanft gestreichelt werden möchte, wünscht sich der andere kräftigen Druck. Am besten findet man heraus, was dem Patienten am angenehmsten ist, indem man ab und zu nachfragt.

Ich habe jetzt zwar vor allem von der körperlichen Zuwendung gesprochen, die der Kranke braucht, aber natürlich haben auch die Menschen, die ihm am nächsten stehen, sie dringend nötig. Für alle Beteiligten ist es sicher am besten, wenn es auch außerhalb der engsten Familie mehrere Menschen gibt, an die sie sich mit diesen Bedürfnissen wenden können. Sich ausschließlich auf eine Person oder zwei zu stützen ist ein Risiko, weil es passieren kann, daß niemand da ist, wenn man Zuwendung braucht. Gute Freunde können einen auch in den Arm nehmen, einem den Rücken massieren oder die Hand halten. In unserer Gesellschaft ist solche körperliche Zuwendung zwischen Frauen noch immer leichter möglich als zwischen Männern, da es die in unserer Kultur so tief verwurzelte Phobie vor Homosexualität Männern leider noch weniger als Frauen gestattet, sich untereinander ihre Gefühle offen zu zeigen oder sich in den Arm zu nehmen. Aber auch Männer brauchen diese Form der Zuwendung – von anderen Männern ebenso wie von Frauen.

Nähe und Zuwendung
beim alleinlebenden Patienten

Natürlich brauchen auch die alleinlebenden Krebskranken Zuwendung. Allerdings ist es für sie sehr viel schwieriger, dieses Bedürfnis zu befriedigen, sofern sie sich nicht von sich aus aktiv an ihre Freunde und Bekannten wenden. Für alleinlebende Menschen ist es besonders wichtig, ihre Wünsche nach körperlichem Kontakt wahrzunehmen und an ihre Bezugsperson zu richten. Bestimmt gibt es in ihrem Freundeskreis Menschen, die sie gern in den Arm nehmen, oder andere, die es schön finden, ihnen die Hand zu halten. Vielleicht ist auch jemand darunter, der ihnen ab und zu gern den Rücken massiert.

Eine weitere Möglichkeit, die ich sehr empfehle, ist eine Körper- oder Massagetherapie. Um einen entsprechend ausgebildeten Therapeuten zu finden, kann man eine medizinische oder psychologische Beratungsstelle aufsuchen oder auch den Arzt fragen. Manche Therapeuten kommen sogar ins Haus. Eine solche Therapie kann Depressionen, Angst und Schmerzen spürbar lindern. Auch der Schulmedizin ist bekannt, wie wichtig körperliche Berührungen sind, und früher pflegten viele Krankenschwestern Klinikpatienten allabendlich den Rücken zu massieren, weil dies erwiesenermaßen vielen zu Entspannung und ruhigem Schlaf verhalf. Dieser Brauch kam dem Heilungsprozeß sehr zugute, und es ist ein Jammer, daß das Pflegepersonal heute so überlastet ist, daß es kaum noch die Zeit hat, diese Art «Medizin» zu verabreichen. Denn Massagen sind wirklich ein Heilmittel, und gerade alleinlebende Patienten machen oft die Erfahrung, daß sie ihre Bemühungen um Genesung einen großen Schritt voranbringen.

Auch Kinder sind für alleinlebende Menschen oft eine wichtige Quelle körperlicher Zuwendung. Ein Kind bringt einem ihm zugeneigten Erwachsenen eine ganz besondere Form bedingungsloser, akzeptierender Liebe entgegen. Aber Kinder brauchen auch ihrerseits körperliche Zuwendung und können sie oft leichter genießen als die meisten Erwachsenen. Wenn wir ein Kind in den Arm nehmen, ist die angenehme Erfahrung von Wärme beidseitig. Viele alleinlebende Menschen haben Verwandte oder Freunde mit

Kindern, die sich über einen solchen Austausch sehr freuen würden. Älteren Patienten, die nicht auf diesem Weg Kontakt zu Kindern finden können, bleibt die Möglichkeit, sich einem «Oma-und Opadienst» anzuschließen, der Senioren als Babysitter vermittelt.

Sexuelle Nähe

In unserer Kultur ist die Sexualität der Bereich, in dem wir als Erwachsene hauptsächlich unsere Bedürfnisse nach Körperkontakt ausleben. Es gibt wohl keine intimere Beziehung zwischen zwei Liebenden. Allerdings stellen viele Paare jede sexuelle Aktivität ein oder ändern zumindest ihre sexuellen Gewohnheiten, sobald einer der Parnter an Krebs erkrankt. Häufig ist dieser Verzicht auf körperliche Intimität weniger durch die Krankheit selbst erzwungen als vielmehr eine Reaktion auf den Stress, die Angst und die Depression, die einem der Partner oder beiden zu schaffen machen.

Wenn diese Situation eingetreten ist, hilft es, sich klarzumachen, daß das Bedürfnis nach körperlicher Zuwendung und Zärtlichkeit mit dem Bedürfnis nach sexueller Befriedigung nicht identisch ist. Diese Unterscheidung ist deshalb so wichtig, weil nicht selten ein Partner von dem Geschehen zu beansprucht ist, um sexuelle Lust zu empfinden. Trotzdem wird es beiden guttun, wenn sie ohne sexuellen Leistungsdruck weiterhin körperliche Nähe genießen können. Dies ist möglich, solange sie die Grenzen akzeptieren, die im Augenblick aus körperlichen oder emotionalen Gründen für einen von ihnen bestehen. Diese Situation wird nicht immer einfach sein, da sich möglicherweise ein Teil sexuell unbefriedigt und frustriert fühlen wird, sei es der Erkrankte selbst, sei es der Partner, der unter dem Stress und der Ungewißheit im Zusammenhang mit der Krankheit leidet.

Für die meisten Paare ist es gut, offen über sexuelle Bedürfnisse zu sprechen, aber sobald ein Partner sich mit einer lebensbedrohlichen Krankheit auseinandersetzen muß, wird diese ehrliche Kommunikation lebenswichtig. Beide Teile brauchen jetzt körperliche Nähe mehr denn je, und sie dürfen es nicht zulassen, daß Veränderungen im Bereich der sexuellen Wünsche ihnen die Befriedigung dieser Bedürfnisse unmöglich machen. Der Patient kann seinen Wunsch nach körperlicher Berührung und gleichzeitig seine sexuellen Grenzen ausdrücken, indem er etwa sagt: «Ich fühle mich gar nicht gut und kann wahrscheinlich nicht mir dir schmusen, aber ich möchte sehr gern, daß du mich in den Arm nimmst.» Auf diese Weise teilt er mit, was er kann und möchte und was nicht.

Es kann passieren, daß der Austausch von Zärtlichkeiten einen Partner erregt, während der andere nicht in der Lage ist, mit ihm zu schlafen. In diesem Fall kann es helfen, darüber zu sprechen, wie der erregte Partner zu seiner Befriedigung gelangen kann. Eine Möglichkeit sind sexuelle Aktivitäten ohne eigentlichen Koitus, sofern der weniger erregte Partner damit einverstanden ist. Eine andere Möglichkeit ist es, wenn beide übereinkommen, daß einer der Partner sich selbst befriedigt. Viele Paare mögen Selbstbefriedigung nicht, weil sie körperliche Nähe behindert. In diesem Fall ist es vielleicht für beide schön, hinterher zärtlich miteinander zu sein. Es gibt viele kreative Formen, die ein Paar finden kann, um unterschiedliche Bedürfnisse zu befriedigen. Wichtig ist nur, daß beide offen miteinander über ihre Wünsche und Grenzen reden, daß der eine Partner die Möglichkeit hat zu sagen: «Ich brauche noch mehr sexuelle Nähe» und der andere darauf offen antworten kann: «Ich fühle mich nicht gut und kann jetzt nicht mit dir schlafen, aber sag mir, was wir tun können, um dich zu befriedigen.»

Wenn die sexuelle Lust des Patienten sehr stark reduziert ist, empfiehlt sich auch ein Gespräch mit dem Arzt. Oft ist diese Erscheinung medikamentös bedingt, und der Arzt kann möglicherweise seine Verordnungen entsprechend abändern. Allerdings kann der Arzt von solchen Problemen nur dann wissen, wenn der Patient offen mit ihm darüber spricht.

Abschließend möchte ich noch einmal erklären, daß ich dieses ganze Kapitel dem Thema Nähe und Zuwendung gewidmet habe, weil ich davon überzeugt bin, daß die liebevolle Berührung die beste Medizin für jeden erschöpften und deprimierten Menschen ist. Auch wenn der Patient sehr schwach ist, kann man ihm doch die Wärme und akzeptierende Zuwendung, die körperliche Berührung beinhaltet, zuteil werden lassen, indem man vielleicht einfach nur seine Hand hält und streichelt, was von ihm keinerlei Energien fordert. Liebevolle Berührung wird in fast jedem Fall Depressionen lindern, und nichts bekommt dem Selbstwertgefühl so gut wie die Erfahrung, zärtlich gehalten zu werden.

Krebs kann positive Nebeneffekte haben

Den meisten Menschen wird der Gedanke, Krebs könnte irgendwelche positiven Effekte haben, sicher zunächst befremdlich erscheinen. Natürlich stehen die ganzen schweren Probleme, die diese Krankheit aufwirft, im Vordergrund, und auch ich habe ja den größten Teil dieses Buches der Frage gewidmet, wie man mit diesen Problemen besser umgehen kann. Aber eine lebensbedrohliche Krankheit kann auch das Familienleben in vielem zum Positiven verändern, dem Patienten zur Befriedigung lange vernachlässigter Bedürfnisse verhelfen und allen Beteiligten eine ganz neue Lebenseinstellung vermitteln. Diese Veränderungen meine ich, wenn ich von den positiven Nebeneffekten der Krankheit spreche.

Diese Erfahrungen können sehr einschneidend sein. Ich habe immer wieder erlebt, wie Patienten sagten: «Ich weiß, das mag merkwürdig klingen, aber ich bin froh, daß ich diese ganze Geschichte mit dem Krebs durchlebt habe.» Sie erzählten mir dann, wieviel lebenswerter ihr Leben dadurch geworden sei, daß die Krankheit sie gelehrt habe, ihre Zeit bewußter zu nutzen.

Kranksein ist in unserer Kultur «automatisch» mit bestimmten Vorteilen verbunden. Leider behandeln wir kranke Menschen oft sehr viel besser als gesunde. Natürlich brauchen Kranke diese Zuwendung, und ich gönne sie ihnen von Herzen. Aber es ist nicht richtig, wenn man erst krank werden muß, damit einem Liebe und Aufmerksamkeit zuteil wird. Letztlich kann man sagen, daß wir in mancherlei Hinsicht Kranksein belohnen und Gesundheit bestrafen. Von einem Menschen, der stark und gesund ist, erwarten wir am meisten. Er soll immer überdurchschnittliche Leistungen erbringen und darf nie versagen. Von ihm verlangen wir, daß er nie egoistisch denkt und stets anderer Leute Bedürfnisse über seine eigenen stellt. Niemand kommt auf die Idee, daß es für ihn wichtig sein könnte, gestreichelt zu werden. Wir unterstellen ihm, im Gegensatz zum kranken Menschen, daß er so etwas nicht nötig hat.

Schon von Kindesbeinen an lernen wir, daß Kranksein bestimmte Vorteile hat. Einer davon ist es, nicht in die Schule gehen zu müssen. Das Schulkind hat bald begriffen, daß der einzig legitime Grund, zu Hause zu bleiben, eine «richtige» Krankheit ist, möglichst eine mit offensichtlichen Symptomen wie Fieber oder schrecklichem Husten. Er weiß genau, daß es keine Entschuldigung ist, Angst vor dem Lehrer zu haben, beunruhigt über den Streit der Eltern vom Vorabend zu sein oder um seinen Hund zu trauern, der kürzlich überfahren wurde. Als Erwachsene sehen wir uns, welche Probleme wir auch haben mögen, oft genug in der gleichen Lage – nur Krankheit befreit uns von der Anforderung, den rigiden Normen unserer Gesellschaft zu genügen.

Wer krank ist, hat eher Aussichten auf Beachtung und Zuwendung, kurzum, auf eine Behandlung, wie sie uns allen im Alltagsleben guttäte. Liebe, Rücksicht und Aufmerksamkeit sind Dinge, die uns allen gut bekommen, ob wir nun krank oder gesund sind. Wir neigen jedoch dazu, sie ausschließlich kranken Menschen vorzubehalten, vor allem solchen, die an einer lebensgefährlichen Krankheit wie Krebs leiden.

Die häufigsten Krankheitsvorteile

Obwohl natürlich gute Gründe dagegen sprechen, krank werden zu *wollen*, beinhaltet Kranksein eben doch gewisse Vorteile. Es ist wichtig, sich darüber klarzuwerden, worin diese im einzelnen bestehen, damit der Patient selbst und möglicherweise auch die ganze Familie nach der Genesung bewußt auch im normalen Alltagsleben an ihnen festhalten können.

Wer schwer krank ist, gesteht es sich oft erstmalig zu, seine Gefühle zu zeigen und seine Bedürfnisse zu äußern. Dadurch wird meist die ganze Kommunikation in der Familie offener, und es kann sich eine die Heilung fördernde Atmosphäre entwickeln. Für viele Patienten ist dies eine sehr einschneidende Erfahrung. Oft haben sie sich vorher noch nie das Recht zugestanden, sich in dieser Weise offen zu äußern. Nehmen wir an, ein Familienvater hat es bisher immer als ein Zeichen von Schwäche angesehen, Überarbeitung, innere Überlastung und berufliche Unsicherheitsgefühle einzugestehen. Solange er krank ist, wird er es sich aber möglicherweise gestatten, solche Gefühle wahrzunehmen und mit seinen Freunden und Angehörigen über sie zu sprechen. Eine Patientin mag während ihrer Krankheit den Mut haben, ihren Mann offen um Aufmerksamkeit und Zuwendung zu bitten, während sie vorher kaum je dazu imstande war.

Ein weiterer wichtiger Nebeneffekt einer schweren Krankheit ist es, daß sie uns zu Bewußtsein bringt, daß wir weder unser eigenes Leben noch das der Menschen, die wir lieben, als etwas Selbstverständliches ansehen dürfen. Eine Krebsdiagnose verweist uns schlagartig auf unsere Verletzlichkeit und Sterblichkeit. Der Patient und die Menschen in seiner Umgebung beginnen meist, Zuneigung spontaner zu zeigen. Eine Frau, die ihren Mann sehr liebt, wird plötzlich bemerken, wie lange es her ist, daß sie ihm diese Liebe gezeigt hat, und wie wichtig solche offene Herzlichkeit ist. Oft läßt uns erst die Ungewißheit, die die Krankheit in unser Leben bringt, erkennen, wie tief und kostbar unsere Gefühle für andere sind.

Aber die Erkenntnis unserer eigenen Sterblichkeit hat noch weitere wichtige Auswirkungen. Wir neigen dazu, unser Leben so zu leben, als ginge es ewig weiter, und folgen oft blindlings dem Grundsatz unserer Kultur, daß ein Mensch hart arbeiten muß, um sich die Annehmlichkeiten des Lebens zu verdienen. Leider kommt jedoch für viele nie der Punkt, an dem die Plackerei zu Ende wäre und das Vergnügen beginnen könnte. Wer sich dessen bewußt wird, daß er eines Tages sterben muß, wird eher über sein Leben nachdenken und vielleicht zu dem Schluß kommen: «Ich habe das Recht, die Zeit, die mir noch bleibt, so intensiv wie möglich zu nutzen.» Das muß nicht heißen, daß der Betreffende aufhört zu arbeiten, aber er wird möglicherweise aufhören, alle Befriedigung auf später zu verschieben, und jedem Tag möglichst viel abzugewinnen suchen. Er sagt sich plötzlich: «Halt mal – ich lebe ja nicht ewig! Gibt es da nicht Dinge, die ich mir immer schon gewünscht, aber immer auf später verschoben habe? Wenn ich sie immer weiter aufschiebe, werde ich nie dazu kommen.» Auf der Grundlage dieser Erkenntnis beginnt der Patient, die Freuden des Hier und Jetzt intensiver zu genießen – den Duft der Blumen, die Schönheit der Farben, die kleinen Dinge, die sich rings um ihn her ereignen und denen er vorher nie Aufmerksamkeit geschenkt hat. Aber auch die Angehörigen nehmen sich in dieser Situation vor, künftig jeden einzelnen Tag zu genießen, neue Prioritäten zu setzen und sich den Dingen zuzuwenden, die sie immer hinausgeschoben haben.

Earl Deacon ist ein solcher Patient, für den der Kampf gegen den Krebs diesen positiven Effekt hatte. Er erklärte mir: «Der Krebs brachte mich dazu, mir die Frage zu stellen: Was will ich mit der Zeit, die mir noch bleibt, am liebsten anfangen? Die Erkenntnis, daß mein Leben vielleicht nicht mehr lange dauern würde, hat mich in vielerlei Hinsicht verändert. Früher steckte ich meist so total in meiner Arbeit, daß ich immerzu alle möglichen Geschäfte, beruflichen Probleme und Enttäuschungen im Kopf hatte. Heute versuche ich, mich von Termindruck freizuhalten. Die Erfahrung mit dem Krebs hat meinem ganzen Leben eine ganz neue Qualität gegeben. Bei allem, was ich tue – Autofahren, Reisen –, bin ich mir der Natur um mich herum bewußt. Ich habe eine sehr tiefe Achtung vor allem Lebendigen. Ich freue mich einfach nur an der Natur. Man könnte sagen, ich nehme mir jetzt die Zeit, stehenzubleiben und an den Blumen zu riechen.»

Viele andere Patienten haben mir ähnliche Gefühle geschildert. Eine Frau, die vor ihrer Krankheit ein fanatischer Putzteufel gewesen war, erklärte mir, daß ihr Leben nicht mehr davon abhinge, ob ihr Haus perfekt aufgeräumt und ihre Böden geschrubbt wären. Sie setzte hinzu: «Wenn ich einmal nicht mehr bin, was wird dann anderen an wirklich Wichtigem von mir in Erinnerung bleiben? Vielleicht ist es ja gar nicht so erstrebenswert, daß meine Kinder später immer daran denken, wie sauber der Küchenfußboden war. Viel wichtiger wird es für sie sein, daß ich mich zu ihnen gesetzt und mit ihnen geredet habe und für sie da war. Woran sie sich erinnern werden, ist das, was zwischen uns war.»

Der Krebs bringt es auch für viele Patienten und Angehörige mit sich, daß sie sich zum erstenmal trauen, nein zu sagen. Der Mann einer meiner Patientinnen hatte bis zu ihrer Erkrankung jahrelang sechzig Stunden in der Woche gearbeitet. Nun konnte er seinem Chef erklären: «Meine Frau ist krank, und ich brauche mehr Zeit für sie und die Kinder.» Nie zuvor hatte er es fertig gebracht, Überstunden zu verweigern. Als er es jetzt tat, zeigte sein Chef Verständnis. Er fand sich damit ab, daß er künftig von seinem Angestellten nicht mehr so viel erwarten konnte.

Die Fähigkeit, nein zu sagen, ist für viele Patienten ein großer Gewinn. Eine Patientin erklärte mir: «Nie habe ich es fertig gebracht, irgendein Ehrenamt auszuschlagen, bis ich krank wurde. Dann habe ich gelernt zu sagen: ‹Tut mir leid, aber ich habe kein Interesse.›» Bei manchen Patienten wirkte sich dieser Lernprozeß auch auf ihr soziales Leben aus. Einer von ihnen hatte nie eine Einladung ausgeschlagen. Erst durch die Krebsdiagnose änderten sich seine Prioritäten. «Ich wurde zu einer Party eingeladen», berichtete er, «wo nur Leute gewesen wären, an denen mir überhaupt nichts lag. Ich kam zu dem Entschluß, daß ich kein Interesse hatte hinzugehen. Ich glaube, bis dahin hatte ich noch nie eine Einladung dieser Art abgelehnt, aber jetzt, wo ich krank bin, fühle ich mich dazu berechtigt.»

Viele meiner Patienten hatten bis zu ihrer Erkrankung ihr gesamtes Selbstverständnis auf das gegründet, was sie äußerlich erreicht hatten. Als sie begannen, ihre bisherigen Werte genauer zu überprüfen, stellten sie fest, daß sie sich in vielen Dingen danach gerichtet hatten, was andere über sie denken würden. Ihnen wurde klar, daß ihr Bestreben, es anderen recht zu machen, sie häufig dazu getrieben hatte, sich gewaltsam über ihre körperlichen und psychischen Grenzen hinwegzusetzen. Viele von ihnen kamen zu dem Schluß, daß es Wichtigeres im Leben gab als Karriere und Vermögen. Sie begannen, ihren Ehepartnern, Kindern und Enkeln mehr Zeit zu widmen. Es wurde ihnen klar, daß herzliche und enge Beziehungen zu anderen wichtiger sind als der Bau einer Prunkvilla.

Oft betrifft jedoch die wichtigste Erfahrung, die der Krebskranke macht, seine eigenen Gefühle seinen Familienangehörigen gegenüber und umgekehrt. Viele Leute sind völlig überrascht, wenn sie feststellen, daß die ihnen nahestehenden Menschen sie als die schätzen, die sie sind, und nicht um ihrer Leistungen willen. Der Patient, der sich schlecht fühlt und Schmerzen hat, meint oft, daß er nichts zu geben hat: Er sieht vielleicht schlecht aus und kann wenig für andere tun. Um so mehr erstaunt es ihn, wenn er merkt, daß er anderen noch immer etwas bedeutet. Gemocht und geliebt zu werden, was auch immer man tut, einfach nur um der eigenen Person willen, ist etwas sehr Tröstliches und kann dem Patienten bewußt machen, was für ihn im Leben wirklich das Wichtigste ist.

So stellte auch Bob Gilley, der bis dahin ganz im Ausbau seines florierenden Versicherungsunternehmens aufgegangen war, nach seiner Krebsdiagnose fest, daß sich seine Prioritäten verschoben hatten. Er und seine Frau begannen, ihr Leben an einem neuen Ideal auszurichten: «Sei im Hier und Jetzt.» Sooft Bob begann, sich Sorgen zu machen, weil am Vortag etwas Bestimmtes geschehen war oder für den nächsten Tag ein wichtiger Termin anstand, erinnerte seine Frau ihn sanft an diese Maxime.

Bob berichtet: «Ich begann, viel mehr auf die kleinen Dinge zu achten, die unscheinbaren Augenblicke. Ich komme vielleicht abends nach Hause, und mein dreizehnjähriger Sohn Sean kann es nicht erwarten, mir zu erzählen, wie es ihm beim Ringen ergangen ist. Ich konnte zusehen, wie er sich verändert hat und viel aufge-schlossener geworden ist – und es macht mir große Freude, seine Entwicklung zu beobachten. Überhaupt gibt es mit den Kindern viele solcher besonderen Augenblicke. Ich erinnere mich, wie ich eines Abends im Bett lag und meiner zehnjährigen Tochter Erin etwas vorgelesen habe. Solche Momente sind kostbar, man kann sie nicht kaufen, und kein anderer kann sie einem verschaffen. Sie sind ganz allein für einen selbst da.»

Im Jahre 1982 war ich zu einer Veranstaltung in Atlanta eingela-den, wo auch Bob als Redner anwesend war. Er sprach über Lebensqualität. Er erklärte den Zuhörern, daß wir uns kaum je die Zeit nehmen, stehenzubleiben und den Duft der Rosen zu genie-ßen, weil wir fast unsere ganze Zeit darauf verwenden, uns den Kopf über Dinge zu zerbrechen, die wir gestern hätten tun sollen oder morgen zu tun haben werden. «Wir sind nie im Hier und Jetzt», sagte er, «und ich bin oft selbst das beste Beispiel dafür. Heute morgen war ich mit meiner Frau spazieren, plötzlich merkte ich, daß eine Drossel sang. Ich fragte mich: Wo warst du denn eben mit deinen Gedanken? Ich war bei einem Geschäft gewesen, das ich vorbereitet habe, und hatte es einfach zugelassen, daß diese Gedanken das, was im Leben wirklich wichtig ist, ausblendeten.»

Außerdem berichtet Bob dem großen, aus Versicherungsagenten bestehenden Publikum, wie sich seine Einstellung gegenüber unwesentlichen Problemen verändert habe. «Ich lasse mich nicht mehr von jeder Kleinigkeit aus der Ruhe bringen. Wenn mich jemand hetzt, wenn mir ein Kunde sagt, er will sich einen anderen Vertreter suchen, oder wenn mir jemand zu verstehen gibt, daß ihm nichts an mir liegt, kann ich ruhig sagen: Gut, das ist eben Ihre Meinung. Ich nehme nicht mehr alles so persönlich. Solche Dinge konnten mich früher verletzen, aber heute lassen sie mich kalt.»

Daß Kleinigkeiten ihnen weniger zusetzen, haben mir auch viele andere Patienten berichtet. Dem liegt oft eine Veränderung der gesamten Lebenshaltung zugrunde. Ein Patient erklärte mir: «Früher haben mich die kleinsten Kleinigkeiten total nervös gemacht – schon eine rote Ampel. Ich wurde immer ungeduldiger, solange ich davor warten mußte. Und wenn ein anderer Fahrer vor mir ausscherte, ohne zu blinken, konnte ich mich so aufregen, daß mir der ganze Tag verdorben war. Heute laß ich mich meistens durch solche unbedeutenden Sachen nicht mehr aus der Ruhe bringen. Verglichen mit früher bin ich ein völlig neuer Mensch.»

In vielen Fällen bewirkt die Krebserkrankung auch eine Stärkung der Ehe. Eine der Ursachen dafür ist, daß wir in dem Maße, wie wir uns unserer eigenen Sterblichkeit bewußt werden, den anderen Menschen als etwas sehr viel Kostbareres wahrnehmen. Wie ich bereits im siebten Kapitel, «Das Mitteilen von Gefühlen» (S. 116 ff) erörtert habe, hat eine bedrohliche Krise überdies oft zur Folge, daß die Kommunikation der Familienmitglieder untereinander offener wird. In einigen Fällen ist die Krebsdiagnose für die Ehepartner der Anstoß, einen Familientherapeuten aufzusuchen und daranzugehen, Probleme aufzuarbeiten, die oft schon jahrelang schwelen, so daß der Patient die Möglichkeit hat, sich in einer für seine Genesung förderlichen Weise zu verändern. Tom McNamara sagt: «Seit Pats Diagnose haben wir eine ganze Menge Beratungsstunden in Anspruch genommen. Durch die Kosten hat sich der Einsatz, den wir in unsere Ehe investiert haben, ganz schön erhöht.» Auch wenn Tom darüber witzelt, ist er sich doch mit Pat darüber einig, daß ihr gemeinsames Engagement gegen die Krankheit ihre Ehe gefestigt und für beide befriedigender gemacht hat.

Pat McNamara hebt außerdem hervor, daß die größere Offenheit zwischen ihr und Tom auch den anderen Familienmitgliedern zugute gekommen ist. «Ich bin mir sicher, daß unsere beiden verheirateten Kinder seitdem mit ihren Partnern auch offener umgehen. Das haben sie von ihren Eltern abgeguckt.» Auch Marge und Earl Deacon glauben, daß ihre erwachsenen Kinder vom Vorbild der sich immer weiter entwickelnden Beziehung zwischen ihren Eltern profitiert haben. «Die Psychotherapie hat uns diese ganz neuen Welten der Selbstentfaltung eröffnet», sagt Marge, «und unsere Kinder und ihre Ehepartner haben diese Reise mit uns gemacht.»

Wie Sie sehen, kann die Krankheit für den Patienten wie für die Angehörigen eine ganze Reihe positiver Veränderungen mit sich bringen. Ich habe mich bisher vor allem auf die weniger greifbaren Veränderungen im Bereich der Lebenseinstellung, der Gefühle und der Beziehungen konzentriert, aber die Krankheit hat oft auch ganz handfeste positive Folgen: etwa gesündere Eß- und Schlafgewohnheiten oder eine Hinwendung zu körperlichen Aktivitäten. Oft werden die Betreffenden aber auch ganz einfach besser mit ihrer individuellen Lebenssituation fertig. Ein alleinstehender Patient, mit dem ich gearbeitet habe, hat es gelernt, einerseits engere Beziehungen zu seinen Freunden herzustellen und sich ein stützendes Beziehungsnetz zu schaffen, andererseits aber auch mit seinem Alleinsein besser zurechtzukommen. Viele Paare haben mir berichtet, daß sie Wege gefunden haben, sich die Haushaltspflichten zu teilen. Berufstätige können sich vielfach ihre Zeit sinnvoller einteilen, nachdem sich ihre Prioritäten verschoben oder sich an einen etwas beschränkteren Energiepegel gewöhnt haben. Patienten und Ehepartner schilderten mir, wie sie das erlernte Visualisierungsverfahren auch bei anderen Beschwerden erfolgreich anwenden konnten. So wurde Marge Deacon von ihren Ärzten mitgeteilt, daß sie wegen ihres zu hohen Blutdrucks wohl bis ans Ende ihres Lebens Medikamente einnehmen müsse. Indem sie regelmäßig mit

Visualisierungsübungen arbeitete, gelang es ihr jedoch, ihren Blutdruck zu senken. Seit drei Jahren braucht sie keine Medikamente mehr.

Viele Familien profitieren dadurch, daß sie endlich Dinge tun, die sie jahrelang hinausgeschoben haben. Ein Ehepaar baute sich das langersehnte Traumhaus, ein anderes erfüllte sich einen alten Wunsch, indem es eine Weltreise unternahm. Obgleich natürlich in erster Linie der Patient auf ausreichende körperliche Bewegung und gesunde Ernährung achten wird, beginnen doch nicht selten auch die Angehörigen, bewußter auf ihre Gesundheit zu achten und ihre Lebensgewohnheiten entsprechend umzustellen. In gewisser Weise scheint die Krebsdiagnose für alle Beteiligten ein Warnsignal zu sein, das sie zum Anlaß nehmen, sich zu verändern und weiterzuentwickeln. Vielfach ist eines der wichtigsten Dinge, das die ganze Familie hinzulernt, eine erhöhte Sensibilität für Stress und seine Auswirkungen. Auf dieser Grundlage kann jeder einzelne beginnen, in seinem Leben Stress abzubauen, was mit dazu beiträgt, daß das gesamte Familienklima gesünder wird.

Wie Sie die positiven Veränderungen auf Dauer erhalten können

Jede Familie kann die Krebserkrankung eines Mitglieds zum Anlaß nehmen, ihr Leben so umzugestalten, daß der Patient und alle Angehörigen davon profitieren. Damit will ich keinesfalls den Schmerz, die Angst und das Leid herunterspielen, die eine lebensbedrohliche Krankheit mit sich bringt. Ich möchte Sie lediglich darauf hinweisen, daß jedes Ding zwei Seiten hat und daß es im Leben nichts gibt, das, richtig betrachtet, nicht auch etwas Positives hätte. Selbst eine Krankheit hat gewöhnlich einige positive Nebeneffekte, die sich festhalten lassen. Vielleicht ist es jetzt an der Zeit, daß Sie noch einmal Bilanz ziehen und prüfen, welche positiven Veränderungen die Krankheit für Ihre Familie mit sich gebracht hat. Stellen Sie sich Fragen wie: Können wir heute offener miteinander reden als vor der Krebsdiagnose? Haben wir gelernt, zusammenzuhalten und als Team zu handeln? Räumen wir jetzt den einzelnen Familienmitgliedern mehr Eigenständigkeit und Selbstbestimmung ein? Zeigen wir unsere Gefühle offener? Gehen wir liebevoller miteinander um? Wissen wir einander mehr zu schätzen? Äußern wir unsere Bedürfnisse offener? Messen wir Leistungen weniger Gewicht bei? Achten wir eher auf die kleinen Dinge des Lebens als früher?

Solche Fragen können Ihnen Anhaltspunkte dafür sein, wie sich Ihr Familienleben seit Bekanntwerden der Krebskrankheit verändert hat und was Sie im einzelnen hinzugewonnen haben. Viele meiner Patienten sind zu dem Fazit gelangt, daß sie anders denken und handeln, seit die Krankheit zu einem bestimmenden Faktor ihres Lebens wurde – und daß diese Veränderungen sehr wichtig für sie sind.

Sobald sich die einzelnen Familienmitglieder der positiven Veränderungen bewußt geworden sind, stellt sich ihnen die Frage: Was können sie als ganze Familie dafür tun, sie beizubehalten? Werden sie an ihnen festhalten, wenn der Patient sich zu erholen beginnt, oder werden sie wieder in den alten Trott zurückfallen? Diese Frage ist deshalb so wichtig, weil ja, wie ich bereits ausgeführt habe, in unserer Gesellschaft die Tendenz besteht, Krankheit zu belohnen und Gesundheit zu bestrafen. Sobald es dem Patienten besser geht, läuft er Gefahr, dadurch «bestraft» zu werden, daß seine Angehörigen und auch er selbst wieder in die alten Gewohnheiten verfallen. Blieben etwa manche seiner emotionalen Bedürfnisse bis zu seiner Erkrankung unbefriedigt, kann der Rückgang der Krankheit gleichzeitig den Verlust dieser neuen emotionalen Entfaltungsmöglichkeiten bedeuten. Aus diesem Grunde ist es sehr wichtig, daß sich der Patient die Frage stellt: Was soll an die Stelle der Vorteile treten, die mir die Krankheit eingebracht hat?

Eine typische Gefahr ist das Gefühl, daß man mit der Gesundung die Berechtigung verliert, solche Gefühle zu haben und auszudrücken, die unsere Kultur kranken Menschen noch am ehesten zugesteht. Der gesunde Mensch ist oft so vollständig von seinem Leistungsstreben in Anspruch genommen, daß er gar nicht die Zeit findet, sich seiner Gefühle bewußt zu werden – geschweige denn, sie auszudrücken. So kann jemand beispielsweise so vertieft in seine Schreibtischarbeit sein, daß er gar nicht merkt, wie angespannt die Muskeln in seinem Nacken sind. Würde er innehalten, käme ihm möglicherweise das unangenehme Gefühl zu Bewußtsein und er würde vielleicht sogar jemanden bitten, seinen Nacken zu massieren – aber er hält nicht inne. Wird der gleiche Mensch dagegen krank, zwingt ihn die Krankheit, kürzer zu treten. Er wird die Zeit haben wahrzunehmen, wie er sich fühlt. Gleichzeitig gesteht man ihm zu, seine Gefühle zu zeigen und sich alles zu holen, was er braucht, so auch eine ordentliche Nackenmassage. Man billigt ihm allgemein das Recht zu, seine Bedürfnisse durchzusetzen. Wenn ein Familienmitglied etwas tut, was ihm gegen den Strich geht, kann er sagen: «He, das ist mir unangenehm – es bekommt mir gar nicht», und die Familie wird seine Wünsche respektieren. So wird der Patient vielfach, solange er krank ist, seine Gefühle weniger unterdrücken und folglich auch weniger unter Angst und Depression leiden. Diese größere Offenheit wirkt sich, davon bin ich überzeugt, psychisch wie physisch positiv aus.

Nun kommt es aber vor, daß Patienten und auch Angehörige im Zuge der Genesung solche positiven Veränderungen blitzartig wieder zurücknehmen. Für den Patienten ist es, sobald es ihm besser geht, nicht leicht, mit sich selbst weiterhin in der gleichen Weise umzugehen, zumal ihn auch die anderen nicht mehr in der gleichen Weise behandeln werden. Eine meiner Patientinnen hatte bis zu ihrer Erkrankung große Schwierigkeiten in ihrer Ehe gehabt. Dann aber konnten sie und ihr Mann sich plötzlich verständigen, und sie kamen zum erstenmal seit Jahren gut miteinander aus. Eines Tages hatte der Arzt schließlich eine gute Nachricht für sie – sie war auf dem Weg der Besserung. Noch am gleichen Abend hatten ihr Mann und sie einen Streit wie in alten Zeiten. Es schien, als hätten beide während des Jahres ihrer Krankheit alle ihre Differenzen beiseite geschoben und als wäre nun mit ihrer Genesung auch das Ende ihres ehelichen Friedens gekommen. Wenn dies auch ein besonders drastisches Beispiel ist, kommt es doch sehr häufig vor, daß mit Einsetzen der Besserung der Patient selbst und die Angehörigen ihre alten Lebensgewohnheiten wieder aufnehmen und alle positiven Veränderungen rückgängig machen.

Nicht selten wird ein Patient, der solche Verluste fürchtet, auf die

Nachricht, daß sich sein Zustand gebessert hat, mit Ängsten, Depressionen und vielleicht sogar mit einer bizarren neuen körperlichen Symptomatik reagieren. Obwohl er sich sicher sehr freut, bangt er innerlich doch um die Vorteile seines Krankseins. Plötzlich einsetzendes seelisches Unbehagen bei körperlicher Besserung kann für den Patienten ein sehr wichtiger Hinweis sein. Es kann bedeuten, daß er sich damit auseinandersetzen muß, was ihm durch die Genesung an Sekundärvorteilen entgehen wird. Ich schlage dem Betreffenden in diesem Fall meist vor, sich in diesem Zusammenhang bestimmte Fragen zu stellen: «Wenn ich mir vorstelle, ich bin wieder gesund, was verändert sich dann für mich? Werde ich wieder mein altes selbstmörderisches Arbeitstempo aufnehmen? Werde ich mich bei der Arbeit wieder unter dem gleichen Druck wie früher fühlen? Werde ich immer noch nein sagen können, wenn mir danach zumute ist?»

In manchen Fällen sind es auch körperliche Beschwerden, die nach der Genesung von der eigentlichen Krankheit eintreten und dem Betreffenden signalisieren, daß er in irgendeiner Hinsicht nicht genügend auf sich achtet. So hatte einer meiner Patienten, ein Arzt, seinen Dickdarmkrebs überwunden. Er war in seine Praxis zurückgekehrt und schon bald wieder genauso überlastet wie eh und je. Kurz darauf setzten bei ihm Leibschmerzen ein. Er war so klug, sich die Frage zu stellen: «Was mache ich falsch? Woher kommen diese Schmerzen?» Er wußte, daß organisch keine Ursache vorlag und konnte seine Beschwerden bald auf Überarbeitung zurückführen. Er zog die Konsequenz, nur noch einen Teil der bisherigen Zeit zu arbeiten – und die Schmerzen hörten auf. Sie waren ein erstes harmloses Warnsignal gewesen, das ihn darauf aufmerksam gemacht hatte, wie dringend er kürzer treten mußte. Es kommt gar nicht selten vor, daß der Körper uns auf solche Weise darauf hinweist, wo unsere Grenzen sind.

Auch wenn die Angehörigen sich nicht mehr um den Patienten kümmern, sobald dieser auf dem Weg der Besserung ist, können wir dies als ein Signal begreifen: Wahrscheinlich haben sie ihre eigenen Bedürfnisse zu sehr vernachlässigt. Ich habe bereits ausgeführt, daß Angehörige, die sich bis zur Selbstverleugnung für die Pflege des Erkrankten aufopfern, früher oder später untergründige

Aggressionen entwickeln und keine Kraft mehr haben. Gesundet der Patient, werden sie ihm vielfach ihre Zuwendung jäh entziehen. Aus diesem Grunde ist es so wichtig, daß die Familienmitglieder sich während der Krankheit nicht übernehmen. Sonst besteht die Gefahr, daß sie, wenn das Schlimmste überstanden ist, gar nicht mehr verfügbar sind. In der Zeit der Krankheit genießt meist auch die Familie gewisse Vorteile wie etwa die verstärkte Unterstützung durch Freunde. Deshalb empfiehlt es sich auch für die Angehörigen, sich klar darüber zu werden, was ihnen diese Krise an Positivem eingebracht hat und wie sie sich diese Dinge auf Dauer erhalten können.

Um es noch einmal zusammenzufassen: Für den Patienten wie für die Angehörigen ist es gut, ganz genau festzustellen, welche positiven Veränderungen die Krankheit für sie mit sich gebracht hat. Ist das Schlimmste überstanden, können sie sich Gedanken darüber machen, wie sie sich diese Gewinne auch in Zukunft erhalten können. Die Auseinandersetzung mit dem Krebs kann uns, wenn wir offen dafür sind, eine Menge lehren. Patient und Angehörige erleben dabei nicht nur in den meisten Fällen auch Neues und Positives, sondern können auch für die Zukunft von diesen Erfahrungen profitieren. Einige Patienten, die diese Lernerfahrung gemacht haben, erklärten mir: «Wenn ich diesen ganzen Krebs noch einmal durchmachen müßte, würde ich es tun.»

Krebs bei Kindern

Für Eltern bedeutet es großes seelisches Leid, wenn eines ihrer Kinder an Krebs erkrankt. Sicher ist dies eine der schwersten Situationen, mit denen wir in unserem Leben konfrontiert werden. Von der Geburt des Kindes an ist es die Aufgabe der Eltern, für den hilflosen und verletzlichen kleinen Menschen zu sorgen und ihm liebevolle Zuwendung zu geben. Wenn das Kind erkrankt, weckt dies in uns die Erinnerung an diese früheste Abhängigkeit und den Wunsch, es erst recht zu behüten und zu beschützen. Verstärkt wird diese emotionale Reaktion noch durch unsere gesellschaftliche Konditionierung, allem, was klein oder krank ist und was wir lieben, mit besonderer Fürsorge zu begegnen. Das krebskranke Kind fällt in alle drei Kategorien: Es ist klein, krank, und seine Eltern lieben es. Aus diesem Grunde ist die Betreuung eines kleinen Patienten eine besonders schwierige Angelegenheit – die Eltern wollen mit allen Mitteln das Beste für ihr Kind tun, aber sie sind sich oft nicht sicher, was es wirklich braucht.

Ich verstehe, daß viele Eltern von krebskranken Kindern sich sehnlichst eine möglichst genaue Anleitung wünschen, wie man mit einem Kind einer bestimmten Altersstufe in dieser Situation am besten umgeht. Es ist jedoch nicht möglich, hier klare Regeln anzugeben. Jedes Kind hat andere Bedürfnisse. Natürlich braucht ein fünfjähriges Kind anderen Beistand als ein zehnjähriges, und ein Zwölfjähriger reagiert anders als ein Fünfzehnjähriger. Aber auch gleichaltrige Kinder können sich hinsichtlich ihres Reifegrades stark unterscheiden, so daß die Eltern letztlich nur versuchen können, auf die je individuellen Bedürfnisse ihres Kindes einzugehen. Dies ist eine schwierige Aufgabe, die sich Eltern immer stellt, aber wenn das Kind schwer krank ist, fordert sie ihnen noch mehr Engagement und Energie ab.

Selbstbestimmungsmöglichkeiten

Ich habe zwar in diesem Buch immer wieder darauf hingewiesen, wie wichtig es ist, dem Patienten seine Eigenständigkeit, sein Selbstbestimmungsrecht zu belassen, aber ich rechne damit, daß viele Erwachsene erstaunt sein werden, wenn ich jetzt davon spreche, daß diese Haltung auch ein zentrales Moment im Umgang mit einem krebskranken Kind sein muß. Ich meine damit natürlich nicht, daß ein Vierjähriger Entscheidungen über seine Behandlung selbst treffen sollte, aber viele Menschen übertreiben ins andere Extrem und versäumen es, Kindern die Möglichkeit zu geben, dort mitzubestimmen, wo sie dazu fähig sind. Jedes Kind kann, egal wie alt es ist, in bestimmten Bereichen in die Entscheidungen über seine eigenen Belange aktiv einbezogen werden. So kann die Mutter einem kleinen Kind einen Entscheidungsspielraum lassen, indem sie ihm erklärt: «Ja, du mußt zur Behandlung ins Krankenhaus. Willst du dir überlegen, was du alles mitnehmen möchtest?» Auf diese Weise kann das Kind die Dinge aussuchen, die ihm im Krankenhaus am meisten Trost geben werden. Es wird vielleicht eine Lieblingspuppe oder ein Spielzeug, das ihm besonders am Herzen liegt, einen ganz bestimmten Schlafanzug oder eine besondere Decke einpacken. Auch was die Besuche angeht, kann man ein kleines Kind mitentscheiden lassen. «Sag Papa und mir, ob du möchtest, daß wir bei dir sind. Sollen wir beide zusammen kommen oder immer nur einer auf einmal?» So können die Eltern ihr Kind entsprechend seiner Reife und seiner Geübtheit im Treffen von Entscheidungen in bestimmten Bereichen in seiner Eigenständigkeit bestärken.

In meinen Augen ist dies ein sehr wichtiger Punkt. Wer aktiv in die Behandlung seiner Krankheit einbezogen wird – und dies gilt auch für Kinder –, ist meist weniger passiv, deprimiert und ängstlich. Bei Kindern hat es überdies oft den Effekt, daß sie sich weniger sträuben. Das hat zur Folge, daß das Kind seine Energie ungebrochen auf seine Genesung verwenden kann. Berauben wir das Kind hingegen seiner Autonomie, was natürlich sehr naheliegt, wird es vielfach ähnlich reagieren wie ein Erwachsener: mit Depression und dem Gefühl der Hilflosigkeit.

Kinder fühlen sich sehr leicht in wesentlich stärkerem Maße ausgeliefert als der durchschnittliche Erwachsene. Sie sind in vielem völlig von Erwachsenen abhängig, und es gibt gewöhnlich in ihrem Leben ohnehin viele Bereiche, über die sie selbst kaum Kontrolle haben. Was kann ein Kind schon tun, wenn eine erwachsene Autoritätsperson Dinge willkürlich über seinen Kopf hinweg entscheidet? Weglaufen? Es gibt zwar Kinder, die diesen Ausweg versuchen, aber die meisten fühlen sich dazu viel zu abhängig von ihren Eltern, was ihre Verletzlichkeit nur noch steigert. Auch wenn das, was die Eltern sagen, dem genau entgegengesetzt ist, was das Kind für sich als gut empfindet, weiß es doch immer, daß es ohne sie nicht überleben kann. Beim krebskranken Kind ist diese Abhängigkeit noch sehr viel größer.

Die Behandlung liegt meist in den Händen von Ärzten und Eltern, Autoritätspersonen, die dafür zuständig sind, Entscheidungen zu treffen, zu denen das Kind noch nicht in der Lage ist. In dieser Situation wird sich der kleine Patient viel sicherer fühlen, wenn die Autoritätspersonen es ermuntern, seine Gefühle und Wünsche zu äußern. Wenn es sich gehört, verstanden und berücksichtigt fühlt, wird es den Erwachsenen, von denen es abhängig ist, leichter vertrauen können. Die Tatsache, daß sie ihm erlauben zu sagen, was es empfindet und möchte, daß sie ihm zuhören und auf das, was es sagt, reagieren, zeigt ihm, daß sie *wirklich* sein Bestes wollen. Es ist leicht nachvollziehbar, wie beruhigend diese Gewißheit ist. Außerdem bekommen Kinder so oft zu hören «Das kannst du noch nicht, dafür bist du zu klein», daß es für sie häufig eine aufregende Erfahrung ist, in bestimmte Entscheidungen hinsichtlich ihrer Behandlung einbezogen zu werden. Einmal wenigstens wird das Kind wie ein Erwachsener behandelt, und das wird es meist sehr genießen.

Ein besonders wichtiges Moment dieses Umgangs «wie mit einem Erwachsenen» besteht darin, daß die Eltern dem Kind gegenüber möglichst offen über ihre Gefühle sprechen. Natürlich hängt es vom Reifegrad des Kindes ab, in welchem Umfang dies möglich ist. Kinder spüren jedoch meist sehr rasch, wenn die Eltern ihre Gefühle zu verbergen suchen. Das kranke Kind wird diese Unoffenheit auf seine Weise interpretieren und nicht selten die schlimmsten Schlüsse daraus ziehen. Ich habe die Erfahrung gemacht, daß Kinder meist sehr viel besser mit dem Kummer ihrer Eltern umgehen können, als man es ihnen zutraut, und sie fühlen sich in jedem Fall wohler, wenn sie wissen, was vor sich geht. Natürlich kann es für ein Kind sehr erschreckend sein, den Vater, die starke Autoritätsperson, weinen zu sehen. Besser ist es, wenn der Vater erklärt: «Ich weine, weil ich dich liebhabe und weil du krank bist, ohne daß ich dich davor bewahren kann. Das ist für mich sehr schwer.» Meiner Erfahrung nach kann ein Kind mit dieser Äußerung umgehen. Es erfährt nicht nur, was im Vater vorgeht, sondern wird dadurch auch ermutigt, seine eigenen Gefühle auszudrücken.

Ich will mich damit nicht dafür aussprechen, daß die Eltern all ihre schmerzlichen Gefühle mit dem Kind teilen sollten. So ist es sicher oft sinnvoll, wenn sie ihren Schock über die Diagnose zunächst selbst verarbeiten, ehe sie mit ihrem Kind darüber reden. Viele Eltern reagieren mit unbegründeten Schuldgefühlen oder Panik bei dem Gedanken, ihr Kind könnte sterben. Solche Gefühle sollten sie zunächst einigermaßen für sich geklärt haben, ehe sie auf das Kind zugehen. Natürlich sollte man auch berücksichtigen, daß ein zu langes Hinausschieben das Kind in seinen ängstlichen Ahnungen bestärkt. Dennoch brauchen Eltern, die etwa vor der schweren Aufgabe stehen, ihrem Kind mitzuteilen, daß eine Amputation notwendig ist, weil es sonst mit großer Wahrscheinlichkeit sterben muß, eine gewisse Zeit, mit ihren eigenen Gefühlen so weit ins reine zu kommen, daß sie wirklich Beistand leisten können.

Ich halte es für äußerst wichtig, Kindern gegenüber ehrlich zu sein. Wenn es schlecht steht, kann man es ihnen sagen. Selbst wenn es so aussieht, als könnte das Kind sterben, hat es ein Recht darauf, auch darüber offen sprechen zu dürfen. Allerdings möchte ich in diesem Punkt dringend daran erinnern, daß man nichts je mit

Sicherheit wissen kann. Ich bin immer sehr betroffen, wenn ich mitbekomme, wie Eltern ihrem Kind sagen, daß es sterben wird. Besser wäre es, ihm zu erklären: «Es sieht nicht gut aus, und es kann sein, daß du stirbst – aber niemand kann das mit Sicherheit wissen.» Es ist sehr wichtig für das Kind, daß es mit seinen Eltern über den Tod reden kann und das Gefühl hat, daß sie ihm zuhören. Was empfindet das Kind, wenn es an sein Sterben denkt? Ist es bereit dazu? Wenn es davon ausgeht, daß es sterben wird, kann man ihm vielleicht helfen, bestimmte Aspekte des Sterbens besser zu bewältigen.

Ein Kind, das in der ganzen Zeit seiner Krankheit die Möglichkeit hatte, offen mit Erwachsenen zu sprechen, wird auch dann eher dazu fähig sein, wenn eine Krise eintritt. Man kann diese Kommunikation fördern, indem man das Kind ermutigt, den Arzt nach allem zu fragen, was es wissen möchte. Pamela und Bob Mang gingen fest davon aus, daß es Jessica helfen würde, ein Gefühl der Kontrolle über ihre Krankheit zu erlangen, wenn sie dem Arzt Fragen stellen könnte. Jedesmal wenn Jessica etwas von ihnen wissen wollte, antworteten sie ihr, so gut sie konnten, und erklärten ihr dann: «Aber danach solltest du besser den Arzt fragen.» Jessica gewöhnte es sich schließlich an, sich eine Liste von Fragen anzulegen, die sie immer mitnahm, wenn sie den Arzt aufsuchte. Es wurde ihr immer selbstverständlicher, sich Informationen einzuholen.

Pamela hat mir berichtet, wie gut Jessica auf diese Weise lernte, offen mit ihren Ärzten zu kommunizieren. «Ich werde nie vergessen, wie sie während des Klinikaufenthalts, als sie operiert wurde, den Arzt auf dem Weg in sein Dienstzimmer beim Wickel nahm. Jessica fuhr in ihrem Rollstuhl zu ihm hin und sagte: ‹Doktor, ich habe ein paar Fragen.› Er blieb stehen und sah sie lächelnd an, und sie fing an, ihn zu bombardieren. ‹Ist alles in Ordnung?› – ‹Ist der Tumor so, wie Sie ihn sich vorgestellt haben?› – ‹Wird es weh tun?› – ‹Wenn ich jetzt diesen Krebs habe, heißt das, daß ich später auch eher andere Krebskrankheiten kriegen werde?›

Der ganze Raum war voller Eltern und Kinder, und alle wurden still und hörten Jessica zu, wie sie ihre Fragen runterratterte. Der Arzt war ganz verdutzt. Schließlich rollte er sie hinaus auf den Flur und kniete sich neben sie, um mit ihr zu reden. Fast eine halbe Stunde lang widmete er ihr seine ungeteilte Aufmerksamkeit. Er beantwortete alle ihre Fragen, eine nach der anderen, bis sie zufrieden war. Ich glaube, er war so etwas von Kindern nicht gewohnt, denn einmal sah er mich an und seufzte: ‹Na so was!› Aber er blieb bei ihr und gab ihr auf alles Antwort. Es war wirklich toll.»

Pamela und Bob ermutigten ihre Tochter dazu, aktiv in das Geschehen einzugreifen, weil sie beide von einer Überzeugung ausgingen, die Pamela mit folgenden Worten beschreibt: «Wohl niemand tut sein Bestes, wenn er nicht an den Entscheidungen über sein Leben teilhat. Wir machen uns doch etwas vor, wenn wir über andere hinweg entscheiden und dann glauben, sie würden es akzeptieren. Wir haben schon immer so gedacht. Wenn wir wollen, daß unsere Kinder Selbstverantwortung lernen – wie könnten wir ihnen da das Recht absprechen, selbst über ihre Belange zu bestimmen? Schließlich war es ja Jessicas Körper, nicht meiner oder Bobs – also war sie doch wohl ein vollwertiger Partner, wenn es etwas zu entscheiden gab.»

Eltern, die von dieser Grundeinstellung ausgehen, werden immer eine Vielzahl von Möglichkeiten finden, ihren Kindern Verantwortung zu überlassen und ihre Eigenständigkeit zu respektieren. Es mögen oft kleine Dinge sein, aber auch selbstverantwortliche Entscheidungen im kleinen sind für ein Kind wichtig, weil sie es mit der Zeit zu umfassenderer Selbstbestimmung befähigen. In diesem Zusammenhang fällt mir eine Geschichte ein, die mir eine Kollegin über eine gemeinsame Freundin und deren Tochter erzählte.

Meine Kollegin war gerade mit der Freundin in deren Haus beim Kaffeetrinken, als das kleine Mädchen ins Zimmer kam. Sie trug ein hübsches Kleidchen und wartete darauf, daß es Zeit würde, zu einem Kindergeburtstag aufzubrechen. Sie hielt ein Eis in der Hand, das sie aus dem Gefrierfach genommen hatte, und fragte ihre Mutter: «Mami, kann ich das haben?»

«Hör zu, Susan, du kannst es haben, wenn du möchtest.» Ihre Mutter stellte ihr die Entscheidung frei, machte sie dann jedoch auf die möglichen Folgen aufmerksam: «Du mußt nur wissen, daß du kein anderes sauberes Ausgehkleid mehr hast. Wenn du dich mit dem Eis bekleckerst, mußt du schmutzig zum Geburtstag gehen, weil keine Zeit mehr ist, dein Kleid zu waschen.» Sie hielt kurz inne, um sich zu überzeugen, daß Susan sie verstanden hatte, und schloß dann: «Du kannst selbst entscheiden. Du kannst es essen, aber du mußt die Folgen in Kauf nehmen.»

Susan dachte einige Sekunden angestrengt nach und sagte dann entschlossen: «Ich will es haben.»

Ihre Mutter meinte: «In Ordnung.» Susan nahm also das Eis und ging damit nach draußen spielen, während wir unseren Kaffee zu Ende tranken. Einige Minuten später kam sie zurück, zeigte auf einen Fleck, der auf ihrem Kleid war, und sagte: «Siehst du, das ist alles, was passiert ist.» Sie war stolz auf sich. Sie hatte ihre Entscheidung getroffen und konnte das Ergebnis problemlos akzeptieren. Sie ging fröhlich zu ihrem Geburtstagsfest.

Diese kleine Begebenheit ist ein hervorragendes Beispiel dafür, wie man als Elternteil einem Kind Entscheidungen freistellen kann, indem man ihm die möglichen Konsequenzen vor Augen führt und es ihm überläßt, für sie einzustehen. Natürlich werden wir einem Kind keine Entscheidungen überlassen, die wirklich gefährliche Folgen haben könnten. Wir werden es daran hindern, mit dem Dreirad auf einer verkehrsreichen Straße spazierenzufahren, wo es unter ein Auto kommen könnte. Die Konsequenz, die Susan riskierte – im schmutzigen Kleidchen zum Geburtstag gehen zu müssen –, ist jedoch für ein Kind durchaus verkraftbar. Wenn Kinder die Möglichkeit haben, selbst ihre Gefühle gegeneinander abzuwägen, wird dies ihrer Fähigkeit, emotionale Entscheidungen zu treffen, enorm zugute kommen.

Die besondere Ausgangssituation
des kleinen Patienten

Auch wenn kranke Kinder besonders verletzlich erscheinen, haben sie doch eine ganz eigene Grundeinstellung zum Leben, die ihnen bei ihrem Bemühen um Genesung eine unschätzbare Hilfe sein kann. Zunächst einmal haben Kinder selten das negative Erwartungsmuster der Erwachsenen, das Krebs mit Tod gleichsetzt. Für die meisten Kinder ist Krebs eben eine Krankheit, und wenn man krank ist, dann wird man irgendwann wieder gesund. Da Kinder kaum je unmittelbar mit schwerkranken Menschen in Berührung gekommen sind, begreifen sie im allgemeinen Krankheit als etwas Vorübergehendes. Als Jessica Mang erfuhr, daß sie Knochenkrebs hatte, reagierte sie ganz anders, als ein durchschnittlicher Erwachsener es getan hätte. Sie sagt selbst: «Ich wußte, daß irgend etwas nicht in Ordnung war, aber ich habe geglaubt, es wäre etwas Leichteres, ein Beinbruch oder so, was bald wieder verheilt sein würde. Ich wußte, was Krebs ist, aber ich dachte immer, nur Erwachsene könnten ihn kriegen.» Als Jessica mitgeteilt wurde, daß die Ärzte zur Amputation rieten, weinte sie, aber sie geriet nicht in eine länger anhaltende Panik. Wie viele Kinder trug sie einfach nicht die ganzen pessimistischen Erwartungen mit sich herum, mit denen so viele Erwachsene in unserer Gesellschaft befrachtet sind.

Während Erwachsene eher davon ausgehen, daß sie eines Tages sterben werden, baut das Kind in der Regel darauf, daß es irgendwann erwachsen sein wird. Kinder haben meist nie erlebt, daß andere Kinder gestorben sind, und assoziieren den Tod mit alten Menschen. Sie gehen davon aus, daß sie große Leute werden, ehe sie einmal sterben, und begreifen deshalb die Krankheit als eine Art Hürde, die es auf ihrem Entwicklungsweg zu überwinden gilt. Wenn sie bisher krank waren, war ihre Gesundheit immer rasch wiederhergestellt, was sie in ihrer Auffassung bestärkt, daß Krankheit nur ein vorübergehender Zwischenfall ist. Während der Erwachsene bei Krebs nur zu oft mit dem Schlimmsten rechnet, geht das Kind gewöhnlich davon aus, wieder ganz gesund zu werden.

Natürlich kann dieser Optimismus zerstört werden, wenn Erwachsene ihre eigene Angst auf das Kind übertragen. Kinder haben eine sehr feine intuitive Wahrnehmung für das, was andere empfinden. Der kleine Patient wird sich in der Regel in seiner Unsicherheit an Autoritätspersonen, insbesondere aber an den Eltern, orientieren. Deshalb ist es enorm wichtig, daß die Eltern sich ihrer eigenen Gefühle bewußt sind. Wenn sie traurig sind oder Angst haben, müssen sie sich zunächst untereinander aussprechen. In meinen

Augen ist es auch ganz entscheidend, daß sie ihre Ängste mit dem Arzt durchsprechen, um besser sortieren zu können, welche davon berechtigt sind und welche nicht. Je besser wir uns über derartige Gefühle im klaren sind, desto weniger laufen wir Gefahr, unnötigen Pessimismus auf das Kind zu übertragen. Dabei ist es jedoch gleichzeitig wichtig, die eigene Angst nicht zu leugnen, denn das Kind spürt sehr leicht, wenn etwas nicht stimmt. Ich erlebe oft, wie Kinder nur deshalb, weil ihre Eltern so aufgewühlt sind, glauben, sie müßten sterben – obgleich ihre Prognose günstig ist. Es ist schmerzlich, zusehen zu müssen, wie der natürliche Optimismus des Kindes auf diese Weise untergraben wird, obwohl er doch eine der wichtigsten Grundlagen für den Genesungsprozeß ist.

Aber noch eine weitere für die Überwindung der Krankheit sehr wichtige Fähigkeit besitzen gerade Kinder in hohem Maße: eine besonders starke Vorstellungskraft. Wenn wir ihnen beibringen, sich ihr Abwehrsystem bei der Bekämpfung der Krankheit vorzustellen, sind sie dazu meist sehr gut in der Lage. Meiner Meinung nach verdanken sie diese Fähigkeit der Tatsache, daß ihr Denken noch nicht so stark vorgeprägt ist. Wenn man ihnen erklärt, daß der Geist den Körper beeinflussen kann, glauben sie es. Deshalb fällt es ihnen in der Regel leichter als den meisten Erwachsenen, daran zu glauben, daß Vorstellungsbilder eine wichtige Hilfe beim Gesundwerden sein können.

Übersteigerte Reaktionen auf die Krankheit des Kindes

Zweifellos wollen alle Eltern ihr Bestes für ihr krankes Kind tun. Gerade wenn das Kind Krebs hat, läuft man jedoch leicht Gefahr, sich in einer Weise zu verhalten, die mehr schadet als hilft. So bleiben etwa manche Eltern auch nach der Genesung des Kindes überängstlich. Sie nehmen es aus der Schule und bringen es in größter Eile ins Krankenhaus, wenn es sich nur erkältet hat. Ich habe sogar erlebt, wie Eltern den Priester holten, als ihr Kind lediglich mit einer Grippe im Bett lag. Man kann sich leicht vorstellen, wie solche Dinge auf ein Kind wirken. Und schlimmer noch: Mehr als einmal wurde ich Zeuge, wie eine Familie mitten im Juli Weihnachten feierte. Deutlicher kann man einem Kind wohl kaum vermitteln, wie pessimistisch man seine weitere Zukunft sieht.

Eine gute Faustregel für den Umgang mit einem krebskranken Kind ist es, *es so normal wie irgend möglich zu behandeln*. Wenn Eltern in übersteigerter Panik davon ausgehen, daß das Kind sterben wird, wird es dies mit großer Sicherheit merken. Wenn alle Personen in seiner Umgebung sich so verhalten, als stünde sein Tod fest, wird es sehr wahrscheinlich bald selbst daran glauben. In dieser Situation ist es lebenswichtig, daß die Eltern in der Lage sind, Ungewißheit zu ertragen. Ich rate in solchen Fällen den Angehörigen stets, sich vor Augen zu halten, daß niemand letztlich weiß, was passieren wird. Eltern, die zu der Überzeugung gelangt sind, daß ihr Kind sterben wird, verhalten sich ihm gegenüber meist deutlich anders und oft in einer sehr schädlichen Art und Weise. Ich habe erlebt, wie Eltern Kinder aus der Schule nahmen, die durchaus in der Lage waren, den Unterricht zu besuchen, und es mit Freuden taten. Dies kommt bei dem Kind an, als wollten sie sagen: «Es stirbt ja sowieso, also hat es gar keinen Sinn, ihm etwas beizubringen oder es auf seine Zukunft vorzubereiten.»

Eine andere Form, dem eigenen Pessimismus Ausdruck zu geben, ist die Einstellung aller Erziehungsmaßnahmen. Die Eltern bestrafen das Kind nicht mehr und erwarten weniger von ihm als früher. Sie lassen ihm alles durchgehen, und es beginnt sich zu sagen: «Ich muß ja sehr schwach sein, wenn sie mich so behandeln. Bestimmt ist irgend etwas Schlimmes mit mir los.» Verwöhnte Kinder, denen keine Grenzen gesetzt werden und die nicht für die Folgen ihrer Handlungen einstehen müssen, werden mit großer Wahrscheinlichkeit ernste seelische Probleme entwickeln. Man braucht sich nur vorzustellen, welche Disziplinschwierigkeiten sich ein, zwei Jahre später, wenn das Kind wieder gesund ist, ergeben werden. Es wird die Überzeugung entwickelt haben: «Wenn ich krank bin, darf ich mir alles erlauben.» Diese Haltung ist deshalb gefährlich, weil sie es dem Kind nahelegt, unbewußt Krankheit als Mittel einzusetzen, sich der Verantwortung für sein Handeln zu entziehen.

Aus diesen Gründen möchte ich jeder Familie raten, dem kranken Kind auch weiterhin Grenzen zu setzen und ihm klarzumachen, daß es nach wie vor bestimmte Pflichten hat: etwa sein Zimmer aufzuräumen, abzuwaschen und dergleichen. Es muß sich als mitverantwortliches Mitglied der Familie fühlen können – genau wie seine Geschwister. Pamela und Bob Mang behandelten diesen Punkt mit besonderem Feingefühl. Als Jessica nach ihrer Amputation noch an Krücken ging, mußte sie wie alle anderen Familienmitglieder nach dem Essen ihren Teller in die Küche tragen. «Wenn es ihr wirklich mies ging», erklärt Pamela, «sagten wir zu ihr: ‹Du brauchst es nicht jetzt zu tun, aber nachher, wenn es dir besser geht.› Wir wußten, daß es weder ihr noch uns guttun würde, wenn wir ihr etwas abnähmen.» Ein krankes Kind in dieser Weise normal zu behandeln ist sicher nicht immer leicht. Aber schließlich gilt ja für die gesamte Kindererziehung, daß das, was dem Kind guttut, für die Eltern nicht immer der leichteste und bequemste Weg ist. Wie das Beispiel der Mangs zeigt, vermittelt eine Behandlung, die weiterhin Grenzen setzt, dem Kind eine optimistische Sicht seiner Zukunft. Dies bestärkt es nicht nur in seinem Glauben an seine Genesung, sondern gibt ihm zugleich Sicherheit und läßt es sich im Alltag wohler fühlen.

Die Geschwister des kranken Kindes

Es ist nur natürlich, daß Eltern ihrem kranken Kind, wenn sie erfahren, daß es Krebs hat, besonders viel Aufmerksamkeit zuwenden. Oft geht dies jedoch so weit, daß sie darüber ihre gesunden Kinder vernachlässigen. Natürlich liegt dies sehr nahe, da die Krankheit ihre Zeit und ihre Gedanken so sehr in Anspruch nimmt. Dennoch ist es ungeheuer wichtig, die Geschwister nicht links liegen zu lassen, da dies in der Regel schwerwiegende Folgen hat. Wenn sie plötzlich auf ihren Teil der Zeit und Zuwendung ihrer Eltern verzichten müssen, werden sie schließlich Aggressionen gegen das kranke Kind entwickeln. Außerdem kann es passieren, daß sie durch destruktive Verhaltensweisen die Aufmerksamkeit auf sich zu lenken suchen. Vielleicht werden sie schlecht in der Schule, oder sie beginnen, sich ständig in Streitereien mit anderen Kindern zu verstricken. Solche Auffälligkeiten sind oft ein Mittel, die Eltern auf ihre Bedürfnisse aufmerksam zu machen. Sie dürfen nicht ignoriert werden, da sie für die ganze Familie einschließlich des kranken Kindes eine große Belastung darstellen. Es besteht außerdem die Gefahr, daß das Kind, das sich um des kranken Geschwisters willen vernachlässigt fühlt, schließlich die Konsequenz zieht, daß es nur Liebe und Zuwendung erhalten kann, wenn es ebenfalls krank wird.

Am ehesten bleiben solche Probleme solchen Familien erspart, die, nachdem der erste Schock überwunden ist, beschließen, der Gesundheit der ganzen Familie oberste Priorität einzuräumen. Das bedeutet, daß die Eltern gerade in dieser schwierigen Zeit darauf achten, die Bedürfnisse der anderen Kinder nicht zu übergehen und jedem von ihnen die nötige Aufmerksamkeit zu widmen. Die Zeit dafür zu finden kostet sicher Planung und Bemühen. Viele Eltern, mit denen ich gearbeitet habe, klagten: «Dafür bleibt einfach keine Zeit!» Natürlich ist der Vater erschöpft, wenn er den ganzen Tag gearbeitet und danach noch sein krankes Kind im Krankenhaus besucht hat. Aber wenn die Eltern sich bemühen, ihre Zeit optimal einzuteilen, werden sie Möglichkeiten finden, auch mit ihren anderen Kindern zusammenzusein.

Eine sinnvolle Lösung besteht darin, daß die Eltern sich mit den Krankenhausbesuchen abwechseln, so daß in dieser Zeit immer entweder der Vater oder die Mutter zu Hause bei den anderen Kindern ist. Oft ist es auch wichtig, daß jeder Elternteil eine gewisse Zeit mit jedem Kind allein verbringt. Solche Unternehmungen zu zweit können für beide, den Erwachsenen wie das Kind, sehr intensive und bedeutsame Erlebnisse sein. Gemeinsame Aktivitäten aller Familienmitglieder fördern das Zusammengehörigkeitsgefühl. Es brauchen gar keine aufwendigen Unternehmungen zu sein. Schon kleine Rituale bewirken sehr viel. Eine Familie aus meinem Bekanntenkreis pflegt beispielsweise jeden Mittwoch abend gemeinsam besonders gut zu essen, wobei es die Kinder sind, die den Speiseplan aufstellen. Eine andere spielt jeden Samstag vormittag im Garten Frisbee. Wichtig ist nicht so sehr, *was* man macht, sondern vielmehr die Tatsache, daß man es *gemeinsam* macht – und daß dabei auch noch gesunde Einzelbeziehungen zwischen den Familienmitgliedern aufrechterhalten werden. Die Geschwister des kleinen Patienten sind in dieser Zeit besonders verletzlich und brauchen die Zuwendung der Eltern dringend. Wenn genügend Gewicht auf die Erhaltung einer gesunden Familienatmosphäre gelegt wird, entsteht dadurch jene Art von «Heilklima», die nicht nur dem Patienten, sondern allen Beteiligten zugute kommt.

Der kleine Patient und seine Altersgenossen

Für jedes Kind, ob krank oder gesund, sind Gleichaltrige ein sehr wichtiger Einfluß. Kinder müssen sich ständig mit dem Anpassungsdruck, der von den Altersgenossen ausgeht, auseinandersetzen. Wenn sie ihm nicht nachkommen, droht ihnen Ablehnung. Man braucht nur einmal zu beobachten, wie strikt sich viele Kinder an die in ihrer Bezugsgruppe geltenden Kleidernormen und sonstigen Standards halten. Sie sehen die Filme, hören die Platten, vergöttern die Stars und Sportidole, benutzen die Ausdrücke und Redewendungen, die gerade «in» sind. Oft ist das Verhalten eines Kindes zu einem sehr hohen Grad durch den Wunsch motiviert, von seinen Spielgefährten akzeptiert zu werden. Wenn es etwas gibt, was für Kinder, vor allem für größere Kinder und Jugendliche, schwer zu verkraften ist, so ist es das Erlebnis, «anders» zu sein. Vor diesem Hintergrund kann man verstehen, was es für ein krebskrankes Kind bedeutet, wenn ihm die Haare ausfallen. Aber auch nur mit anderen Kindern umzugehen, die von seiner Krankheit wissen, kann schwer genug sein. Kinder können grausam sein und einen kranken Altersgenossen erbarmungslos hänseln. Es ist auch möglich, daß sie sich unter dem Einfluß des Denkens ihrer Eltern, für die Krebs gleichbedeutend mit Tod ist, ganz von dem kleinen Patienten zurückziehen.

Da dieser soziale Druck für das Kind zu einem großen Problem werden kann, ist es wichtig, daß seine Eltern verstehen, was es durchmacht, und mit ihm darüber reden können. Möglicherweise müssen sie ihm zuhören, wie es weint und sich beklagt. Auch wenn dies sehr schmerzlich ist, sollten sie das Kind ermutigen, seine Gefühle auszudrücken. Kinder brauchen die Möglichkeit, sich mit ihren Gefühlen hinsichtlich Reaktionen Gleichaltriger auseinanderzusetzen, so dringend, daß viele Kliniken mittlerweile Gruppen für krebskranke Kinder eingerichtet haben, in denen diese miteinander über ihre Erfahrungen reden können. Solche Gruppen sind für die Kinder ein enormer Trost, weil sie hier erfahren, daß andere die gleichen Probleme haben wie sie. Nicht selten bewirkt die Teilnahme wahre Wunder.

Wenn das Kind sich erfolgreich mit dem sozialen Anpassungsdruck auseinanderzusetzen vermag, kann die Krebserkrankung durchaus zu einer wichtigen Erfahrung werden, die es in seiner seelischen Entwicklung voranbringt. Erwachsenwerden heißt letztlich, zu sich zu finden. In der Regel gehört zu diesem Prozeß eine Phase, in der das Kind gegen die Eltern rebelliert und zur Überanpassung an die Altersgenossen neigt. Ein Kind, das etwa durch die Chemotherapie seine Haare verloren hat, kann die Erfahrung machen, daß es zwar anders ist, aber trotzdem akzeptiert wird. Natürlich ist es für einen jungen Menschen schwer, mit diesem Anderssein fertig zu werden, aber mit der Unterstützung seiner Familie kann er aus dieser Erfahrung lernen und durch sie reifen.

An dem, was gutes Erziehungsverhalten ausmacht, ändert es letztlich sehr wenig, ob das Kind krank oder gesund ist. Obwohl alle Eltern das Beste für ihre Kinder wollen, müssen sie sich doch ernstlich die Frage stellen, worin dieses Beste besteht. Ist es gutes Erziehungsverhalten, sich ständig um das Kind zu kümmern, ihm Entscheidungen abzunehmen und es möglichst weitgehend zu kontrollieren? Oder ist es besser, es zur Selbstbestimmung zu ermutigen? Meiner Ansicht nach ist es für das Kind das Beste, wenn die Eltern ihm Gelegenheit geben zu erfahren, wer es ist und was es fühlt, und ihm erkennen helfen, welche Entschuldigungsmöglichkeiten es hat und welche Konsequenzen sich daraus ergeben. Außerdem braucht jedes Kind das Gefühl, von seinen Eltern bedingungslos akzeptiert und geliebt zu werden. Es braucht, in kranken wie in gesunden Zeiten, die Gewißheit, daß seinen Eltern an ihm liegt und sie immer für es da sind.

Im Hinblick auf das krebskranke Kind ist es außerdem noch Aufgabe der Eltern, für eine optimale medizinische Betreuung zu sorgen und ihm zu helfen, mit seinen Ärzten zu kommunizieren, wie ich es oben beschrieben habe. Engagierte Eltern können außerdem eine wichtige Informationsquelle für den behandelnden Arzt sein. Er ist nicht immer in der Lage, kleinste Veränderungen beim Kind wahrzunehmen, die möglicherweise durch die Krankheit oder die Medikamente bedingt sind. Niemand kennt ein Kind so gut wie die Eltern. Sie sind meist die ersten, denen veränderte Eß- oder Schlafgewohnheiten, Abweichungen von den gewohnten Lern- und Spielaktivitäten auffallen. Solche Informationen braucht der Arzt, und sie werden nicht selten wichtige Modifikationen der Behandlung zur Folge haben.

Eine Krebskrankheit in der Familie ist immer eine sehr intensive und schwierige emotionale Erfahrung. Wenn ein Kind betroffen ist, verschärft dies alle Probleme noch. Das kranke Kind, aber auch seine gesunden Geschwister brauchen jetzt die richtige Zuwendung durch ihre Eltern dringender denn je. Die Eltern wiederum brauchen alle verfügbare Energie und Hilfe, um ihren Kindern helfen zu können, mit dieser schmerzlichen Krise fertig zu werden.

Was tun bei Schmerzen?

Für viele Leute ist Krebs automatisch gleichbedeutend mit Schmerzen. Auch wenn der Schmerz tatsächlich ein Problem für den Patienten und seine Angehörigen werden kann, steht die Angst vor ihm doch oft in keinem Verhältnis zum tatsächlichen Krankheitsgeschehen. Es gibt viele verschiedene Typen von Krebserkrankungen, und die Schmerzerscheinungen, die sie begleiten, können von mäßigem Unbehagen bis zu akutem Leiden gehen, aber nur sehr selten werden sie das Ausmaß annehmen, mit dem viele Menschen rechnen.

Wir wissen bislang weder genau, warum Menschen unterschiedlich schmerzempfindlich sind, noch, wodurch der Schmerz im einzelnen entsteht. Fest steht nur, daß er offenbar eine äußerst individuelle Reaktion ist. Es kommt vor, daß zwei Patienten allem Anschein nach identische Tumore an der gleichen Stelle haben und daß doch der eine an quälenden Schmerzen leidet, während der andere kaum etwas spürt. Bekannt ist, daß Schmerz sowohl ein psychisches als auch ein physisches Phänomen ist, was es noch schwerer macht, ihn genau zu begreifen. Das Schmerzempfinden ist abhängig vom körperlichen, geistigen und seelischen Zustand des Betroffenen. Zwar möchten viele Leute Schmerz auf eine rein körperlich bedingte Erscheinung reduzieren, aber damit läßt sich nicht die Tatsache aus der Welt schaffen, daß seelisch bedingter Schmerz ebenfalls sehr quälend sein kann. Jeder Schmerz, wodurch auch immer hervorgerufen, ist real.

Schmerzen sind nicht immer gleich schlimm

Konstanten Schmerz gibt es nicht, da die Schmerzintensität in jedem Fall wechseln wird. Wenn ich mit Patienten zu tun habe, die unter Schmerzen leiden, fordere ich sie als erstes auf, genau auf diese Schwankungen zu achten – wann spüren sie den Schmerz am meisten und wann am wenigsten? Ich empfehle ihnen, sich eine Woche lang zu notieren, festzuhalten, wann ihre Schmerzen jeden Tag besonders intensiv beziehungsweise gering sind, was sie zum jeweiligen Zeitpunkt gerade tun, denken und fühlen und mit wem sie zusammen sind. Dabei wird sehr bald deutlich, daß die Schmerzen, die sie zunächst als konstant schilderten, in Wirklichkeit erheblich schwanken. Vereinfacht gesagt, spüren die meisten Patienten mehr Schmerzen, wenn sie den Küchenfußboden schrubben, als an einem Fernsehabend, wenn sie einen spannenden Film sehen.

Vor einiger Zeit konnte ich ein besonders krasses Beispiel dafür erleben, wie schmerzlindernd es ist, etwas zu tun, was einem Freude macht. Ich arbeitete damals mit einer Gruppe von Patienten im Rahmen eines stationären Therapieprogramms. Einer von ihnen, ein Arzt mit fortgeschrittenem Lymphdrüsenkrebs, hatte so starke Schmerzen, daß er zeitweise kaum noch laufen konnte. Während seines Klinikaufenthalts fragte ihn ein Mitpatient, mit dem er sich angefreundet hatte, ob er ihn zum Fischen begleiten wolle. Der Arzt, ein begeisterter Angler, konnte der Versuchung nicht widerstehen, obwohl es fast ein halber Kilometer Fußweg bis zum Fluß war. Ungeachtet der Tatsache, daß er kaum von einem Zimmer bis ins andere kam, beschloß er auszuprobieren, wie weit er mitgehen könnte. Er warnte seinen Freund: «Ich werde nicht den ganzen Weg bis zum Wasser schaffen – ich will dich nur ein Stück begleiten.»

Sie brachen auf, und der Patient war von der Aussicht auf das Erlebnis, wieder einmal angeln zu können, so begeistert, daß er immer noch ein kleines Stückchen weiter ging, bis er schließlich den ganzen Weg geschafft hatte. Und mehr noch: Er angelte fast zwei Stunden lang und ging dann den ganzen Weg zu Fuß zurück. Ich fragte ihn, wie er sich während dieser Unternehmung gefühlt habe, und er antwortete: «Es ist kaum zu fassen, aber ich hatte keinerlei Schmerzen.» Obwohl er selbst Arzt war und wußte, wie stark die Schmerzintensität schwanken kann, war er doch über seine eigene Erfahrung sehr verblüfft.

Am nächsten Tag ermunterten wir ihn, mit dieser Form von «Therapie» fortzufahren. Da wir wußten, daß er vor seiner Krankheit ein guter Tennisspieler gewesen war, forderten wir ihn auf, sich an einem Doppel zu beteiligen. In den zwei Jahren seit seiner Diagnose hatte er keinen einzigen Ball mehr geschlagen, aber schließlich erklärte er sich bereit, es zu versuchen. Wir spielten ihm die meiste Zeit den Ball so zu, daß er nicht viel zu laufen brauchte, um ihn zu erreichen. Nach etwa dreißig Minuten hörte er auf. Er habe für diesen Tag genug Bewegung gehabt, meinte er. «Wie fühlen Sie sich jetzt?» fragte ich ihn. Er erklärte, er hätte während des ganzen Spiels nicht den geringsten Schmerz verspürt. Auch die nächsten zwei Tage hielt sein schmerzfreier Zustand an.

Dieser Patient hatte immer Spaß an entspannender körperlicher Aktivität gehabt, nach seiner Diagnose jedoch wegen seiner Schmerzen darauf verzichtet. Wie so viele andere Patienten stellte er aber fest, daß seine Schmerzen in Wirklichkeit nachließen, sobald er etwas tat, was ihm Freude machte. Eine ganz ähnliche Erfahrung beschreibt auch Norman Cousins in seinem Buch ‹Der Arzt in uns selbst›. Er fand heraus, daß komische Filme bei ihm Wunder wirkten. Je mehr er lachte, desto länger blieb er schmerzfrei. Aber auch viele andere meiner Patienten bemerkten, daß sie sich wesentlich besser fühlten, wenn sie mit etwas beschäftigt waren, das ihnen besonders angenehm war. Warum dies so ist, wird vielleicht immer ein Geheimnis bleiben.

Schmerz ist eine Botschaft

In meinen Augen ist unser Körper ein ganz hervorragender Bio-feedback-Mechanismus, der uns signalisiert, was für uns gesund ist und was schädlich. So gesehen ist der Schmerz eine Botschaft. Aber auch Krankheit selbst läßt sich als ein Zeichen dafür begreifen, daß irgend etwas an unserem Leben nicht stimmt. Wenn ein Patient beginnt, sein Leben intensiver zu genießen und seinen Alltag lebenswerter zu gestalten, wird es nicht selten vorkommen, daß er sich gesünder fühlt und seine Krankheit zurückgeht. Vielleicht ist es ein ganz ähnliches Phänomen, daß einzelne Krankheitserscheinungen wie etwa Schmerz nachlassen, wenn wir etwas tun, was uns besonders viel Freude macht.

Den Schmerz in dieser Weise zu begreifen hat den Vorteil, daß wir ihn als eine Art Wegweiser benutzen können. Wenn es einem Patienten längere Zeit gutgegangen ist und er dann eines Tages plötzlich starke Schmerzen hat, tut er gut daran, zu prüfen, was er gerade an diesem Tag denkt und empfindet. Was ist heute anders? Warum gibt ihm sein Körper dieses Feedback? Läuft etwas schief? Sportler sind es längst gewohnt, in dieser Weise «auf ihren Körper zu hören». Sie versichern, daß ihr Körper ihnen mitteilt, wann sie über- oder untertrainiert sind oder wann sie etwas tun, was ihnen nicht bekommt. Ebenso können wir den Schmerz als ein Feedback-Signal begreifen, auf das wir «hören» können, um herauszufinden, was wir brauchen. Wenn wir die Botschaft verstanden haben, sollten wir sie unbedingt beherzigen.

Eine meiner Patientinnen lernte dies während ihrer Chemotheraphie, die bei ihr von heftigen Nebenwirkungen begleitet war. Alle sechs Wochen fuhr sie morgens ins Krankenhaus, um sich dort behandeln zu lassen, und eilte dann in ihr Büro, wo sie zu arbeiten versuchte – bis es ihr sehr schlecht ging. Sie schleppte sich nach Hause und mußte regelmäßig drei Tage im Bett liegen. Dies hatte sich die ganzen achtzehn Monate wiederholt, die die Behandlung bereits dauerte, als wir darüber sprachen.

Wir diskutierten lange darüber, was nach jeder Behandlungssitzung in ihrem Körper vor sich ging. Ich sagte: «Vielleicht ist es der Kampf zwischen dem Krebs und dem Andryomiacin. Wenn Sie zur Arbeit gehen, sich zusammenreißen, Ihr normales hektisches Leben weiterzuleben versuchen, entziehen Sie Ihrem Körper vielleicht die Energie, die er unbedingt für den Heilungsprozeß braucht. Wenn Sie Fieber hätten, würden Sie sich sicher ins Bett legen, damit Ihr Körper sich regenerieren kann, oder? Vielleicht vermitteln Ihnen ja die Symptome nach der Behandlung die gleiche Botschaft: Sie sollen nach Hause gehen und sich drei Tage lang ins

Bett legen. Kann es nicht sein, daß diese Nebenwirkungen in Wirklichkeit ein Segen sind? Denken Sie einmal darüber nach.»

Sie fand meine Erklärung ganz plausibel. Vor ihrer nächsten Behandlung beschloß sie, sich die bisher durch die Nebenwirkungen erzwungene Ruhe freiwillig zuzugestehen, und bereitete sich darauf vor. Sie erklärte ihrer Familie: «Jetzt ist es bald wieder Zeit für meine Chemotherapie, und ich werde ein paar Tage im Bett liegen, also stellen wir uns darauf ein.» Die Haushaltsarbeiten wurden aufgeteilt, und ihre Freundinnen erklärten sich bereit, für drei Tage das Kochen zu übernehmen – sie wollten ihre Lieblingsmahlzeiten zubereiten. Sie rief noch andere Freunde an und bat sie um Unterstützung: «Würdest du vorbeikommen und mir etwas vorlesen?» oder «Könntest du nicht hereinschauen und mir eine von deinen wunderbaren Rückenmassagen verabreichen?» Außerdem stapelte sie ihre Lieblingsbücher neben dem Bett und bereitete sich darauf vor, sich drei Tage lang rundum zu verwöhnen. Am Tag der Behandlung ließ sie sich, anstatt wie sonst selbst zu fahren, von ihrem Mann in die Klinik chauffieren. Danach fuhren sie sofort nach Hause, und sie legte sich ins Bett. Die Folge war, daß sie nur einen kleinen Bruchteil der sonst üblichen Nebenwirkungen verspürte!

Sie hatte nichts weiter getan, als ihrem Körper zu geben, was er auch sonst nach der Chemotherapie gefordert hatte. Nur hatte sie diesmal nicht gewartet, bis die Symptome sie unübersehbar dazu zwangen. Es bewährte sich so gut, daß sie ein paar Behandlungen später das Gefühl hatte, sie käme jetzt auch mit anderthalb Tagen Ruhepause aus. Schließlich hatte sie sich nach dieser Zeit die letzten Male beinahe wieder ganz erholt gefühlt. Aber die Nebenwirkungen setzten wieder ein, sobald sie verfrüht zur Arbeit ging. «Anscheinend», erklärte sie mir, «besteht mein Körper auf drei Tagen Bettruhe.» Ich stimmte ihr zu.

Ihr Beispiel zeigt deutlich, daß wir gut daran tun, unserem Körper nachzugeben, wenn er uns mitteilt, was er braucht. Sonst besteht die Gefahr, daß er sich wie in diesem Fall weiterhin der Symptome bedient, die unsere Rücksicht erzwingen.

Konversionssymptome

Wenn wir Gefühle leugnen, weil es uns zu schmerzhaft erscheint, uns mit ihnen auseinanderzusetzen, kann es sein, daß unser Körper diesen geleugneten seelischen Schmerz in physischen Schmerz umsetzt. Verstärkt sich das seelische Problem, wird auch der spürbare körperliche Schmerz heftiger. Wird dagegen das verleugnete Gefühl zugelassen, wird der Schmerz nachlassen oder sogar ganz verschwinden. In diesem Fall ist der physische Schmerz ein Signal des Körpers, daß unterdrückte Gefühle an die Oberfläche gelangen müssen. Der Erfolg ist manchmal spektakulär. Ich habe Patienten erlebt, die ihre Trauer über einen schweren Verlust wie etwa den Tod des Partners oder eines Kindes leugneten und unter starken physischen Schmerzen litten. Sobald sie in Tränen ausbrachen und ihrem seelischen Leid Ausdruck gaben, ließ der körperliche Schmerz nach.

Verleugnete Gefühle können sich jedoch auch noch in anderen körperlichen Symptomen manifestieren. So setzten bei einer meiner Patientinnen, einer sehr aktiven, gebildeten Frau, als Nebenwirkung der Chemotherapie eine starke Übelkeit und allgemeine Schwäche ein. Nun verursacht jedoch das Medikament, das ihr verordnet war, nur extrem selten derart heftige Nebeneffekte. Ich überlegte, was diese Symptome ihr vermitteln sollten, und fragte sie: «Hat sich an Ihrem Leben etwas geändert, seit Ihre Chemotherapie begonnen hat?»

Sie berichtete mir, daß sie mit Beginn der Behandlung nahezu alle Aktivitäten aufgegeben hatte, die ihr vorher Freude bereitet hatten. Obwohl sie selbst Ärztin war, hatte sie sich eingeredet: «Ich werde jetzt chemotherapeutisch behandelt, also darf ich nicht schwimmen oder wandern.» Ihr war zwar klar, daß diese Reaktion nicht rational war, aber sie hatte sich trotzdem gerade die körperliche Betätigung versagt, die ihr so viel bedeutet hatte. Wir sprachen darüber, was hinter diesem Verhalten stecken könnte, und bald wurde es ihr klar: «Ich gehe genauso mit mir um, wie meine Mutter mich behandelt hat, als ich klein war. Wenn ich krank wurde, verbot sie mir alle meine Aktivitäten.» Von dieser Erkenntnis ausgehend, begann sie, ihre Gefühle im Zusammenhang mit ihrer Mutter gründlicher zu erforschen.

Als ich sie eine Woche später wiedersah, sagte sie: «Ich weine sonst nie, aber die letzte Woche habe ich beinahe täglich geweint. Dabei ist mir klargeworden, daß ich über mein Verhältnis zu meiner Mutter trauere.» Bisher hatte sie sich diesen schmerzlichen Gefühlen nie wirklich gestellt. Als sie jetzt damit begann, verschwand ihre Übelkeit, und ihre Kräfte kehrten wieder. So erstaunlich dieser Fall anmuten mag, ist er doch nur einer unter vielen, in denen ich selbst beobachten konnte, wie das körperliche Unwohlsein nachließ, sobald der Patient seine unterdrückten Gefühle an die Oberfläche kommen ließ.

Schmerz kann zu einem wichtigen Verbündeten werden, da er uns signalisiert, daß uns etwas fehlt. Ich rate Patienten stets, ihren Schmerz direkt zu befragen: «Was willst du? Was habe ich übergangen?» Auf diesem Weg haben sie die Möglichkeit, an unterdrückte Gefühle und beeinträchtigende Aspekte ihres Lebens heranzukommen. Die Botschaft lautet von Patient zu Patient anders. In einigen Fällen mag es, wie bei der Frau in unserem Beispiel, darum gehen zu lernen, daß man nicht so hohe Anforderungen an sich selbst stellt und etwas kürzertritt. In anderen gilt es, sich mit unterdrückten Gefühlen auseinanderzusetzen und sich Dinge zu gönnen, die einem Freude bereiten.

Die Chemotherapie ist ein Verbündeter

Es gibt Patienten, die überhaupt keine Schmerzen haben, bis sie einer Chemotherapie unterzogen werden. Wenn sie dann deutliche Nebenwirkungen spüren, beklagen sie sich oft: «Es ging mir ausgezeichnet, bis der Arzt mir die Chemotherapie verordnete. Jetzt bringen sie mich halb um, damit es mir besser gehen soll.» Leider verhält es sich jedoch so, daß die Nebenwirkungen meist um so heftiger sind, je mehr der Patient die Behandlung als einen Feind empfindet.

Ungewöhnlich starke Nebenwirkungen gehen oft darauf zurück, daß der Patient nicht ausreichend informiert ist oder in die Entscheidungen über seine Behandlung nicht aktiv einbezogen war. Wer sich über seinen Kopf hinweg behandelt fühlt, wird leicht dazu neigen, sich unbewußt gegen die ärztlichen Maßnahmen zu sträuben. Wenn dies auf den Patienten zutrifft, ist es oft gut, wenn ein Familienmitglied ihn zum Arzt begleitet. In diesem Falle kann der Angehörige – vorausgesetzt, der Patient ist damit einverstanden – entweder selbst Fragen stellen oder gar den Patienten daran erinnern, was er fragen wollte. Anschließend können beide dann miteinander über den Therapieplan des Arztes reden. Wenn der Patient ausreichend über alle Behandlungsschritte informiert ist, wird er in den meisten Fällen auch ihre Berechtigung einsehen und sich dabei weniger unwohl fühlen, was wiederum oft weniger Nebenwirkungen bedeutet. Wir ertragen auch unangenehme Dinge leichter, wenn wir von ihrem Nutzen überzeugt sind. So wissen wir alle beispielsweise, daß das Ausbohren eines kranken Zahns immer noch weniger schlimm ist als die Zahnschmerzen, die uns drohen, wenn wir nicht zum Zahnarzt gehen. Vor diesem Hintergrund ertragen wir auch das unangenehme Bohren bereitwillig.

Nebenwirkungen lassen oft auch nach, wenn der Patient Visualisierungstechniken praktiziert. Diese sind bei der Chemotherapie deshalb besonders hilfreich, weil die Medikamente in einer Phase verabreicht werden, in der die Krebszellen wachsen und besonders empfindlich sind. Der Patient kann sich dabei bildlich vorstellen, wie das krankhafte Gewebe durch die chemischen Substanzen zerstört wird.

Auch schmerzstillende Medikamente sind potentielle Verbündete, und man sollte zweifellos auf sie zurückgreifen, wenn die Schmerzbekämpfung mit psychischen Mitteln nicht genug Erleichterung verschafft. Allerdings ist es ratsam, wenn Schmerzen auftreten, zunächst zu prüfen, ob ihnen eventuell Ursachen zugrunde liegen, die man auf andere Weise beseitigen kann, ehe man sie medikamentös betäubt – was Benommenheit und Schwäche bewirken kann. Ich rate meinen Patienten daher immer, zuerst ihren Gefühlen nachzugehen und mehr Dinge zu tun, die ihnen Freude machen, ehe sie zu Medikamenten greifen.

In jedem Fall sollten starke Schmerzen grundsätzlich gelindert werden. Sie können den Patienten sonst deprimieren und seinen

Lebenswillen schwächen. Wenn der Kranke Qualen leidet, ist es das oberste Gebot, dem abzuhelfen. In meinen Augen ist es das wichtigste, daß der Patient und die Angehörigen ständig in so enger und offener Kommunikation mit dem Arzt stehen, daß dieser sich ein Bild vom Grad der Schmerzen machen kann. Wie auch in bezug auf so viele andere Probleme ist in diesem Punkt die Offenheit dem Arzt gegenüber – insbesondere natürlich, wenn dieser sich wirklich für den Patienten engagiert – entscheidend.

Drei Techniken
für den Umgang mit Schmerzen

Auch wenn wir nie exakt bestimmen können, in welchem Ausmaß die Schmerzen eines Patienten seelisch bedingt sind, wissen wir doch mit Sicherheit, daß psychische Faktoren in diesem Zusammenhang grundsätzlich eine wichtige Rolle spielen. So wird beispielsweise manchen Patienten schon *auf dem Weg* zur Chemotherapie übel. Allein der Gedanke an die Behandlung ruft bei ihnen Symptome hervor, die eigentlich frühestens dann auftreten dürften, wenn ihr Körper tatsächlich unter dem Einfluß der Medikamente steht. In ganz ähnlicher Weise kann auch die Angst vor Schmerzen faktisches Schmerzempfinden verursachen. Fest steht, daß Schmerz sehr häufig eine wesentliche psychische Komponente hat, und aus diesem Grund möchte ich Ihnen jetzt drei psychologische Verfahren für den Umgang mit Schmerz vorstellen, die schon vielen Patienten geholfen haben, ihre Schmerzen erträglicher zu machen, und einige sogar ganz von ihnen zu befreien vermochten.

Mit dem Schmerz reden. David Bresler von der Schmerzklinik der University of California in Los Angeles erzielte bei seinen Patienten, die unter großen Schmerzen litten, erstaunliche Erfolge, indem er ihnen beibrachte, sich ihren Schmerz als ein Wesen vorzustellen. Der Patient versetzt sich in einen tiefen Entspannungszustand und beginnt mit diesem Wesen, das er sich nach eigenem Belieben ausmalt, zu reden. Er stellt ihm Fragen wie etwa: Warum bist du hier? Was hast du mir zu sagen? Ist da etwas, worauf ich nicht gut genug achte? Habe ich seelisch nicht gut genug für mich gesorgt, oder kümmere ich mich nicht ausreichend um meinen Körper? Dieses Verfahren mag zunächst etwas komisch anmuten, aber es gestattet uns, unserem Innersten eine symbolische Gestalt zu geben und auf einer tieferen Bewußtseinsebene mit ihm zu kommunizieren, was wir auf andere Weise kaum je schaffen. Ähnliche Techniken werden auch von anderen Ärzten empfohlen. So rät etwa Art Ulene in seinem Buch ‹Mehr Freude am Leben›, sich ein *Beraterwesen* zu erschaffen, das es uns ermöglicht, die symbolischen und intuitiven Fähigkeiten unserer rechten Gehirnhälfte zu nutzen. (Während wir sonst in den meisten Fällen überwiegend mit der rational denkenden linken Hirnhemisphäre operieren.) In der Kommunikation mit diesem Beraterwesen wird es vielen Menschen möglich, mit ihrem eigenen kreativen Problemlösungspotential in Kontakt zu kommen, in ähnlicher Weise, wie Krebspatienten durch das Gespräch mit ihren Schmerzwesen auf ihre tiefsten Bedürfnisse stoßen können.

Den Schmerz visualisieren. Während manche Schmerzlinderungsmethoden den Patienten darin unterstützen, sich von seinem Leiden abzulenken, geht diese Visualisierungsübung den entgegengesetzten Weg. Sie konzentriert die Aufmerksamkeit des Betroffenen völlig auf den Schmerz. In einer Art Halbtrance stellt sich der Patient seinen Schmerz bildhaft vor. Er geht in jedes einzelne Detail wie Farbe, Form, Größe, Beschaffenheit, Geruch und sogar Geschmack. Dies wiederholt er immer wieder in allen Einzelheiten. Dabei wird er oft sehen können, wie der Schmerz allmählich kleiner wird, also etwa von der Größe eines Fußballs auf die eines Tennisballs, eines Golfballs, einer Murmel zusammenschrumpft, bis er schließlich ganz verschwunden ist. In dem gleichen Maße, wie sich das vorgestellte Bild verkleinert, läßt häufig auch der spürbare Schmerz nach.

Der Patient kann dabei das Vorstellungsbild seines Schmerzes einer anwesenden Person beschreiben, die ihm durch Fragen Hilfestellungen gibt. «Siehst du die Farbe? Wie groß ist der Ball? Welche Beschaffenheit hat er?» Der Patient kann sich auf diese Weise seine

Schmerzen buchstäblich von der Seele reden. Es kommt vor, daß er selbst von der Wirksamkeit dieser Methode ganz überrascht ist und plötzlich ausruft: «Weißt du was? Jetzt ist der Schmerz weg!»

Angenehme Dinge anstelle der Schmerzen visualisieren. Ebenso wie angenehme Betätigungen vielfach Schmerzen lindern können, ruft auch schon die Visualisierung wohltuender Situationen oft den gleichen Effekt hervor. Auch dieses Verfahren wendet der Patient im völlig entspannten Zustand an. Wie bei den täglichen Entspannungsübungen stellt er sich etwas vor, was ihm große Freude bereitet. Er versucht, sich ganz in dieses Vorstellungsbild hineinzubegeben. Earl Deacon führte diese Übung mit eindrucksvollem Erfolg durch. Fünf Jahre nachdem sein Krebs diagnostiziert worden war, hatte er einen schweren Unfall mit seinem Jeep, bei dem ihm vier Rückenwirbel buchstäblich zerschmettert wurden. Er litt unter «unerträglichen, unbeschreiblichen Schmerzen». Da er durch die Operation fast zehn Zentimeter kleiner geworden war, mußten sich seine inneren Organe anpassen, und jede Bewegung verursachte ihm große Qual.

Earl benutzt die Visualisierung als ein Mittel der Schmerzbewältigung. Er legt sanfte, klassische Musik auf und entspannt sich. Dabei versetzt er sich nach und nach in eine ganz bestimmte Situation: «Ich liege am Ufer eines wunderschönen, klaren Flüßchens, das durch meine Ranch in Colorado fließt. In den Tundragebieten Colorados gibt es eine Blume namens Alpenvergißmeinnicht. Ich sehe sie da und dort blühen. Wissen Sie, diese Blume ist so herrlich, daß Sie sie nie vergessen, wenn Sie sie einmal gesehen haben. Ich bin inzwischen soweit, daß es mich schon völlig entspannt, wenn ich nur den Namen dieser Wildblume ausspreche. Ich stelle mir also dieses Bild vor, und wenn ich mich richtig entspannt habe, weiß ich aus Erfahrung, daß es am besten ist, ich lasse mich auf den Schmerz ein. Früher bin ich oft wütend auf meine Schmerzen geworden, aber das machte es nur schlimmer, also sage ich heute zu meinem Körper: ‹Gut, tu etwas für mich, was auch immer es sein mag.› Es funktioniert – der Schmerz läßt wirklich nach.»

Earl hat noch eine andere Methode, einen angenehmen Zustand

zu visualisieren. Er versetzt sich dabei, wie er sagt, in «einen fast schon hypnotischen Zustand, halb Meditation, halb Visualisierung». Er erklärt: «Dabei sehe ich, wie die Beta-Endorphine meinen Schmerz lindern. Beta-Endorphine sind im Grunde natürliche Betäubungssubstanzen, die vom Gehirn selbst produziert werden. Sie haben offenbar die gleiche chemische Zusammensetzung wie Morphium. Ich stelle mir vor, wie sie aus meinem Gehirn heraustreten und den Schmerz dort in meinem Rücken besänftigen, wo meine Wirbel durch den Unfall gegen die Nervenendungen gedrückt wurden.»

Bei Earl tut diese Visualisierungsübung ausgezeichnete Dienste, was auch daran liegen mag, daß seine naturwissenschaftlichen Kenntnisse es für ihn ganz selbstverständlich machen, in diesen Kategorien zu denken. Aber es gibt unzählige individuelle Möglichkeiten, sich angenehme Dinge vorzustellen. Jessica Mang lernte in fünf Sitzungen bei einem Therapeuten, mit Hilfe dieser Visualisierungsmethode ihre Schmerzen während der Behandlung zu lindern. Die Zwölfjährige berichtet: «Meine Eltern brachten mich zum Therapeuten. Zuerst sprach er mit mir über Krebs, dann zählte er bis zwanzig, und ich sollte dabei genau auf jede Zahl horchen und ganz langsam durchatmen. Dann sollte ich mir bestimmte Sachen vorstellen. Beim drittenmal sagte er: ‹Heute bekommst du von mir einen fliegenden Teppich. Wohin soll er dich tragen?›

Ich antwortete: ‹Ich würde gern meine Urgroßmutter besuchen.›

Er sagte: ‹Gut, dann steig jetzt auf deinen fliegenden Teppich und flieg geradewegs hin zu deiner Urgroßmutter, damit du sie umarmen kannst.› Ich stellte es mir also vor. Nach meinem letzten Besuch sagte er zu mir: ‹Jessica, ich will dir ein Geschenk machen. Du sollst den fliegenden Teppich haben, damit du ihn benutzen kannst, sooft du willst.›

Wenn ich dann hinterher meine Chemotherapie hatte, dachte sich meine Mutter Geschichten aus, und wir benutzten den Teppich, wie er es mir gezeigt hatte. Wenn wir das taten, habe ich noch nicht einmal gespürt, wie sie mir den Tropf anlegten.»

Ebenso wie Jessicas Mutter können Sie als Angehörige den Patienten – egal, ob es ein Kind oder ein Erwachsener ist – dabei unterstützen, sich angenehme Situationen auszumalen. Gerade wenn ein Patient akute Schmerzen hat, ist es oft hilfreich, wenn jemand bei ihm ist, der ihn durch diese Übung «lotst». Außerdem wirkt es oft zusätzlich schmerzlindernd, die Stimme eines vertrauten Menschen zu hören und sich von ihm unterstützt zu fühlen. Vielfach tut es dem Patienten auch gut, seinen Schmerz in Worte fassen und seine Gefühle ausdrücken zu können. Umgekehrt hilft es meist wenig, wenn der Schmerz des Patienten mit einem gutgemeinten Spruch wie «Du darfst nur einfach nicht daran denken» geleugnet wird. Die Visualisierung angenehmer Situationen hat zwar die Funktion, den Patienten von seinem Schmerz abzulenken, aber das heißt nicht, daß er sie leugnen sollte. Es geht vielmehr darum, daß er sich auf sie einläßt und auf dieser Grundlage etwas unternimmt, um sie zu lindern.

Erfahrungen mit konzentrierter Schmerzlinderung

Vor kurzem wirkte ich beratend bei einem Forschungsprojekt an einem großen Zentrum für Schmerzpatienten mit. Hier wird mit Patienten gearbeitet, die an chronischen, medikamentös nicht erfolgreich behandelbaren Schmerzen leiden, vielfach, wie bei Earl Deacon, infolge schwerer Rückenverletzungen. Diese Menschen müssen Mittel und Wege finden, mit ihren Schmerzen fertig zu werden, da es für sie keine langfristig wirksame medizinische Therapie gibt. Ich habe die Ergebnisse dieser Untersuchungen mit großem Interesse verfolgt.

Die Patienten blieben zwei bis vier Wochen stationär in der Klinik. In dieser Zeit stand ihnen ein breites Spektrum an Behandlungsmöglichkeiten offen. Sie konnten unter mehr als zwei Dutzend Therapieformen wählen: tägliche Psychotherapie, Physiotherapie, Biofeedback, Gruppentherapie, Hypnose, Massage usw. Die Ergebnisse dieses Projekts bestätigten meine eigene Beobachtung, daß der Schmerz um so stärker nachläßt, je mehr Behandlungsformen der Patient einsetzt. Noch faszinierender war jedoch für mich folgende Erkenntnis: Man hatte die Behandlungsmaßnahmen in zwei Kategorien unterteilt und unterschied zwischen «Behandlung mit den Händen» und «Behandlung ohne Hände». Zur ersten Kategorie zählten alle Maßnahmen, bei denen Angehörige des Klinikpersonals den Patienten faktisch berührten und unmittelbar etwas mit ihm machten, ihn beispielsweise massierten. Behandlung ohne Hände war alles, was der Patient selbst für sich tat. Je mehr Behandlungsformen «mit den Händen» der Patient wählte, desto deutlicher gingen seine Schmerzen zurück – und seine Depressionen ebenfalls. Diese Ergebnisse sollten sich Angehörige, die dem Patienten im Umgang mit Schmerzen helfen wollen, zu Herzen nehmen. Berührungen, Zärtlichkeiten, Massagen, Streicheln und andere Formen körperlicher Zuwendung durch die Familienmitglieder können viel dazu beitragen, Schmerzen zu lindern.

Ich hoffe, dieses Kapitel hat deutlich machen können, daß es Möglichkeiten gibt, Schmerzen besser zu handhaben und in vielen Fällen sogar erheblich zu reduzieren. Neben medikamentösen Hilfsmitteln existiert eine ganze Reihe von Verfahren, die sich der Patient zunutze machen kann, um seine Schmerzen zu lindern. Vielfach können ihn die Angehörigen dabei aktiv unterstützen. Jeder Patient, der unter Schmerzen leidet, sollte alles daransetzen herauszufinden, welche Methoden bei ihm am besten wirken. Allzuoft wird Schmerz als unvermeidliche Begleiterscheinung von Krebs angesehen. In Wirklichkeit ist es möglich, ihn erheblich zu reduzieren. Entgegen dem weitverbreiteten Volksglauben braucht Krebs keineswegs gleichbedeutend mit Schmerz zu sein.

Rückfall und Tod

Ich habe in diesem Buch immer wieder zu vermitteln versucht, daß der Patient selbst und seine Angehörigen der ungewissen Entwicklung der Krankheit mit Hoffnung und Optimismus begegnen sollten. Dennoch ist es, eben gerade weil diese Ungewißheit immer besteht, am besten, auf alle Möglichkeiten vorbereitet zu sein. Was ist, wenn es zu einem Rückfall oder einer ganzen Reihe von Besserungsansätzen und Phasen erneuter Verschlimmerung kommt? Was ist, wenn der Patient stirbt?

In unserer Gesellschaft ist der Glaube weit verbreitet, daß Krebs eine Krankheit ist, bei der es zwar auf und ab gehen und der Patient gewisse Erfolge erzielen kann, bei der aber letztlich doch der biologische Prozeß siegt und schließlich zum Tod führt. Dieses Bild ist nicht zutreffend. Auf der anderen Seite ist aber auch die ebenfalls sehr verbreitete Ansicht falsch, daß es mit dem Krebskranken entweder geradlinig aufwärts- oder aber unaufhaltsam abwärtsgeht. Selbst Patienten, die auf dem Weg der Genesung sind, empfinden diesen Weg oft als sehr dornenreich. Es kommt nicht selten vor, daß eine Remission eintritt, der irgendwann ein Rückfall folgt, ehe dann die endgültige Genesung einsetzt. Entgegen der Meinung vieler Leute bedeutet also ein Wiederaufflammen der Krankheit keineswegs den unausweichlichen Tod.

Ich komme auf den Rückfall an dieser Stelle zu sprechen, damit Patienten und Angehörige diese Möglichkeit nicht verdrängen und völlig unvorbereitet sind, wenn sie eintreten sollte. Viele Patienten, die sich dafür entschieden haben, mit allen Mitteln auf ihre Genesung hinzuwirken, erwarten, daß dieser Prozeß eine geradlinige Aufwärtsentwicklung ist. In meiner Anfangszeit am Krebszentrum pflegte ich am Ende jeder Sitzung mit neuen Patienten in die Runde zu fragen: «Wer von Ihnen rechnet jetzt damit, daß zu Hause bald alles besser sein wird und daß es stetig aufwärtsgeht?» Unweigerlich erhob die Mehrzahl der Patienten, ohne zu zögern, die Hand. Mir war klar, daß einige von ihnen sich als Versager fühlen würden, wenn sich diese Erwartung nicht erfüllte. Also wies ich darauf hin, daß wir die wirklich wichtigen Ziele im Leben kaum je so geradlinig erreichen. Wenn wir auf etwas Entscheidendes hinarbeiten, ist ein gewisses Auf und Ab immer wahrscheinlich, und für Patienten wie Angehörige ist es besser, auf Rückschläge vorbereitet zu sein.

Vor diesem Hintergrund fordere ich meine Patienten gern auf, sich vorzustellen, wie sie auf einen schwereren Rückfall reagieren würden: «Nehmen wir einmal an, Sie sind wieder zu Hause und es geht ihnen immer besser, aber plötzlich flackert ihre Krankheit wieder auf. Die Schmerzen werden stärker, und es entwickeln sich merklich neue Wucherungen. Es ist ganz offensichtlich, daß Sie einen Rückfall erlitten haben oder daß die Heilung zumindest nicht so fortschreitet, wie Sie es sich gewünscht haben. Wie werden Sie auf dieses Geschehen reagieren?»

Manche Patienten antworten daraufhin: «Ich würde denken, daß alles, was ich getan habe, sinnlos war.» Vielleicht führen sie diese Reaktion noch näher aus: «Es hat alles nichts genützt, ich habe versagt. Die ganze Sache war völlig umsonst. Ich würde aufgeben.» Und tatsächlich geben viele Patienten auf, wenn sie einen Rückfall erleiden. Sie verlieren das Vertrauen in ihren Arzt, ihren Therapeuten, ihre Chemotherapie, in die Visualisierung – in alle Maßnahmen, die ihnen helfen sollen.

Die Reaktion auf einen Rückfall

Krebspatienten reagieren meist auf einen Rückfall mit größerer Angst als auf die ursprüngliche Diagnose. Dem liegen häufig falsche Annahmen über das Wesen des Krebses zugrunde: «Wenn er sich erst einmal ausgebreitet hat, ist alles zu Ende.» Außerdem beruht diese Reaktion oft auch auf bitterer Enttäuschung. Auf die Krebsdiagnose hin haben der Patient und seine Angehörigen begonnen, stärker die Verantwortung für ihre Gesundheit zu übernehmen. Sie haben ihr Bestes getan – *aber die Krankheit ist wieder aufgeflammt.* Als Angehörige der westlichen Kultur streben wir nach Kontrolle über die Dinge, und wenn sie uns versagt bleibt, verlieren wir leicht die Hoffnung und geben auf. Der Patient, der einen Rückfall erleidet, wird mit großer Wahrscheinlichkeit mit dem Gefühl reagieren: «Ich habe alles versucht. Was nützt es? Ich habe diese Sache einfach nicht unter Kontrolle.» Er empfindet es als vernichtend, daß er nach allem, was er getan hat, nach all seinen Bemühungen, die Krankheit psychisch und auf allen möglichen anderen Ebenen in den Griff zu bekommen, *noch immer* nicht die Kontrolle über das Geschehen hat. Dabei verliert er aus den Augen, daß er zwar nicht die totale Kontrolle, aber doch durchaus einen gewissen Einfluß hat. Mit diesem Widerspruch müssen wir als Menschen leben: Wir können alle unser Schicksal bis zu einem gewissen Grad beeinflussen, aber niemand von uns hat es völlig in der Hand.

Es ist nur normal und natürlich, daß der Patient auf die Diagnose eines Rückfalls zunächst mit einem Schock reagiert. In dieser Phase, die gewöhnlich zwei bis acht Wochen dauert, wird er vielleicht unter Schlafstörungen, Ängsten und Depressionen leiden und generell in einer schlechten psychischen Verfassung sein. Seine Stimmung wird häufig stark schwanken, und es mag ihm schwerfallen, seinen Alltagsanforderungen einschließlich seiner Arbeit nachzukommen. Er macht in den meisten Fällen eine Zeit der Verwirrung, der inneren Aufgewühltheit und der Verzweiflung durch. Hat er bisher auf ausreichende körperliche Aktivität geachtet, Visualisierungsübungen gemacht und sich bewußt ernährt, wird er jetzt vielleicht alle diese Bemühungen einstellen. Es kann sein, daß sein Selbstwertgefühl schwindet und er sehr unzufrieden mit sich ist, weil er nicht mehr die gleiche Energie aufbieten kann wie vor dem Rückfall.

Für den Patienten der diese Schockphase durchlebt, ist es ungeheuer wichtig, sich klarzumachen, daß dies alles ganz normale Reaktionen sind und daß er in dieser Zeit des inneren Aufruhrs an sich selbst nicht zu hohe Erwartungen richten darf. Im Laufe der Zeit wird es ihm leichter fallen, seine bisherigen Aktivitäten wiederaufzunehmen. Seine Stimmung wird wieder ausgeglichener werden, und er wird wieder Boden unter den Füßen spüren. Die Einstellung auf die neue Situation wird ihm um so leichter fallen, je mehr er selbst und seine Angehörigen darauf achten, stützende Beziehungen aufrechtzuerhalten und sich nicht von anderen Menschen zurückzuziehen. Es wird eine ganze Reihe neuer Untersuchungen vorgenommen werden, und auf der Grundlage aller dieser Ergebnisse sollte man die weitere Behandlung neu überdenken. Der Patient steht jetzt vor der Entscheidung: «Wohin orientiere ich mich jetzt? Will ich weiter alles daransetzen, wieder gesund zu werden, oder ist es jetzt Zeit, mich auf den Tod einzustellen?»

Natürlich liegt es nahe, sofort nach der Diagnose eines Rückfalls die Frage zu stellen: «Was bedeutet das für meine Chancen weiterzuleben? Werde ich jetzt sterben?» Ich kann jedoch nur davor warnen, sich mit dieser Entscheidungsfrage zu früh, das heißt noch während der ersten Tage des Schocks und der Verwirrung zu befassen. Im allgemeinen liegen die vollständigen medizinischen Daten erst zwei bis sechs Wochen später vor, und ich rate jedem Patienten dringend, vorher keinen Versuch zu machen, endgültige Konsequenzen zu ziehen. In einer solchen Krisenphase ist der seelische Zustand meist so schlecht, daß er eine fundierte Entscheidung unmöglich macht. Der Patient ist gewöhnlich im Augenblick einfach bestürzt und verzweifelt: «Da habe ich mir soviel Mühe gegeben und soviel durchgestanden, und nun das! Ich halte das alles nicht noch einmal aus!» Schon in wenigen Wochen wird sich der Patient meist wieder besser und stärker fühlen, und seine Entscheidung wird nicht mehr so sehr von Verzweiflung geprägt sein. Die erste Reaktion ähnelt den Gefühlen, die beim Tod eines geliebten Menschen über uns hereinbrechen. Auch in diesem Fall kann es sein, daß wir zunächst nie wieder das Risiko eingehen wollen, solches Leiden zu riskieren, indem wir jemanden lieben. Mit der Zeit überwinden wir jedoch unsere Trauer und beginnen wieder zu leben. Obgleich es also für viele Patienten naheliegen mag, ihre zwiespältigen Gefühle dahingehend aufzulösen, daß sie sich mit dem Tod abzufinden beschließen, sind doch die ersten Wochen nach der Diagnose eines Rückfalls nicht die rechte Zeit für eine definitive Entscheidung.

Wie Sie dem Patienten
bei einem Rückfall helfen können

Die Angehörigen können in dieser schwierigen Zeit dem Patienten
ein wichtiger Beistand sein, wenn sie sich darüber im klaren sind,
daß seine Gefühle der Hoffnungslosigkeit, des Versagens, der Wut
und der Angst normale Reaktionen sind. Auf dieser Grundlage
können sie ihn darin unterstützen auszudrücken, was in ihm vorgeht, und laufen nicht Gefahr, es ihm ausreden zu wollen. Wie ich
bereits im Kapitel «Das Mitteilen von Gefühlen» (S. 116ff) erläutert habe, wird es dem Patienten besser gehen und wird es ihm
leichter gelingen, diese Gefühle aufzulösen, wenn er sich nicht
zusammenreißen muß und weinen darf. Ihn dabei liebevoll zu
halten ist oft hilfreicher als alle Worte. Diese Gefühle *sind* vorübergehender Natur und werden sich verändern – wenn dem Patienten
Zeit gelassen wird und er sich liebevoll unterstützt fühlen kann.

Nicht selten wird versucht, den Patienten aufzumuntern: «He,
wir haben es einmal geschafft, da werden wir es auch noch mal
schaffen!» Dieser gezwungene Optimismus wird aber sehr wahrscheinlich gerade das Gegenteil bewirken. Wenn eine enge Bezugsperson eine solche Vorwärts-Strategie einschlägt, legt sie es dem
Patienten nahe, die eigenen Gefühle zu verleugnen. Vielleicht wird
er es sogar fügsam tun und um der Familie willen seine Hoffnungslosigkeit zu verbergen suchen. Das kann jedoch zur Folge haben,
daß er innerlich noch deprimierter und pessimistischer wird und
sich auf den Tod einrichtet. Am meisten können die Angehörigen
dem Patienten helfen, wenn sie es zulassen, daß er nach der Rück-
falldiagnose zunächst völlig aus der Fassung gerät und alle seine
schmerzhaften Gefühle nach außen wendet. Auch wenn es eine Zeit
dauern mag, wird dieser Prozeß ihm doch helfen, mit sich ins reine
zu kommen. Schließlich wird sich wieder ein ganz natürlicher und
spontaner Optimismus einstellen. Werden die anfänglichen Gefühle hingegen geleugnet, wird der Patient höchstens versuchen,
die Zähne zusammenzubeißen und im stillen resignieren. Grundsätzlich gilt, daß es dem deprimierten Patienten am meisten hilft,
wenn man einfach nur Mitgefühl zeigt, ihn in den Arm nimmt und
sinngemäß sagt: «Ich kann gut verstehen, daß du verzweifelt bist.

Es muß schrecklich sein, wenn man soviel Energie aufgeboten hat und dann so etwas passiert.»

Auch bei den Angehörigen wird in dieser Situation eine ganz natürliche Angst aufkommen. Vielfach werden sie versuchen, diesen Zustand zu beenden, indem sie den Arzt zu einer klaren Prognose drängen: «Sagen Sie uns, wie es aussieht. Wie lange wird er noch leben?» Kein Arzt vermag auf solche Fragen jedoch mehr zu äußern als eine wissenschaftlich verbrämte Vermutung. Eine eindeutige Antwort kann niemand geben. Vielleicht wird er aber dennoch sagen, daß er glaubt, es gehe dem Ende entgegen. Eine solche Prognose veranlaßt viele Angehörige, den Patienten nicht mehr in seinen Genesungsbemühungen zu unterstützen. Ich habe selbst oft genug erlebt, daß Angehörige zu mir kamen und klagten: «Er hat einen Rückfall, und die Ärzte sagen, daß er wahrscheinlich sterben wird. Er will es aber einfach nicht akzeptieren! Tun Sie etwas, damit er sich damit abfindet.» Generell bin ich dazu nicht bereit. Angehörige vergessen oft, daß es für sie immer noch leichter ist, sich mit einer solchen Prognose abzufinden, als für den Patienten selbst. Ein Mensch, der mit dem Tod konfrontiert ist, steht in der Regel in der beängstigendsten Erfahrung seines Lebens, und seine psychischen Kräfte sind bis an ihre äußerste Grenze strapaziert. Nicht jeder kann sich damit abfinden, daß er sterben muß. Manche Patienten reagieren mit einer emotionalen Regression und bieten alle nur möglichen Schutzmechanismen auf, um die Tatsachen von sich fernzuhalten. Wenn der Kranke aus Angst in eine solche Haltung verfällt, hat man meiner Meinung nach nicht das Recht, seinen Selbstschutz brutal niederzureißen – auch dann nicht, wenn es für einen selber vieles erleichtern würde. Am besten ist es zweifellos, die emotionalen Bedürfnisse des Patienten in dieser für ihn so kritischen Situation zu respektieren.

Im allgemeinen empfehle ich Patienten und Angehörigen, keine wichtigen Entscheidungen zu treffen, bis alle medizinischen Ergebnisse vorliegen und der Patient die erste Schockphase langsam überwindet. Es kommt nur allzuoft vor, daß die Angehörigen in ihrer Panik versuchen, verfrüht äußere Entscheidungen zu treffen, um sich an etwas halten zu können. Viel wichtiger ist es, die Angst zu akzeptieren und sich mit ihr auseinanderzusetzen. Natürlich sind auch die Angehörigen in dieser Zeit extrem verletzlich und bedürftig, da der Rückschlag sie zweifellos sehr mitgenommen hat. Sie tun deshalb gut daran, wenn sie sich – statt ihre Angst durch eine Scheingewißheit hinsichtlich des weiteren Schicksals des Patienten überspringen zu wollen – Unterstützung bei ihrer «erweiterten Familie» holen, bei Menschen, die etwas weiter außerhalb dieser Krisensituation stehen. Freunde können in dieser Zeit nicht nur ein wichtiger emotionaler Beistand sein, sondern darüber hinaus auch praktische Entlastungsfunktionen wie etwa Besorgungen oder die Zubereitung von Mahlzeiten übernehmen. Dadurch hat die Familie Zeit, den Schock zu verarbeiten, und sie kann ihre Energien besser darauf konzentrieren, mit ihren eigenen Gefühlen ins reine zu kommen und für den Patienten dazusein.

Die Botschaft des Rückfalls verstehen

Wenn die erste Schockphase abklingt, wird der Patient darangehen, sich wirklich damit auseinanderzusetzen, wie er sich weiter orientieren soll: «Will ich noch einmal von vorn anfangen und alles tun, um gesund zu werden, oder will ich jetzt den Tod akzeptieren und mich auf ihn vorbereiten?» Entschließt er sich, noch einmal alle Kraft in das Bemühen um Genesung zu investieren, kann er den Rückfall als eine wichtige Botschaft interpretieren und sich fragen, was sein Körper ihm auf diese Weise mitteilen will. Ebenso wie der Schmerz kann ja auch Krankheit selbst und natürlich auch das Wiederaufflammen einer Krebserkrankung ein Signal sein. Ich rate solchen Patienten, sich Fragen wie diese zu stellen: «Was sagt mir dieser Rückfall? Weist er mich vielleicht auf bestimmte Gefühle hin, die ich verleugnet habe? Habe ich, als es mir besser ging, irgendwelche wichtigen sekundären Krankheitsgewinne eingebüßt? Vermittelt mir mein Körper eine Botschaft, die ich vor dem Hintergrund meines Verständnisses von Heilung für mich nutzen kann?»

Viele meiner Patienten haben durch einen Rückfall die Erkenntnis gewonnen, daß sie nicht gut genug für sich selbst gesorgt hatten. Dank dieser Einsicht begannen sie, besser auf ihre Bedürfnisse zu achten, und erholten sich diesmal vollständig. Es handelte sich dabei um Patienten, denen bewußt wurde, daß ihnen in der Zeit vor dem Rückfall wichtige positive Nebeneffekte der Krankheit wieder verlorengegangen waren, daß sie in bestimmten Punkten wieder ihre alten Lebensgewohnheiten aufgenommen hatten, die in ihren eigenen Augen ursprünglich zur Entstehung der Krankheit beigetragen hatten. Sie begriffen den Rückfall als dringendes Signal ihres Körpers, daß sie aufgehört hatten, sich wirklich um sich zu kümmern, und ihr Leben wieder von Stress geprägt war. Sie nutzten den Rückfall als lebensrettende Botschaft – als Aufforderung, noch einmal anzufangen, alles für ihre Genesung und diesmal auch für ihre Gesunderhaltung zu tun.

Leben oder Sterben

Viele Patienten brauchen einen beträchtlichen Zeitraum, um für sich die Entscheidung zu treffen, ob sie noch einmal mit aller Entschlossenheit auf ihre Genesung hinarbeiten wollen oder ob sie sich auf den Tod einstellen. Zumeist ist dieser Entscheidungsprozeß von einer tiefen inneren Ambivalenz geprägt, die tage-, wochen- oder auch monatelang anhalten kann. Diese Ambivalenz ist jedoch nur natürlich, bedeutet sie doch, daß der Patient davon ausgeht, daß er noch eine Entscheidungsmacht hat. Hätte er dieses Gefühl nicht mehr, wäre er weit tieferer Hilflosigkeit und Verzweiflung ausgeliefert. Für die Angehörigen ist es oft sehr schwer, diesen Schwebezustand über längere Zeit auszuhalten. Es ist jedoch sehr wichtig, die Selbstbestimmung des Patienten auch jetzt unangetastet zu lassen und sich der Versuchung zu widersetzen, kontrollieren zu wollen, was in ihm vorgeht. Oft versuchen Angehörige, ohne sich dessen bewußt zu sein, einen solchen kontrollierenden Einfluß auszuüben, indem sie sagen: «Ich finde, du solltest dich der Tatsache stellen, daß es zu Ende geht» oder umgekehrt: «Du darfst gar nicht ans Sterben denken. Es wird alles wieder gut werden.» Was der Patient dagegen wirklich braucht, ist die uneingeschränkte Freiheit, sich mit beiden Möglichkeiten – auch mit dem Tod – auseinanderzusetzen. Nur so kann er das Gefühl behalten, aktiven Einfluß zu haben. Angehörige können ihn untertützen, indem sie in jedem Falle ihren Beistand anbieten: «Ich bin für dich da, egal wie schlimm es steht und wie du dich entscheidest.»

Nicht selten befürchten Angehörige, daß der Patient sich mit dem Tod abgefunden hat, während dieser nur dabei ist, sich mit der Möglichkeit des Sterbens auseinanderzusetzen und seinen Ängsten ins Gesicht zu sehen. Es kann sein, daß der Patient in dieser Situation fragt: «Was passiert, wenn man stirbt? Wie wird es sich anfühlen?» Vielleicht hat er Angst vor den psychischen Schmerzen und dem körperlichen Verfall und möchte über diese Dinge reden. In diesem Fall sollten die Angehörigen auf dieses Bedürfnis eingehen können, ohne den verfrühten Schluß zu ziehen, daß er sich bereits entschieden hat. Es ist möglich, daß er nur abzuschätzen versucht, ob er sich dem Vorgang des Sterbens gewachsen fühlt. Er wird vielleicht weiter fragen: «Was ist, wenn ich beim Sterben große Schmerzen haben werde?» Natürlich liegt es für den Angehörigen nahe, daraus zu folgern: «Du hast dich also entschieden zu sterben!» Eine solche Reaktion wird den Patienten jedoch sehr oft nur darin hemmen mitzuteilen, was er über jede von beiden Möglichkeiten denkt, und ihn dabei behindern, mit seinen Gefühlen ins reine zu kommen. Viel hilfreicher ist es im allgemeinen, wenn die Angehörigen zum Ausdruck bringen können, daß sie diese Ambivalenz verstehen und den Patienten darin unterstützen: «Weißt du, wir stehen jetzt alle wieder vor der Ungewißheit.»

Für den Patienten, der sich nach einem Rückfall mit der Möglichkeit des Sterbens auseinandersetzt, ist es beruhigend und hilfreich, wenn er sich offen über alles informieren kann, was ihn beschäftigt. Wenn er etwa große Angst vor Schmerzen hat, wird es ihm guttun, den Arzt zu fragen: «Was können Sie tun, wenn das Sterben sehr schmerzhaft ist?» Der Arzt kann seinerseits dem Patienten Sicherheit geben, indem er mit ihm über alle Möglichkeiten spricht, das letzte Stadium medikamentös zu erleichtern. Manche Patienten entlastet es sehr, vorbeugend mit dem Arzt darüber reden zu können, wie sie sterben möchten. Ein Patient mag beispielsweise sagen: «Ich halte lieber ein gewisses Maß an Schmerzen aus, wenn ich dafür bei Bewußtsein bleiben kann. Bitte sorgen Sie dafür, daß ich möglichst lange bei Bewußtsein bin, damit ich mitbekomme, was mit mir vorgeht.» Ein anderer wird dagegen vielleicht bitten, ihm mit allen Mitteln die Schmerzen zu nehmen: «Es ist mir gleichgültig, ob ich bei Bewußtsein bin oder nicht, ich will nur keine schlimmen Schmerzen haben. Lieber soll man mir einen Holzhammer verpassen.» Wenn der Patient in dieser Weise Informationen sammeln und Vorkehrungen treffen kann, wird es ihn in dem Gefühl bestärken, selbst über sein Schicksal bestimmen zu können. Erst dieses Gefühl der aktiven Einflußmöglichkeit erlaubt ihm jedoch letztlich eine Entscheidung, in welche Richtung auch immer. Es ist sehr wichtig, sich dies immer wieder vor Augen zu halten: Die Tatsache, daß der Patient über diese Dinge spricht, bedeutet noch keine Entscheidung. Es kann ebensogut sein, daß das Gefühl der aktiven Kontrolle, das er durch diese Auseinandersetzung gewinnt, für ihn gerade die notwendige Voraussetzung ist, sich für das erneute Bemühen um Genesung zu entscheiden.

Es mag sich befremdlich anhören, wenn ich sage, daß das Nachdenken über den Tod dem Patienten zu neuem Lebenswillen verhelfen kann, aber ich habe diese Erfahrung tatsächlich schon oft gemacht. In der Regel läßt die Angst des Patienten erheblich nach, wenn er sich mit den für ihn so beunruhigenden Fragen des Schmerzes, der Angst und der Hinfälligkeit auseinandersetzt. Sobald er ein gewisses Bild vom Vorgang des Sterbens gewonnen hat, wird er gelöster werden und sich vielleicht innerlich sagen: «Ich glaube jetzt, daß ich mit dem Sterben fertig werde, wenn es sein muß.» Es ist nicht undenkbar, daß gerade dieses Zutrauen ihm wieder die Kraft gibt, sich dem Leben zuzuwenden. Er hat die Überzeugung gewonnen, daß er auch mit dem Schlimmsten wird umgehen können, und gerade das gibt ihm erst die Entscheidungsfreiheit. Angehörige können dem Patienten in diesem Prozeß eine unschätzbare Hilfe sein, wenn sie sein Selbstbestimmungsrecht achten und ihm zu erkennen geben, daß sie seiner Entscheidung in keinem Fall vorgreifen werden. Mit anderen Worten: Es ist für ihn wichtig zu wissen, daß sie sich immer einen Schritt hinter ihm halten und ihm die Führung überlassen werden.

Ich möchte auch noch einmal ausdrücklich betonen, daß niemand so vollständig in Kontakt mit seinem eigenen Körper steht oder diesen so restlos unter Kontrolle hat, daß er mit letzter Sicherheit den Ausgang einer lebensbedrohlichen Krankheit bestimmen könnte. Was hingegen in unser aller Möglichkeit steht, ist die verantwortliche und aktive Einflußnahme auf den Prozeß unseres Sterbens. Je uneingeschränkter ein Patient die Möglichkeit hat, offen auch über den Tod zu sprechen, desto eher wird er auf eine Art und Weise sterben können, die für alle Beteiligten verkraftbar ist.

In Würde sterben

Marge und Earl Deacon, die beide eine Krebserkrankung durchgemacht haben, versuchten oft zu erklären, inwiefern die Krankheit ihr Verhältnis zum Tod verändert hat. Sie seien sich des Todes als einer unausweichlichen Tatsache bewußter geworden, berichten sie, und hätten ihn sehr viel mehr zu akzeptieren gelernt. Marge erinnert sich daran, wie sie und Earl eine Hirschkuh sterben sahen: «Wir hatten rings um unser Haus in den Bergen von Colorado Heu zur Winterfütterung ausgelegt, und ein Rudel Rotwild kam, um Zuflucht vor einem schlimmen, eisigen Schneesturm zu suchen. Als das Wetter wieder aufklarte, zog das Rudel wieder den Hang hinauf, nur eine Hirschkuh, die offensichtlich alt war, blieb zurück. Sie machte sich auf den Weg ins Tal hinunter, legte sich unter einen Baum und starb. Sie starb in Würde, und ihr Tod erschien uns wunderschön.»

Wir wünschen uns alle einen friedlichen Tod. Im Unterschied zu vielen anderen Todesursachen läßt der Krebs dem Sterbenden meist viel Zeit, sich auf den Tod vorzubereiten, was für viele Menschen ein großer Trost ist. Diese Vorbereitung kann unterschiedlichste Formen annehmen. Dem einen ist es wichtig, die Modalitäten der Trauerfeierlichkeiten und der Beisetzung selbst zu regeln, der andere möchte vor allem sein Testament gemacht und seinen Besitz geordnet wissen. Manche Patienten unterzeichnen eine Verfügung zu Lebzeiten, die es dem Arzt gestattet, lebensverlängernde Maßnahmen einzustellen, wenn offensichtlich keine Hoffnung mehr besteht. Alle diese Bedürfnisse kann der Patient äußern, auch ohne sich endgültig auf das Sterben eingerichtet zu haben.

Es kann sein, daß der Patient den Wunsch hat, sich damit vertraut zu machen, welche Einrichtungen es am Ort gibt, die ihm einen würdigen Tod ermöglichen könnten. Hier kann ihm der Arzt, der Therapeut oder ein Sozialarbeiter Auskunft geben. Vielerorts gibt es heute bereits besondere Sterbekliniken oder Pflegeeinrichtungen für Sterbende, die eigens dafür ausgestattet sind, ihren Patienten das Sterben soweit wie irgend möglich zu erleichtern. Wenn die Angehörigen aus äußeren Gründen nicht in der Lage sind, die nötige Betreuung zu gewährleisten, wird eine solche Institution oft die beste Alternative sein. Viele Patienten überlegen sich jedoch auch, ob sie es vorziehen, zu Hause zu sterben. In diesem Fall ist gewiß entscheidend, wie die Angehörigen dazu stehen. Wenn sie diese Vorstellung beängstigt oder sie sich von dieser Aufgabe überfordert fühlen, sollte diese Entscheidung gründlich erwogen werden, damit nicht schließlich ein anderes Familienmitglied mit seiner Gesundheit bezahlen muß.

Das Allerwichtigste für den Patienten ist die Möglichkeit, in Würde zu sterben. Diese Würde aber erwächst aus der Selbstbestimmung und aktiven Einflußnahme in allen Fragen, die seinen Tod betreffen. Die Angehörigen können dem Patienten helfen, diese Würde zu wahren, indem sie alles vermeiden, was gegen seinen Wunsch verstieße oder ihm unangenehm sein könnte. In dieser Situation können auch Kleinigkeiten von großer Bedeutung sein. Eine meiner Patientinnen, eine ältere Frau, hatte eine sehr bedachte und einfühlsame Pflegerin eingestellt, da sie zu Hause bleiben wollte, aber vieles nicht mehr selbst tun konnte. Der Patientin lag sehr viel daran, ihre Intimsphäre, insbesondere in körperlicher Hinsicht, zu wahren. Als sie jedoch fest bettlägerig wurde, mußte die Pflegerin sie waschen. Obgleich die Patientin nichts sagte, merkte die sensible Betreuerin bald, daß diese Waschungen der alten Dame sehr unangenehm waren. Sie fragte sie deshalb: «Ist diese Situation für Sie schwierig?» und gab ihr so die Gelegenheit, über ihre Gefühle zu sprechen. Sie erfuhr, daß der Patientin das Waschen zutiefst peinlich war. Künftig wusch sie sie nur noch an bestimmten Körperstellen und verließ dann das Zimmer, damit die Patientin sich selbst zu Ende waschen konnte. Owohl dies als eine sehr unscheinbare Aufmerksamkeit anmuten mag, half es der Patientin doch ganz entscheidend, ihre Würde zu wahren.

Für viele Patienten erleichtert es das Sterben sehr, wenn sie wissen, daß die Menschen, die sie lieben, nach ihrem Tod weiterleben werden und daß für sie gesorgt ist. Dabei können finanzielle Fragen im Vordergrund stehen wie etwa die Sicherung der Ausbildung der Kinder, aber ebensogut auch sehr persönliche emotionale Belange. Manche Patienten haben Schuldgefühle, weil sie ihre Familie im Stich lassen, wenn sie sterben. Der Ehepartner kann diese belastenden Gefühle unabsichtlich noch verstärken, indem er etwa sagt: «Ich liebe dich so sehr, ich kann mir einfach nicht vorstellen, ohne dich zu leben.» Für sehr viele Menschen hat Liebe diese Bedeutung. Unsere Kultur legt uns nahe, Liebe als eine symbolische Beziehung zu begreifen – wenn man einen Menschen liebt, verschmilzt man völlig mit ihm und gibt jede Eigenständigkeit auf, bis man nicht mehr ohne ihn existieren kann. Für den sterbenden Patienten ist es jedoch oft eine große Entlastung, zu wissen, daß beispielsweise die Ehefrau nach seinem Tod in der Lage sein wird weiterzuleben, auch wenn sie ihn vermissen wird. Vielfach tut es beiden Partnern gut, über diesen Punkt zu reden und sich gemeinsam darüber Gedanken zu machen, wie der zurückbleibende Teil allein zurechtkommen kann. Offen darüber sprechen zu können, was aus der Familie werden wird, wenn der Kranke tot ist, kann für diesen sehr erleichternd sein.

Wenn Angehörige den Krebspatienten dabei unterstützen können, sich auf die hier beschriebene Weise mit dem Tod auseinanderzusetzen, tragen sie entscheidend dazu bei, ihm das Sterben zu erleichtern. Was können sie darüber hinaus noch tun? Als erstes und Wichtigstes: Die Anwesenheit geliebter Menschen ist wohl mit der größte Trost überhaupt. Zu wissen, daß er nicht allein ist, ist für den Patienten ein enormer Rückhalt. Zweitens ist es für den Patienten sehr wichtig zu spüren, daß seine Familie ihn liebt – und ihn vermissen wird. Dieses Wissen lindert die wohl größte Angst, die jeder Sterbende hat: die Angst, überhaupt nicht mehr weiterzuexistieren. Wenn der Patient davon ausgehen kann, daß andere an ihn denken werden, braucht er nicht zu fürchten, ganz ausgelöscht zu werden: «Etwas von mir bleibt in der Erinnerung der Menschen zurück, die mich geliebt haben, und etwas von mir lebt in dem fort, was ich dieser Welt gegeben habe.» Ich habe selbst Sterbende erlebt, denen das Bewußtsein, geliebt zu haben und geliebt worden zu sein, einen tiefen inneren Frieden gab.

Für uns alle wird einmal der Moment kommen, an dem wir der Tatsache ins Auge sehen müssen, daß jeder Tag unser letzter sein kann. Patienten und Angehörige, die unmittelbar mit einem Rückfall oder mit dem Tod konfrontiert sind, sind sich dieser Endlichkeit des Lebens in einem sehr viel höheren Maße bewußt. Dieses Bewußtsein kann Anlaß sein, sich zu fragen: «Wenn dieser Tag mein letzter wäre, wie würde ich ihn dann zubringen wollen?» Aus dieser Frage kann sich für jeden von uns eine ganz neue Lebenshaltung ergeben. Die Erkenntnis, daß wir unweigerlich eines Tages sterben werden, macht unsere Zeit kostbarer. Wenn wir alle jeden Tag, jede Woche, jeden Monat behandeln würden, als wäre unsere Zeit danach abgelaufen, wäre unser Leben – unabhängig von unserem Gesundheitszustand – mit Sicherheit wesentlich lebenswerter.

Stellen Sie sich auf einen längeren Prozeß ein

In meiner Arbeit mit Krebspatienten und ihren Angehörigen habe ich immer wieder erlebt, wie schwer es für Familienmitglieder sein kann, sich mit ihren begrenzten Hilfsmöglichkeiten abzufinden. «Wenn ich doch nur etwas *tun* könnte – egal was! Ich würde sogar mit ihm tauschen, wenn es nur ginge.» Die Erfahrung, nicht helfen zu können, ist schmerzhaft, aber jeder von uns vermag dennoch in Wahrheit eine ganze Menge zu tun, um einem geliebten Menschen, der an Krebs erkrankt ist, beizustehen. Ich habe dieses Buch mit dem Ziel geschrieben, Angehörigen und anderen Bezugspersonen von Krebspatienten konkrete Möglichkeiten aufzuzeigen, wie sie dem Kranken helfen und den weiteren Verlauf der Krankheit entscheidend mitbeeinflussen können.

Ich kann mir vorstellen, daß meine Art, an dieses Thema heranzugehen, und die Gedanken, die ich entwickle, zunächst vielen Lesern sehr fremd erscheinen und für sie eine neue Sicht der Rollen des Patienten und der Angehörigen in einer solchen Krisensituation bedeuten. Die eigenen Auffassungen in Frage zu stellen setzt die Bereitschaft zum Umdenken und großes Engagement voraus. Sich mit anderen Sehweisen auseinanderzusetzen ist als solches schon ein mutiger Schritt. Es ist schwer, die eigene Haltung einem schwerkranken geliebten Menschen gegenüber kritisch zu prüfen – vor allem dann, wenn man bisher davon überzeugt war, das Bestmögliche zu tun, indem man sich an den üblichen Vorstellungen orientierte.

Dieses Buch gibt Ratschläge für die Kommunikation inerhalb der Familie und mit dem Patienten, die vielen landläufigen Ansichten und Praktiken widersprechen. Es orientiert sich sehr stark an Werten – wie etwa der freien Äußerung von Gefühlen –, die in unserer Gesellschaft kein sehr hohes Ansehen genießen und die zu akzeptieren daher nicht immer leicht sein wird. So habe ich beispielsweise immer wieder großes Gewicht darauf gelegt, daß die Möglichkeit, seine Gefühle auszudrücken, für den Patienten ein wichtiges die Heilung förderndes Moment ist, während unsere Gesellschaft Männer traditionell lehrt, keine Angst zu zeigen und vor allem nicht zu weinen. Wir sind alle konditioniert, bestimmte Gefühlsäußerungen als Schwäche zu interpretieren. In Wirklichkeit ist jedoch gerade das Unterdrücken von Gefühlen ungesund und oft schädlich. Dennoch ist es schwer, sich von solchen so tief in unserer Kultur verwurzelten Ansichten frei zu machen.

Ein anderes Beispiel ist unser Arbeitsethos. In meinen Augen ist unsere Kultur von einer Überbewertung der Leistung auf Kosten der eigenen Befriedigung gekennzeichnet, die viele Menschen dazu treibt, sich ständig selbst zu überfordern. Insbesondere Männer werden darin bestärkt, zuviel zu arbeiten und sich zuwenig um ihre Familien zu kümmern, weil es so angeblich für alle das Beste ist. Männer und Frauen setzen sich selbst unter enormen Leistungsdruck und gründen ihr ganzes Selbstwertgefühl auf ihren materiellen Erfolg. Ich habe immer wieder versucht, deutlich zu machen, daß der Krebspatient und seine Angehörigen sich in dieser Krisenzeit unbedingt bei anderen die Unterstützung und Zuwendung holen müssen, die sie dringend brauchen, doch unsere herkömmliche Gesellschaftsmoral fordert von uns, immer nur «stark» und für andere dazusein, nie aber selbst bedürftig zu sein. Für viele von Krebs direkt oder mittelbar betroffene Menschen ist es zweifellos eine sehr schwierige Aufgabe zu lernen, weniger hart zu sich selbst zu sein und Zuwendung anzunehmen.

Tatsächlich besteht keine Veranlassung, sich mit Schuldgefühlen zu quälen, wenn man auf die Krisensituation Krebs bisher in einer Art und Weise reagiert hat, die für den Patienten nicht immer hilfreich war. Auch aus der besten Absicht heraus kann man leicht Fehler machen, weil man es nicht besser weiß. So habe ich etwa immer wieder hervorgehoben, wie wichtig es ist, den Patienten in seiner Eigenständigkeit und Selbstbestimmung zu bestärken, anstatt ihn «retten» zu wollen. Die meisten Leute, die solche «Rettungsversuche» unternehmen, tun dies zweifellos aus dem Bestreben heraus, dem Patienten beizustehen. Sie ahnen nicht, daß es ihn möglicherweise nur tiefer in das Gefühl der Hilflosigkeit und des Ausgeliefertseins hineintreibt und seinen Lebenswillen untergräbt.

Ähnlich neu und schmerzlich ist für viele Angehörige der Gedanke, ihre gutgemeinten Aufmunterungsversuche könnten dem Patienten in Wirklichkeit nicht helfen. Sie sind es einfach gewohnt, jedem Menschen, der Probleme hat, zunächst einmal «gut zuzureden». Diese Reaktion ist weit verbreitet. Wenn ein Bekannter nach zwanzig Jahren seine Arbeit verliert, tröstet man ihn: «Nur nicht den Kopf hängen lassen! So schlimm ist das ja auch nicht – schließlich gibt es jede Menge andere Stellen.» Brennt das Haus eines Nachbarn ab, hält man ihm vor Augen: «Wenigstens ist niemand dabei ums Leben gekommen! Seien Sie froh. Ein Haus kann man ersetzen.» Es ist also nur natürlich, daß viele Menschen mit einem Krebspatienten genauso umgehen. Vielleicht wird man Metastasen finden; also erklären ihm die besorgten Angehörigen: «Mach dir keine Sorgen – natürlich ist alles in Ordnung. Bald wirst du es geschafft haben.» Ich habe dagegen in diesem Buch zu erläutern versucht, daß es dem Patienten in der Regel sehr viel mehr hilft, wenn die Menschen, die ihm nahestehen, zeigen, daß sie mit ihm fühlen können.

Sie sollten sich also, wenn Sie Ihr eigenes Verhalten und das Ihrer Familie überprüfen, immer wieder eines vor Augen halten: Es ist nicht zu erwarten, daß das, was Sie bisher getan haben, immer nur gut und konstruktiv war. Sie haben sich eben an das gehalten, was in unserer Kultur üblich ist. Diese Formen des Umgangs mit Krankheit gründen in Überzeugungen, die lange Zeit von einer Generation an die nächste weitervermittelt wurden. Bis vor kurzem gab es an unseren Schulen und Universitäten keine Gelegenheit, ein neues und fruchtbares Verständnis von Krankheit zu entwickeln. Überhaupt wurden in unseren Bildungsinstituten zwischenmenschliche Beziehungen bis in die jüngste Zeit kaum je eingehend thematisiert. Unsere Grundeinstellungen in diesen Fragen übernehmen wir vielmehr von unseren Eltern, die sie wiederum von ihren Eltern haben und so fort. Über viele Generationen wurde das für unsere Kultur spezifische Bild dessen, was eine schwere Krankheit bedeutet, unbezweifelt weitervermittelt. Aus diesem Grunde braucht sich niemand einen Vorwurf daraus zu machen, wenn er bisher ebenfalls davon ausgegangen ist.

Die Konzepte, die ich in diesem Buch entwickelt habe, gründen sich einerseits auf neuere Erkenntnisse im Bereich der Familientherapie und andererseits auf meine eigene Arbeit im Krebszentrum. Die Familientherapie ist noch ein sehr neues Wissenschaftsgebiet und erst seit etwa fünfzehn Jahren wirklich in der Entwicklung begriffen. Je mehr Erkenntnisse uns diese Forschungsdisziplin liefert, desto deutlicher wird, daß wir dringend neue gesündere Familienmodelle brauchen, wie ich hier eines vorzustellen versucht habe. Aber auch meine Vorstellungen sind nur ein Modell – ein Ideal. Keine Familie ist vollkommen, und kein Leser, der seine Familie an diesem Ideal mißt, wird feststellen können, daß sie ihm in allen Punkten gerecht wird. Wie jedes Individuum hat auch jede Familie ihre besonderen Schwächen und Entwicklungsmöglichkeiten. Ich möchte Ihnen deshalb dringend ans Herz legen, sich durch die Probleme ihrer Familie oder durch Dinge, die sie bis jetzt unwissentlich und unwillentlich falsch gemacht haben, nicht entmutigen zu lassen. Rechnen Sie es sich lieber hoch an, daß Sie bereits einen ersten Schritt zur Veränderung getan haben, indem sie dieses Buch gelesen und sich Gedanken über die hier entwickelten Vorstellungen gemacht haben. Und vor allem: Orientieren Sie sich nach vorn. Mit dem Wissen, das Ihnen jetzt zur Verfügung steht, können Sie lernen, alte Fehler zu vermeiden. Damit geben Sie gleichzeitig Ihren Kindern die Möglichkeit, neue Verhaltensweisen zu erlernen und die alten Muster, die so viele Generationen lang gegolten haben, zu durchbrechen. Jede Familie, die jetzt beginnt, gesündere Kommunikationsformen zu entwickeln, läßt für die Zukunft hoffen. Diese neuen, besseren Verhaltensmuster sind ihrerseits ein Vermächtnis, das künftige Generationen weitergeben und erweitern können. Veränderung braucht Zeit, aber Sie können sich darauf verlassen, daß Ihre Bemühungen nicht vergeblich sind.

Es ist sehr wahrscheinlich, daß durch die Krise, die der Krebsfall in ihrer Familie bedeutet, bereits – wenn vielleicht auch unbemerkt – Veränderungsprozesse in Gang gekommen sind. Jede Krise enthält zugleich die Chance, daß Dinge in Bewegung kommen, an denen sich sonst vielleicht nie etwas geändert hätte. Aber, wie gesagt, Veränderungen vollziehen sich nicht von heute auf morgen, und der Krebs ist ein mächtiger Gegner. Es ist nicht auszuschließen, daß entmutigende Zeiten auf Sie zukommen, in denen es Ihnen sehr schwierig erscheinen mag, die hier vorgestellten Konzepte zu verwirklichen. Vielleicht werden Sie sogar überhaupt an ihrem Nutzen zweifeln. Gerade in solchen Zeiten kann es jedoch für Sie besonders wichtig werden, sich für neue Beziehungsmuster zu öffnen.

Ein Familienklima zu schaffen, das heilend wirkt, ist keine leichte Aufgabe. Auch wenn Sie sich noch so engagiert darum bemühen, wird nicht sofort alles anders werden. Aber das Ziel ist realistisch und erreichbar, und der Lohn für Ihren Einsatz eine gesündere und befriedigendere Lebenssituation für den Erkrankten und Ihre gesamte Familie.

Ihnen und den Menschen, die Sie lieben, meine besten Wünsche auf diesem Weg.

Dank

Ich möchte mich hier bei meinen Patienten und ihren Familien bedanken, die mir Einblick in ihre Gefühle und Erfahrungen gegeben haben. Der Mut, den sie angesichts von Ungewißheit und drohendem Tod gezeigt haben, hat mich zu diesem Buch inspiriert. Besonders danke ich jenen, die mir gestattet haben, ihre Geschichten in dieses Buch aufzunehmen.

Bob Shooks unermüdlicher Enthusiasmus, sein Organisationstalent und seine schriftstellerische Begabung haben sehr zur Verwirklichung dieses Buches beigetragen. Besonders dankbar bin ich Bobbie Shook dafür, daß er uns zusammengebracht hat.

Ebenfalls zu Dank verpflichtet bin ich Grace Bechtold, meiner Lektorin im Verlag Bantam Books.

Von meinem Freund und Kollegen Dr. Mark Voeller habe ich viel über Familiendynamik gelernt, und Dr. med. Robert Beavers und das Southwest Family Institute in Dallas, Texas, boten mir die unschätzbare Gelegenheit, die Theorie der Familiensysteme zu studieren.

Mit einem Gefühl der Dankbarkeit denke ich an die vielen Jahre der persönlichen und beruflichen Verbindung mit Dr. med. Carl Simonton zurück, in denen wir viele Inspirationen miteinander geteilt haben.

Dr. med. Steven Reeder und Dr. med. Larry Dossey, zwei der hervorragendsten Ärzte, denen ich je begegnet bin, gilt mein besonderer Dank.

Bibliographie

ABSE, D. W.; WILKINS, M. M.; KIRSCHNER, G.; WESTON, D. L.; BROWN, R. S.; BUXTON, W. D. Self-frustration, night-time smoking, and lung cancer. *Psychosomatic Medicine*, 1972, *34*, 395.

ABSE, D. W.; WILKINS, M. M.; VandeCASTLE, R. L.; BUXTON, W. D.; DEMARS, J. P.; BROWN R. S.; KIRSCHNER, L. G. Personality and behavioral characteristics of lung cancer patients. *Journal of Psychosomatic Research*, 1974, *18*, 101–113.

ACHTERBERG, J.; LAWLISS, G. F. *Imagery of Cancer*. Champaign, Ill.: Institute for Personality and Ability Testing, 1978.

ACHTERBERG, J.; LAWLISS G. F.; SIMONTON, O. C.; SIMONTON, S. «Psychological factors and blood chemistries as disease outcome predictors for cancer patients.» *Multivariate Clinical Experimental Research*, December 1977.

ACHTERBERG, J.; SIMONTON, O. C.; MATTHEWS-SIMONTON, S. *Stress, Psychological Factors, and Cancer*. Fort Worth, TX: New Medicine Press, 1976.

ACKERMAN, N. W. *The Psychodynamics of Family Life*. New York: Basic Books, 1958.

ACKERMANN, N. W. *Treating the Troubled Family*. New York: Basic Books, 1966.

ADER, R.; COHEN, N. Behaviorally conditioned immunosuppression. *Psychosomatic Medicine*, 1975, *37*, 333–340.

AMKRAUT, A. A.; SOLOMON, G. F.; KASPER, P.; PURDUE, A. Stress and hormonal intervention in the graft-versus-host response. In: B. P. JANKOVIC; K. ISAKOVIC (Hg.), *Micro-environmental Aspects of Immunity*. New York: Plenum Publishing Corporation, 1973, 667–674.

ANDERVONT, H. B. Influence of environment on mammary cancer in mice. *National Cancer Institute*, 1944, *4*, 579–581.

BACON, C. L.; RENNECKER, R.; CUTLER, M. A psychosomatic survey of cancer of the breast. *Psychosomatic Medicine*, 1952, *14*, 453–460.

BAHNSON, C. B. Basic epistemological considerations regarding psychosomatic processes and their application to current psychophysiological cancer research. Vortrag, First International Congress of Higher Nervous Activity, Milan, 1968.

BAHNSON, C. B. The psychological aspects of cancer. Vortrag, American Cancer Society's Thirteenth Science Writer's Seminar, 1971.

BAHNSON, C. B. Psychophysiological complementarity in malignancies: Past Work and future vistas. Vortrag, Second Conference on Psychophysiological Aspects of Cancer, New York, Mai 1968.

BAHNSON, C. B. Second Conference on Psychophysiological Aspects of Cancer. *Annals of the New York Academy of Sciences*, 1969, *164*, 307–634.

BAHNSON, C. B.; BAHNSON, M. B. Cancer as an alternative to psychosis: A theoretical model of somatic and psychologic regression. In: D. M. Kissen; L. L. LeShan (Hg.), *Psychosomatic Aspects of Neoplastic Disease*. Philadelphia: J. B. Lippincott Company, 1964, 184–202.

BAHNSON, C. B.; BAHNSON, M. B. Denial and repression of primitive impulses and of disturbing emotions in patients with malignant neoplasms. In D. M. Kissen; L. L. LeShan (Hg.), *Psychosomatic Aspects of Neoplastic Disease*. Philadelphia: J. B. Lippincott Company, 1964, 42–62.

BAHNSON, C. B.; BAHNSON, M. B. Role of ego defenses: Denial and repression in the etiology of malignant neoplasm. *Annals of the New York Academy of Sciences*, 1966, *125*, 827–845.

BAHNSON, M. B.; BAHNSON, C. B. Ego defenses in cancer patients. *Annals of the New York Academy of Sciences*, 1969, *164*, 564–599.

BAKER, L.; BARCAI, A. Psychosomatic aspects of diabetes mellitus. In: O. W. Hill (Hg.), *Modern Trends in Psychosomatic Medicine*, Bd. 2. London: Butterworths, 1970.

BAKER, L.; MINUCHIN, S.; MILMAN, L.; LIEBMAN R.; TODD, T. Psychosomatic aspects of juvenile diabetes mellitus: A progress report. In *Modern Problems in Pediatrics*. Bd. 12. Basel: Karger, 1975.

BAKER, L.; MINUCHIN, S.; ROSMAN, B. The use of beta-adrenergic blockade in the treatment of psychosomatic aspects of juvenile diabetes mellitus. In: A. SNART (Hg.), *Advances in Beta-Adrenergic Blocking Therapy*. Bd. 5. Princeton: Excerpta Medica, 1974.

BATHROP, R. W. Depressed lymphocyte function after bereavement. *Lancet*, April 16, 1977, 834–836.

BEAVERS, W. H. *Psychotherapy and Growth: A Family Systems Perspective*. New York: Brunner/Mazel, 1977.

BEECHER, H. K. The powerful placebo. *JAMA*, 1955, *159*, 1602–1606.

Behavioral factors associated with the etiology of physical disease. BAHNSON, C. B. (Hg.), *American Journal of Public Health*, 1974, *64*, 1034–1055.

BENNETTE, G. Psychic and cellular aspects of isolation and identity impairment in cancer: A dialectic of alienation. *Annals of the New York Academy of Sciences*, 1969, *164*, 352–364.

BENSON, H. *The Relaxation Response*. New York: William Morrow and Company, 1975.

BENSON, H. Your innate asset for combating stress. *Harvard Business Review*, 1974, *52*, 49–60.

BENSON, H.; EPSTEIN, M. D. The placebo effect: A neglected asset in the care of patients. *JAMA*, 1975, *12*, 1225–1226.

BERENSON, D. Alcohol and the family system. In: P. J. GUERIN (Hg.), *Family Therapy: Theory and Practice*, New York: Gardner Press, 1976b.

BERENSON, D. A family approach to alcoholism. *Psychiatric Opinion*, 1976a, *13*, 33–38.

BERGER, H.; HONIG, P.; LIEBMAN, R. Recurrent abdominal pain: gaining control of the symptom. *American Journal of Disorders of Childhood*, 1977, *131*, 1340–1344.

BITTNER, J. J. Differences observed in tumor incidence of albino strain of mice following change in diet. *American Journal of Cancer*, 1935, *25*, 791–796.

BLUMBERG, E. M. Results of psychological testing of cancer patients. In: J. A. GENGERELLI; F. J. KIRKNER (Hg.), *Psychological Variables in Human Cancer*. Berkeley and Los Angeles: University of California Press, 1954, 30–61.

BLUMBERG, E. M.; WEST, P. M.; ELLIS, F. W. MMPI findings in human cancer. *Basic Reading on the MMPI in Psychology and Medicine*. Minneapolis: Minnesota University Press, 1956. 452–460.

BLUMBERG, E. M.; WEST, P. M.; ELLIS, F. W. A possible relationship between psychological factors and human cancer. *Psychosomatic Medicine*, 1954, *16*(4), 276–286.

BOOTH, G. General and organic specific object relationships in cancer. *Annals of the New York Academy of Sciences*, 1969, *164*, 568–577.

BOSZORMENYI-NAGY, I.; SPARK, G. *Invisible Loyalties*. New York: Harper and Row, 1973.

BOWEN, M. *Family Therapy in Clinical Practice*. New York: Jason Aronson, 1978.

BOWEN, M. Intrafamily dynamics in emotional illness. In: A. D'Agostino (Hg.), *Family, Church, and Community*. New York: P. J. Kennedy and Sons, 1965(b).

BOWEN, M. Toward the differentiation of self in one's family of origin. In: F. Andres; J. Lorio (Hg.), *Georgetown Family Symposia*, Bd. 1 (1971–72). Washington, D. C.: Department of Psychiatry, Georgetown University Medical Center, 1974.

BROWN, B. *New Mind, New Body*. New York: Harper and Row, 1975.

BROWN, F. The relationship between cancer and personality. *Annals of the New York Academy of Sciences*, 1966, *125*, 865–873.

BROWN, J. H.; VARSAMIS, M. B.; TOEWS, J.; SHANE, M. Psychiatry and oncology: A review. *Canadian Psychiatric Association Journal*, 1974, *19*(2), 219–222.

BULKLEY, L. D. Relation of diet to cancer. *Med. Ed.*, 1914, *86*, 699–702.

BURNET, F. M. The concept of immunological surveillance. *Prog. Exp. Tumor Research*, 1979, *13*, 1027.

BURROWS, J. *A Practical Essay on Cancer*. London, 1783.

BUTLER, B. The use of hypnosis in the case of cancer patients. *Cancer*, 1954, *7*, 1.

CANNON, W. B. Wut, Hunger, Angst und Schmerz. Eine Physiologie der Emotionen. München 1975.

CAPRA, FRITJOF. Der kosmische Reigen. Physik und östliche Mystik, ein zeitgemäßes Weltbild. München: O. W. Barth, 1977.

CARLSON, RICK J. *The End of Medicine*. New York: John Wiley and Sons, 1975.

CASTANEDA, CARLOS. Der Ring der Kraft. Don Juan in den Städten. Frankfurt am Main: S. Fischer Verlag, 1978.

CHESSER, E. S.; ANDERSON, J. L. Treatment of breast cancer: Doctor/patient comunication and psychosocial implication. *Proceedings of the Royal Society of Medicine*, 1975, *68*(12), 793–795.

COBB, B. A social-psychological study of the cancer patient. *Cancer*, 1954, 1–14.

COPPEN, A. J.; METCALF, M. Cancer and extraversion. In: D. M. Kissen; (Hg.) L. L. LeShan (Hg.), *Psychosomatic Aspects of Neoplastic Disease*, Philadelphia: J. B. Lippincott Company, 1964, 30–34.

COUSINS, NORMAN. Der Arzt in uns selbst. Die Geschichte einer erstaunlichen Heilung gegen alle düsteren Prognosen. Reinbek: Rowohlt Taschenbuch Verlag, Juli 1984.

COUSINS, N. «The mysterious placebo: How mind helps medicine work.» *Saturday Review*, October 1, 1977, 8–12.

COUSINS, N. «What I learned from 3,000 doctors.» *Saturday Review*, February 18, 1978, 12–16.

CRILE, G. JR. *What Every Women Should Know about the Breast Cancer Controversy*. New York: Macmillan, 1973.

CULLEN, J. W.; FOX, B. H.; ISOM, R. N. (Hg.). *Cancer: The Behavioral Dimensions*. New York: Raven Press, 1976.

CUTLER, E. *Diet on Cancer*. Albany Medical Annals, 1887.

CUTLER, M. The nature of the cancer process in relation to a possible psychosomatic influence. In: J. A. GENGERELLI; F. J. KIRKNER (Hg.), *Psychological Variables in Human Cancer*. Berkeley and Los Angeles: University of California Press, 1954, 1–16.

De Chardin, Teilhard. Der Mensch im Kosmos. München: Deutscher Taschenbuch Verlag, 1981.

Doloman, G. F. Emotions, stress, the central nervous system, and immunity. *Ann. N. Y. Acad. Sci.*, 1969, *164*(2), 335–343.

Dorn, H. F. Cancer and the marital status. *Human Biology*, 1943, *15*, 73–79.

Dossey, Larry. *Space, Time and Medicine*. Boulder: Shambhala, 1982.

Ellerbroek, W. C. Hypotheses toward a unified field theory of human behavior with clinical application to acne vulgaris. *Perspectives in Biology and Medicine*, Winter 1973, 240–462.

Evans, E. *A Psychological Study of Cancer*. New York: Dodd, Mead and Company, 1926.

Everson, T. C. and Cole, W. H. *Spontaneous Regression of Cancer*. Philadelphia, 1966.

Ewing, J. Animal experimentations and cancer. Defense of Research Pamphlet 4, American Medical Association, Chicago, 1911.

Faraday, Ann. Die positive Kraft der Träume. Berlin: Ullstein Taschenbuch Verlag, 1975.

Faraday, Ann. Deine Träume, Schlüssel zur Selbsterkenntnis. Ein psychologischer Ratgeber. Frankfurt am Main: Fischer Taschenbuch Verlag, 1980.

Farquhar, J. W. *The American Way of Life Need Not Be Hazardous to Your Health*. New York: Norton, 1978.

Feder, S. L. Psychological considerations in the care of patients with cancer. *Annals of the New York Academy of Sciences*, 1966, 125, 1020–1027.

Ferguson, Marilyn. Die Revolution der Gehirnforschung. Geheimnisse und Gefahren. Olten: Walter-Verlag, 1981.

Fisher, S.; Cleveland, S. E. Relationship of body image to site of cancer. *Psychosomatic Medicine*, 1956, *18*(4), 304–309.

Fox, B. H. Psychosocial epidemiology of cancer. In: J. W. Cullen; B. L. Fox; R. N. Isom (Hg.), *Cancer: The Behavioral Dimensions*. New York: Raven Press, 1976.

Fox, B. H.; Howell, M. A. Cancer risk among psychiatric patients. *International Journal of Epidemiology*, 1974, *3*, 207–208.

Frank, J. D. The faith that heals. *The Johns Hopkins Medical Journal*. 1975, *137*, 127–131.

Friedman, M.; Rosenman, R. H. Rette dein Herz. Wie Stressgeplagte umlernen und das Infarktrisiko verringern können. Reinbek: Rowohlt Taschenbuch Verlag, 1985.

Garfield, Charles. *The Psychosocial Care of the Dying Patient*. New York: McGraw-Hill, 1978.

Garfield, Patricia. *Creative Dreaming*. New York: Simon and Schuster, 1975.

GENDRON, D. *Enquiries into Nature, Knowledge, and Cure of Cancers*. London, 1701.

GENGERELLI, J. A.; KIRKNER, F. J. (Hg.). *Psychological Variables in Human Cancer*. Berkeley and Los Angeles: University of California Press, 1954.

GLADE, P. R.; ZALVIDAR, N. M.; MAYER, L.; CAHILL, L. J. The role of cellular immunity in neoplasia. *Pediatric Research*, 1976, *10*, 517–522.

GLASSER, R. *The Body is the Hero*. New York: Random House, 1976.

GOLDFARB, O.; DRIESEN, J.; COLE, D. Psychophysiologic aspects of malignancy. *American Journal of Psychiatry*, 1967, *123*(12), 1545–1551.

GREEN, E. E.; GREEN, A. M. Biofeedback, eine neue Möglichkeit zu heilen. Freiburg i. Br., 1978.

GREEN, H. N. An immunological concept of cancer: A preliminary report. *British Medical Journal*, 1954, *2*, 1374.

GREENE, W. A., JR. Psychological factors and reticuloendothelial disease: I. Preliminary observations on a group of males with lymphomas and leukemia. *Psychosomatic Medicine*, 1954, *16*, 220–230.

GREENE, W. A., JR. The psychosocial setting of the development of leukemia and lymphoma. *Annals of the New York Academy of Sciences*, 1966, *125*, 794–801.

GRENE, W. A., JR.; MILLER, G. Psychological factors and reticuloendothelial disease: IV. Observation on a group of children and adolescents with leukemia: An interpretation of disease development in terms of the mother-child unit. *Psychosomatic Medicine*, 1958, *20*, 124–144.

GREENE, W. A., JR.; YOUNG, L.; SWISHER, S. M. Psychological factors and reticuloendothelial disease: II. Observations on a group of women with lymphomas and leukemia. *Psychosomatic Medicine*. 1956, *18*, 284–303.

GRINKER, R. R. Psychosomatic aspects of the cancer problem. *Annals of the New York Academy of Sciences*, 1966, *125*, 876–882.

GRISSOM, J. J.; WEINER, B. J.; WEINER, E. A. Psychological substrate of cancer. *Psychologie Médicale*, 1976, *8*(6), 879–890.

GROF, STANISLAV; HALIFAX, JOAN. Die Begegnung mit dem Tod. Stuttgart: Klett-Cotta, 1980.

GROSSARTH-MATICEK, R. Krebserkrankung und Familie. Familiendynamik 4, 1976.

GURMAN, ALAN S.; DAVID P. KNISKERN (Hg.). *Handbook of Family Therapy*. New York: Brunner/Mazel, 1981.

HAGNELL, O. The premorbid personality of persons who develop cancer in a total population investigated in 1947 and 1957. *Annals of the New York Academy of Sciences*, 1966, *125*, 846–855.

HALEY, JAY, Direktive Familientherapie. Strategien für die Lösung von Problemen. München: J. Pfeiffer, 1977.

HALEY, JAY. Gemeinsamer Nenner Interaktion. Strategien der Psychotherapie. München: J. Pfeiffer, 1978.

HALL, H. R.; LANGO, S.; DIXON, R. H. Hypnosis and the immune system:
The effects on T- and B-cell function. Vortrag vor der Society for
Clinical and Experimental Hypnosis, 33rd annual Workshop and Scien-
tific Meeting, Portland, Oregon, Oktober 1981.

HARROWER, M.; THOMAS, C. B.; ALTMAN, A. Human figure drawings in a
prospective study of six disorders: Hypertension, coronary heart disease, malignant tumor, suicide, mental illness, and emotional distur-
bance. *Journal of Nervous Mental Disorders*, 1975, *161*, 191–199.

HEDGE, A. R. Hypnosis in cancer. *British Journal of Hypnotism*, 1960, *12*, 2–5.

HENDERSON, J. G. Denial and repression as factors in the delay of patients
with cancer presenting themselves to the physician. *Annals of the New
York Academy of Sciences*, 1966, *125*, 856–864.

HOLLAND, J. C. Psychological aspects of cancer. In: J. F. Holland; E. Frei
(Hg.), *Cancer Medicine*. Philadelphia: Lea and Febiger, 1973.

HOLMES, T. H.; MASUDA, M. Life change and illness susceptibility. Vortrag, Symposium on Separation and Depression: Clinical and Research
Aspects, Chicago, Dezember 1970.

HOLMES, T. H.; RAHE, R. H. The social readjustment rating scale. *Journal
of Psychosomatic Research*, 1967, *11*, 213–218.

HORNEY, KAREN. Neurose und menschliches Wachstum. Das Ringen um
Selbstverwirklichung. München: Kindler, 1975.

JUNG, C. G. Erinnerungen, Träume, Gedanken von C. G. Jung. Olten:
Walter, 1984.

KAVETSKY, R. E.; TURKEVICH, N. M.; AKIMOVA, R. H.; KHAYETSKY, I. K.;
MATVEICHUF, Y. D. Induced carcinogenesis under various influences
on the hypothalamus. *Annals of the New York Academy of Sciences*, 1969,
164, 517–519.

KELEMAN, STANLEY. *Living Your Dying*. New York: Random House/
Bookworks, 1974.

KELEMAN, STANLEY. Dein Körper formt dein Selbst. Der bioenergetische
Weg zu emotionaler und sexueller Befriedigung. München: Kösel, 1980.

KIDD, J. G. Does the host react against his own cancer cells? *Cancer
Research*, 1961, *21*, 1170.

KISSEN, D. M. Lung cancer, inhalation and personality. In: D. M. KISSEN;
L. LeSHAN (Hg.), *Psychosomatic Aspects of Neoplastic Disease*. Philadelphia: J. B. Lippincott, 1963, 3–11.

KISSEN, D. M. Personality characteristics in males conducive to lung
cancer. *British Journal of Medical Psychology*, 1963, *36*, 27.

KISSEN, D. M. Psychosocial factors, personality, and lung cancer in men
aged 55–64. *British Journal of Medical Psychology*, 1967, *40*, 29.

KISSEN, D. M. Relationship between lung cancer, cigarette smoking, inhalation and personality and psychological factors in lung cancers. *British Journal of Medical Psychology*, 1964, *37*, 203–16.

KISSEN, D. M. The significance of personality in lung cancer in men. *Annals of the New York Academy of Sciences*, 1966, *125*, 933–945.

KISSEN, D. M.; BROWN, R. I. F.; KISSEN, M. A. A further report on personality and psychological factors in lung cancer. *Annals of the New York Academy of Sciences*, 1969, *164*, 535–545.

KISSEN, D.; EYSENCK, H. J. Personality in male lung cancer patients. *Journal of Psychosomatic Research*, 1962, *6*, 123–127.

KISSEN, D. M.; RAO, L. G. S. Steroid excretion patterns and personality in lung cancer. *Annals of the New York Academy of Sciences*, 1969, *164*, 476–479.

KLOPFER, B. Psychological variables in human cancer. *Journal of Projective Techniques*, 1957, *23*, 331–340.

KOWAL, S. J. Emotions as a cause of cancer: Eighteenth and nineteenth century contributions. *Psychoanalytic Review*, 1955, *42*, 217–227.

KÜBLER-ROSS, ELISABETH. Reif werden zum Tode. Stuttgart: Kreuz, 1976.

KÜBLER-ROSS, ELISABETH. Interviews mit Sterbenden. Stuttgart: Kreuz, 1980 (12. Auflage).

KUSHNER, HAROLD, S. Wenn guten Menschen Böses widerfährt. München: Tomus, 1983.

LABARBA, R. C. Experimental and environmental factors in cancer. *Psychosomatic Medicine*, 1970, *32*, 259.

LABAW, A. L.; HOLTON, C.; TEWELL, K.; ECCLES, D. The use of self-hypnosis by children with cancer. *The American Journal of Clinical Hypnosis*, 1975, *17*(4), 233–238.

LESHAN, LAWRENCE. How to Meditate. New York: Bantam Books, 1975.

LESHAN, LAWRENCE. Psychotherapie gegen den Krebs. Über die Bedeutung emotionaler Faktoren bei der Entstehung und Heilung von Krebs. Stuttgart: Klett-Cotta, 1982.

LESHAN, L. *The Medium, the Mystic, and the Physicist*. New York: Viking, 1974.

LESHAN, L. L. A basic psychological orientation apparently associated with malignant disease. *The Psychiatric Quarterly*, 1961, *35*, 314.

LESHAN, L. L. An emotional life history pattern associated with neoplastic disease. *Annals of the New York Academy of Sciences*, 1966, *125*, 780–793.

LESHAN, L. L. Psychological states as factors in the development of malignant disease: A critical review. *Journal of the National Cancer Institute*, 1959, *22*, 1–18.

LESHAN, L. L. A psychosomatic hypothesis concerning the etiology of Hodgkin's disease, *Psychologic Report*, 1957, *3*, 365–375.

LeShan, L.; Gassman, M. Some observations on psychotherapy with patients with neoplastic disease. *American Journal of Psychotherapy*, 1958, *12*, 723–734.

LeShan, L. L.; Worthington, R. E. Loss of cathexes as a common psychodynamic characteristic of cancer patients: An attempt at statistical validation of a clinical hypothesis. *Psychologic Report*, 1956, *2*, 183–193.

LeShan, L. L.; Worthington, R. E. Personality as a factor in the pathogenesis of cancer: A review of the literature. *British Journal of Medical Psychology*, 1956, *29*, 49–56.

LeShan, L. L.; Worthington, R. E. Some psychologic correlatives of neoplastic disease: Preliminary report. *Journal of Clinical and Experimental Psychopathology*, 1955, *16*, 281–288.

LeShan, L. L.; Worthington, R. E. Some recurrent life history patterns observed in patients with malignant disease. *Journal of Nervous Mental Disorders*, 1956, *124*, 460–465.

Levinson, Daniel J. Das Leben des Mannes. Werdenskrisen. Wendepunkte. Entwicklungschancen. Köln: Kiepenheuer & Witsch, 1979.

Lewis, J. M.; Beavers, W. R.; Gossert, J. T.; Phillips, V. A. The family system and physical illness. In: *No Single Thread: Psychological Health in Family Systems*. New York: Brunner/Mazel, 1976.

MacGregor, R.; Ritchie, A. M.; Serrano, A. C.; Schuster, F. P.; McDanald, F. D.; Goolishian, H. A. *Multiple Impact Therapy with Families*. New York: McGraw-Hill, 1964.

Marcial, V. A. Socioeconomic aspects of the incidence of cancer in Puerto Rico. *Annals of the New York Academy of Sciences*, 1960. *84*, 981.

Margolis, J.; West, D. Spontaneous regression of malignant disease: Report of three cases. *Journal of the American Geriatrics Society*, 1967, *15*, 251–253.

Marmorston, J. Urinary hormone metabolite levels in patients with cancer of the breast, prostate, and lung. *Annals of the New York Academy of Sciences*, 1966, *125*, 959–973.

Marmorston, J.; Geller, P. J.; Weiner, J. M. Pretreatment urinary hormone pattern and survival in patients with breast cancer, prostate cancer, or lung cancer. *Annals of the New York Academy of Sciences*, 1969, *164*, 483–493.

Maslow, Abraham A. Psychologie des Seins. Ein Entwurf. Frankfurt am Main: Fischer Taschenbuch Verlag, 1978.

Mason, J. W. Psychological stress and endocrine function. In: E. J. Sacher (Hg.), *Topics in psychoendocrinology*. New York: Grune and Stratton, 1975.

Mastrovito, R. C. Acute psychiatric problems and the use of psychotropic medications in the treatment of the cancer patient. *Annals of the New York Academy of Sciences*, 1966, *125*, 1006–1010.

MAY, ROLLO. *Love and Will.* New York: Dell, 1974.

MEERLOO, J. Psychological implications of malignant growth: survey of hypotheses. *British Journal of Medical Psychology*, 1954, *27*, 210–215.

MILLER, F. R.; JONES, H. W. The possibility of precipitating the leukemic state by emotional factors. *Blood*, 1948, *8*, 880–884.

MILLER, H. Emotions and malignancy. Vortrag, American Society of Clinical Hypnosis Convention, San Francisco, November 1969.

MILLER, S.; REMEN, N.; BARBOUR, A.; NAKLES, M. A.; GARELL, D. *Dimensions of Humanistic Medicine.* San Francisco: Institute for the Study of Humanistic Medicine, 1975.

MINUCHIN, SALVADOR. Familie und Familientherapie. Theorie und Praxis struktureller Familientherapie. Freiburg i. Br.: Lambertus (5. Auflage), 1983.

MINUCHIN, S.; BAKER, L.; ROSMAN, B.; LIEBMAN, R.; MILMAN, L.; TODD, T. A conceptual model of psychosomatic illness in children. *Archives of General Psychiatry*, 1975, *32*, 1031–1038.

MINUCHIN, S.; ROSMAN, B.; BAKER, L. *Psychosomatic Families.* Cambridge: Harvard University Press, 1978.

MINUCHIN, SALVADOR; Rosman, Bernice L.; Baker, Lester. Psychosomatische Krankheiten in der Familie. Stuttgart: Klett-Cotta, 1983.

MONTAGU, ASHLEY. Körperkontakt. Die Bedeutung der Haut für die Entwicklung des Menschen. Stuttgart: Klett-Cotta, 1982 (3. Auflage).

MORRIS, SARAH. *Grief and How to Live with It.* New York: Grosset and Dunlap, 1972.

MOSES, R.; CIVIDALI, N. Differential levels of awareness of illness: Their relation to some salient features in cancer patients. *Annals of the New York Academy of Sciences*, 1966, *125*, 984–994.

MUSLIN, H. L.; GYARFAS, K.; PIEPER, W. J. Separation experience and cancer of the breast. *Annals of the New York Academy of Sciences*, 1966, *125*, 802–806.

NAKAGAWA, S.; IKEMI, Y. A psychosomatic study of spontaneous regression of cancer. *Medicin Psicosomatica*, 1975, *20*(4), 378.

NAPIER, AUGUSTUS Y.; WHITAKER, CARL A. Die Bergers. Beispiel einer erfolgreichen Familientherapie. Reinbek: Rowohlt Taschenbuch Verlag, 1982.

NELSON, D. H. Spontaneous regression of cancer. *Clinical Radiology*, 1962, *13*, 138.

Nervous factor in the production of cancer. *British Medical Journal*, 1925, *20*, 1139.

ORBACH, C. E.; SUTHERLAND, A. M.; BOZEMAN, M. F. Psychological impact of cancer and its treatment. *Cancer*, 1955, *8*, 20.

PALOUCEK, F. P.; GRAHAM, J. B. The influence of psycho-social factors on the prognosis in cancer of the cervix. *Annals of the New York Academy of Sciences*, 1966, *125*, 814–816.

PARKES, C. M.; BENJAMIN, B.; FITZGERALD, R. G. Broken heart: A statistical study of increased mortality among widowers. *British Medical Journal*, 1969, *1*, 740–743.

PELLETIER, KENNETH R. Die neue Medizin. Gesundheit durch Vermeidung von Stress. Vorbeugen statt heilen. Frankfurt am Main: S. Fischer, 1982.

PELLETIER, KENNETH R. Unser Wissen vom Bewußtsein. Eine Verbindung westlicher Forschung und östlicher Weisheit. München: Kösel, 1982.

PENDERGRASS, E. Host resistance and other intangibles in the treatment of cancer. *American Journal of Roentgenology*, 1961, *85*, 891–896.

PENDERGRASS, E. Presidential address to the American Cancer Society. Meeting, 1959.

PEPER, E.; PELLETIER, K. R. Spontaneous remission of cancer: A bibliography. Mimeograph, 1969.

PINCUS, LILY. . . . bis daß der Tod euch scheidet. Zur Psychologie des Trauerns. Berlin: Ullstein, 1982.

PROGOFF, IRA. *At a Journal Workshop: The Basic Text and Guide for Using the Intensive Journal*. Dialogue House, 1975.

Psychophysiological aspects of cancer. In: E. M. WEYER (Hg.), *Annals of the New York Academy of Sciences*, 1966, *125* (3), 773–1055.

RAHE, R. H.; MEYER, M.; SMITH, M.; KJAER, G.; HOLMES, T. H. Social Stress and Illness Onset. *Journal of Psychosomatic Research*, 1964, *8*, 35–44.

RAPAPORT, F. T.; LAWRENCE, H. S. A possible role for cross-reacting antigens in conditioning immunological surveillance mechanisms in cancer and transplantation: II. Prospective studies of altered cellular immune reactivity in cancer patients. Transplantation Proceedings, Juni 1975, *7*(2), 281–285.

RASMUSSEN, A. F., JR. Emotions and Immunity. *Annals of the New York Academy of Sciences*, 1966, *125*, 1028–1055.

REMEN, N. *The Masculine Principle, the Feminine Principle, and Humanistic Medicine*. San Francisco: Institute for the Study of Humanistic Medicine, 1975.

REZNIKOFF, M. Psychological factors in breast cancer: A preliminary study of some personality trends in patients with cancer of the breast. *Psychosomatic Medicine*, 1955, *18*, 2.

REZNIKOFF, M.; MARTIN, P. E. The influence of stress on mammary cancer in mice. *Journal of Psychosomatic Research*, 1957, *2*, 56–60.

RILEY, V. Mouse mammary tumors: Alteration of incidence as apparent function of stress. *Science*, 1975, *189*, 465–467.

ROLLIN, BETTY. *First You Cry*. New York: New American Library, 1977.

SACERDOTE, P. The uses of hypnosis in cancer patients. *Annals of the New York Academy of Sciences*, 1966, *125*, 1011–1019.

SAMUDZHAN, E. M. Effect of functionally weakened cerebral cortex on growth of inoculated tumors in mice. *Med Zhurn.*, An Ukranian SSSR, 1954, *24*(3), 10–14.

SAMUELS, M.; BENNET, H. Das Körperbuch. Berlin, 1978.

SAMUELS, M.; SAMUELS, N. *Seeing with the Mind's Eye*. New York: Random House, 1975.

SATIR, V. *Conjoint Family Therapy*. Palo Alto: Science and Behavior Books, 1964.

SCHEFLEN, ALBERT E. Körpersprache und soziale Ordnung. Stuttgart: Klett-Cotta, 1976.

SCHEFLEN, A. E. Malignant tumors in the institutionalized psychotic population. *Arch. Neurol. Psychiat.*, 1951, *64*, 145–155.

SCHMALE, A. H. Giving up as a final common pathway to changes in health. In: Z. J. LIPOWSKI (Hg.) *Psychosocial Aspects of Physical Illness*, Bd. 8. Basel: S. Karger, 1972, 20–40.

SCHMALE, A. H. Hopelessness as a predictor of cervical cancer. *Social Science and Medicine*, 1971, *5*, 95–100.

SCHMALE, A. H.; IKER, H. The psychological setting of uterine cervical cancer. *Annals of the New York Academy of Sciences*, 1966, *125*, 807–813.

SCHONFIELD, J. Psychological and life-experience differences between Israeli women with benign and cancerous breast lesions. *Journal of Psychosomatic Research*, 1975, *19*, 229–234.

SCHONFIELD, J. Psychological factors related to delayed return to an earlier life-style in successfully treated cancer patients. *Journal of Psychosomatic Research*, 1972, *16*, 41–46.

Second conference on psychophysiological aspects of cancer. In M. KRAUSS (Hg.), *Annals of the New York Academy of Sciences*, 1969, *164* (2), 306–634.

SEHNERT, KEITH, H.; EISENBERG, HOWARD. *How to be Your Own Best Doctor – Sometimes*. New York: Grosset and Dunlap, 1976.

SELIGMAN, A. M. *Helplessness*. San Francisco: W. H. Freeman and Company, 1975.

SELIGMAN, MARTIN E. Erlernte Hilflosigkeit. München: Urban & Schwarzenberg, 1979.

SELYE, HANS. Stress. Lebensregeln vom Entdecker des Stress-Syndroms. Reinbek: Rowohlt Taschenbuch Verlag, 1977.

SHANDS, H. C. The information impact of cancer on the structure of the human personality. *Annals of the New York Academy of Sciences*, 1966, *125*, 883–889.

SHOOK, ROBERT L. *Survivors: Living with Cancer.* New York: Harper & Row, 1983.

SIMONTON, CARL O.; MATTHEWS SIMONTON, STEPHANIE. Wieder gesund werden. Eine Anleitung zur Aktivierung der Selbstheilungskräfte für Krebspatienten und ihre Angehörigen. Reinbek: Rowohlt Verlag, 1982.

SIMONTON, O. C.; SIMONTON, S. Belief systems and management of the emotional aspects of malignancy. *Journal of Transpersonal Psychology,* 1975, *7*(1), 29–47.

SMITH, W. R.; SEBASTIAN, H. Emotional history and pathogenesis of cancer. *Journal of Clinical Psychology,* 1976, *32*(4), 863–866.

SOLOMON, G. F. Emotions, stress, the central nervous system, and immunity. *Annals of the New York Academy of Science,* 1969, *164*(2), 335–343.

SOLOMON, G. F.; AMKRAUT, A. A. Emotions, stress and immunity. *Frontiers of Radiation Therapy and Oncology,* 1972, *7,* 84–96.

SOLOMON, G. F.; AMKRAUT, A. A.; KASPER, P. Immunity, emotions and stress. *Annals of Clinical Research,* 1974, *6* 313–322.

SOLOMON, G. F.; MOOS, R. H. Emotions, immunity and disease. *Archives of General Psychiatry,* 1964, *11,* 657.

STEIN, M.; SCHIAVI, R. C.; CAMERINO, M. Influence of brain and behavior on the immune system. *Science,* February 6, 1976, *191,* 435–439.

STEINER, C. *Scripts People Live.* New York: Bantam, 1974.

STEPHENSON, I. H.; GRACE, W. Life stress and cancer of the cervix. *Psychosomatic Medicine,* 1954, *16,* 287.

STERN, K. The reticuloendothelial system and neoplasia. In J. H. HELLER (Hg.), *Reticuloendothelial Structure and Function.* New York: The Ronald Press Company, 1960, 233–258.

SURAWICZ, F. G.; BRIGHTWELL, D. R.; WEITZEL, W. D.; OTHMER, E. Cancer, emotions, and mental illness: The present state of understanding. *American Journal of Psychiatry,* 1976, *133*(11), 1306–1309.

THOMAS, C. B. What becomes of medical students, the dark side. *Johns Hopkins Medical Journal,* 1976, *138*(5), 185–189.

THOMAS, C. B.; DUSZYNSKI, D. R. Closeness to parents and the family constellation in a prospective study of five disease states: Suicide, mental illness, malignant tumor, hypertension, and coronary heart disease. *The Johns Hopkins Medical Journal,* 1974, *134,* 251–270.

ULENE, ARTHUR. Mehr Freude am Leben. Ein 20-Tage-Programm für Gesundheit und Lebensfreude. München: C. Bertelsmann, 1978.

WALLACE, R. K.; BENSON, H.; WILSON, A. F. A wakeful hypometabolic physiologic state. *American Journal of Physiology,* September 1971, 795.

WAXENBERG, S. E. The importance of the communications of feelings about cancer. *Annals of the New York Academy of Sciences,* 1966, *125,* 1000–1005.

WEINSTOCK, C. Psychodynamics of cancer regression. *Journal of the American Academy of Psychoanalysis*, 1977, *5* (2), 285–286.

WEISMAN, AVERY D. *On Dying and Denying*. New York: Human Sciences Press, 1972.

WEST, P. M. Origin and development of the psychological approach to the cancer problem. In J. A. GENGERELLI; F. J. KIRKNER (Hg.), *The Psychological Variables in Human Cancer*. Berkeley and Los Angeles: University of California Press, 1954, 17–26.

WEST, P. M.; BLUMBERG, E. M.; ELLIS, F. W. An observed correlation between psychological factors and growth rate of cancer in man. *Cancer Reserach*, 1952, *12*, 306–307.

WEYER, E. M.; HUTCHINS, H. (Hg.), *Psychophysiological Aspects of Cancer*. New York: New York Academy of Sciences, 1966.

WHEELER, J. I., JR; CALDWELL, B. M. Psychological evaluation of women with cancer of the breast and of the cervix. *Psychosomatic Medicine*, 1955, *17*(4), 256–268.

WOLF, S. Effects of suggestion and conditioning on the action of chemical agents in human subjects: The pharmacology of placebos. *Journal of Clinical Investigation*, 1950, *29*, 100–109.

Personen- und Sachregister

Seminare
mit Dr. O. Carl Simonton
in Deutschland

Das Simonton Cancer Center bietet ein komplettes psychoonkologisches Programm für an Krebs Erkrankte an. Es wird seit 1997 auch in Deutschland unter der persönlichen Leitung von Dr. O. Carl Simonton angeboten.

Die Seminare wurden in Kalifornien entwickelt und werden international in standardisierter Form durchgeführt. Sie sind speziell auf von Krebs betroffene Menschen und Angehörige zugeschnitten. Die mehrmals im Jahr durchgeführten fünftägigen Seminare finden in einer unterstützenden, heilsamen Atmosphäre statt.

Die in landschaftlich reizvollen Gegenden liegenden Seminarhäuser fördern dies durch ihre gute Küche und angenehme Ausstattung.

Auch das in Deutschland und der Schweiz durchgeführte Fortbildungsprogramm für psychoonkologische Berater und Beraterinnen ist international standardisiert.

Hier kann unter der persönlichen Leitung von Dr. Simonton das Zertifikat erworben werden, das zur Beratung nach der Simonton-Methode berechtigt.

Dr. Simonton empfiehlt, bei der Anwendung der im Buch beschriebenen Übungen und Aufgaben die Unterstützung autorisierter Berater und Beraterinnen in Anspruch zu nehmen.

Eine Liste der Simonton-Therapeuten und -Therapeutinnen finden Sie im Internet oder schicken wir Ihnen gerne zu.

Nähere Informationen erhalten Sie unter folgenden Adressen auf der nächsten Seite:

DEUTSCHLAND
Simonton-Veranstaltungs-
Service Cornelia Kaspar
und Wolfgang Bechny
Mühlweg 49
89611 Obermarchtal
Tel. 07375/922355,
Fax 07375/922357
Email: Ckaspar@t-online.de
Internet: www.simonton.de

Brunhilde Sauer-Baur
& Paul Baur
Starenweg 26
70736 Fellbach-Schmiden
Tel. 0711/515989,
Fax 0711/516 0536
Email: paul.baur@t-online.de

SCHWEIZ
Inge Bergmeister
Av. Ruchonnet 57
CH 1003 Lausanne
Tel und Fax:
(0041) 21/3116293
Email: info@simonton.ch
Internet: www.simonton.ch

JAPAN
Kristi Yamaguchi
Cancer Control Society,
Japan
Tel. 81 43 243 67 58
Fax: 81 43 244 61 68
Email:
lifemate@classic.msn.com

VEREINIGTE STAATEN
Simonton Cancer Center
Post Office Box 890
Pacific Palisades, CA90272
Tel. (310) 457/3811
Fax: (310) 457/0421
Internet:
www.simontoncenter.com